國仚道
단전행공

天地人一和
仚道永法
靑山仚篩

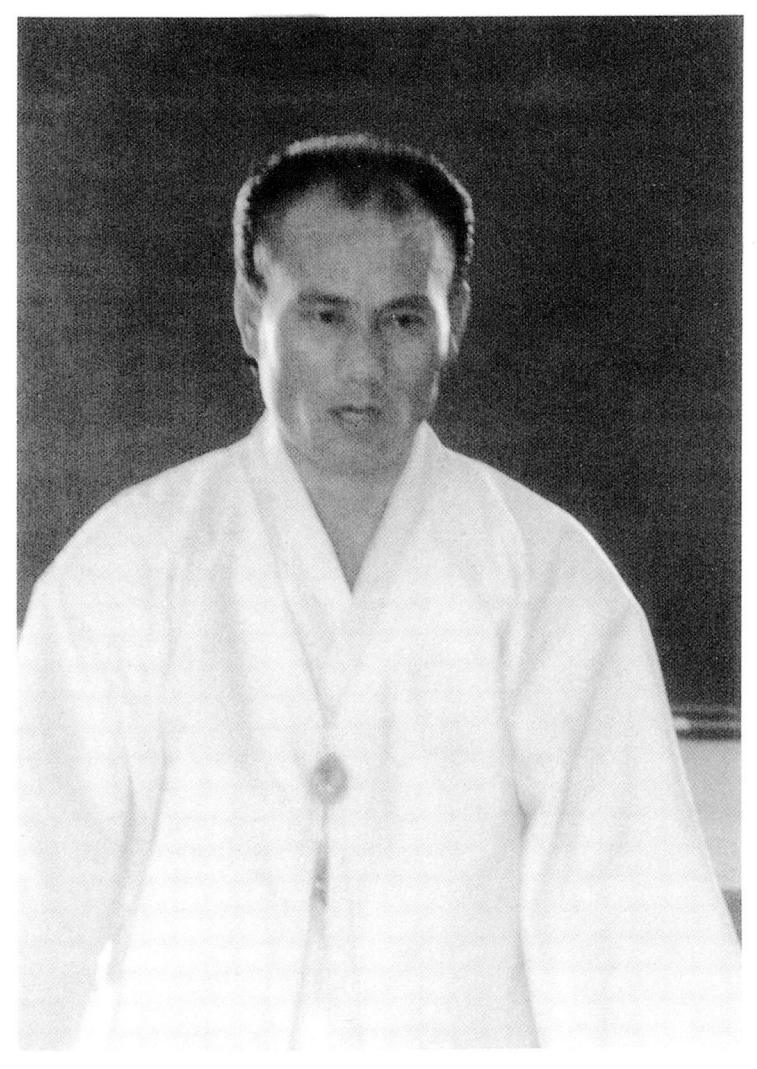

아무리 거대한 강국이라도 국민자신의 수도정신 없이는 자존할 수 없고
어떠한 강건한 민족이라도 국민자신의 수도정신 없이는 번영할 수 없고
어떠한 찬란한 문화라도 국민 각 개인의 수도정신과 도덕이념 없이는
영원히 보존할 수 없는 것은 天理인 것이다.

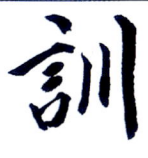

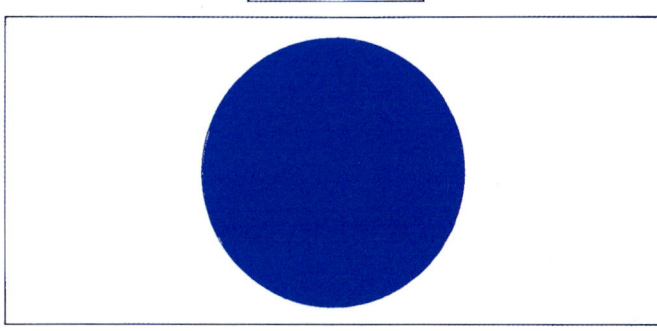

正正正正正
行道覺視心

正覺道源 體智体能

仸道一和 救活蒼生

仸道住

하늘 사람의 진리에
사람이 주인
진리의 근원을 올바로 깨달아
내가 지혜와 능력을 얻어가지고
하늘 사람 진리에
하나로 조화하여
하늘안의 모든 생명체를 구하리.

仸— 하늘사람선 · 깨달을 불 · 통할선

眞　空
調身 － 正體 ＝ 眞體
調息 － 正息 ＝ 眞息
調心 － 正心 ＝ 眞心

爲靑山人

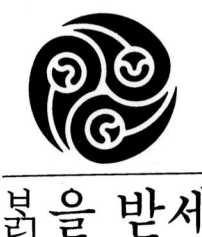

붉을 받세 (勸伕詩)

1. 붉은 세상 돌아 오니
붉받으러 어서 가세
붉받는 법 무엇인가
눈, 귀 모두 열고 보세
뜰 안팎을 모두 닦아
붉을 많이 받아 보세
삼척동자 살펴보소
밝고 밝아 빛이 나네

2. 컴컴 절벽 가지 마소
천길 만길 떨어지네
황금 백옥 눈 멀으면
컴컴 절벽 몰라보네
밝아 오면 일어나소
늦잠 자면 어지럽네
밝은 세상 돌아오니
두루두루 살펴보소

3. 붉산머리 번쩍들고
한라산은 꼬리치네
봄과 여름 가꾼 곡식
가을 추수 그득하네
초년 고생 겪었으니
말년에는 영화라네
붉받는 법 어서 닦세
전하는 말 웃지 마소

붉천지窓眞我曉

국선도·3

青山仗篩 지음

도서
출판 **국선도**

산에 올라 심산유곡(深山幽谷) 거닐자니 사부님 생각 간절하고, 이끼 덮어 미끄러우니 맨발 산중 수도(修道)하던 옛시절 그립구나. 큰 나무에 햇빛 가려도 잔숲은 우거져 있으니 그 잔숲 틈에 어린 나무들 언제나 커 갈거나. 그래도 그 잔숲이 있어 산새들 쉬어 고운 노래 부르고 둥지틀어 삶을 이어가니 큰 나무밑 잔숲도 한몫일세. 흰구름 한가로이 흐르는 그림자 스쳐 지나고 산새소리 산골짜기에 잦은데, 재 너머 시원한 바람 불어 넘어와 잔나뭇잎 흔들어 놓고, 굽어내린 숲속을 돌아서 내려오는 산골물 옥인듯 맑아라. 푸르고 푸른산이 산골물을 흘러 내려 누만년(累萬年)을 쉬임 없으니 무릉도원(武陵桃源) 예로구나. 한폭의 그림같은 그 속에 적연부동(寂然不動) 앉아 있는 내 모습은 어떠한가. 슬픔과 괴로움을 잊은 듯도 하고 온갖 생각을 가다듬는 듯도 하고, 산

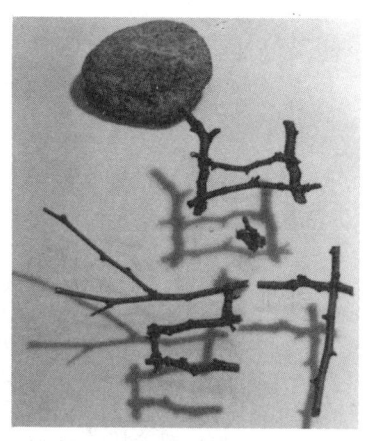

짐승 같기도 하고, 대체 너는 누구냐? 고요한 가운데서 하늘과 선령을 생각하고 그 속에 들어가 몸 고르고, 맘 가라앉히고, 숨 고르고 앉았으니, 하늘과 선령(先靈)님이 살려 주시면 살고 죽으라면 죽으리니 만고 근심걱정 사라지네. 풍진세파(風塵世波) 뛰어넘어 호연지기(浩然之氣) 키워가니 독보건곤(獨步乾坤) 수반아(誰伴我) 읊은 고인(古人) 생각 절로 나네. 사부님 아니시면 이 맛을 어이 알았으리.

〈신유 초추 무갑산 수도원(辛酉 初秋 茂甲山 修道源)에서 청산심서(青山心書)〉

차례

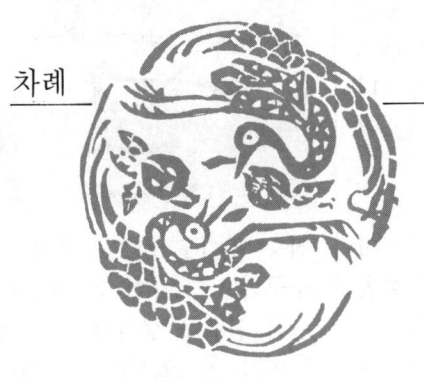

제1장 국선도 보급의 취지 ··15
  제1절 민족 정기(民族正氣) ···20
  제2절 민족의 수호신(守護神) ······································23
  제3절 국선도 보급의 가치 ··25
  제4절 국선도 보급의 실익(實益) ·································27
제2장 국선도의 철학적 성격 ···29
  제1절 역리(易理)와 단리(丹理) ··································38
  제2절 단리론(丹理論) ··43
제3장 국선도와 역리(易理) ··51
  제1절 음양(陰陽)의 개요(槪要) ···································53
  제2절 음양(陰陽)의 정의(定義) ···································54
  제3절 음양(陰陽)의 유래(由來) ···································56
  제4절 음양(陰陽)의 성분(成分) ···································61
  제5절 음양(陰陽)의 순환(循環) ···································71
  제6절 음양(陰陽)의 성리(性理) ···································78
  제7절 음양(陰陽)과 인체(人體) ···································86
  제8절 국선도와 운기(運氣) ··90

제4장 국선도의 윤리 도덕 …………………………………………101
　제1절 국선도 윤리 도덕의 성격 …………………………………106
　제2절 아생 의식(我生衣食) ………………………………………120
　제3절 선(善)과 악(惡) ……………………………………………125
　제4절 역천(逆天)의 사망(死亡) …………………………………128
　제5절 성품(性品)과 식사(食事) …………………………………133
제5장 국선도와 경락(經絡) …………………………………………137
　제1절 경락(經絡)의 정의(定義) …………………………………143
　제2절 인체(人體)의 삼관(三關) …………………………………148
　제3절 육경(六經)의 위치 …………………………………………149
　제4절 수육경(手六經)의 위치 ……………………………………154
　제5절 12경(十二經)의 순환(循環) ………………………………157
　제6절 15락(十五絡) ………………………………………………159
　제7절 팔기경(八奇經) ……………………………………………161
　제8절 인체경락도(人體經絡圖) …………………………………163
　제9절 경락(經絡) 수기법(手氣法) ………………………………187
　제10절 절진법(切診法) ……………………………………………224
제6장 통기행공법(通氣行功法) ……………………………………237
　제1절 통기법 해설(通氣法解說) …………………………………239
　제2절 진기단법(眞氣丹法) ………………………………………244
　제3절 삼합단법(三合丹法) ………………………………………255
　제4절 조리단법(造理丹法) ………………………………………261
제7장 율려몽(律呂夢) ………………………………………………267
제8장 기타 ……………………………………………………………291
제9장 각종 종교(宗敎) ………………………………………………319

제1장 국선도 보급의 취지

제1절 민족 정기(民族正氣)
제2절 민족의 수호신(守護神)
제3절 국선도 보급의 가치
제4절 국선도 보급의 실익(實益)

국선도(國仚道)는 우리 민족 고유의 심신 수도(心身修道)의 방법이다.

『삼국사기(三國史記)』에 보면 「진역(震域)(우리 나라를 일컬음)의 옛 선조들이 지켜 왔던 고도(古道)는 일(日)을 천(天)으로 생각하고 높이 받들어 제(祭)하고 일(日)로써 시조(始祖)를 삼는다.」고 하였다.

그러므로 우리 선조들은 참된 길을 '붉도'라 하였고, 그 고도(古道)를 닦아 나가는 법을 '붉받는 법'이라 하였고 그 붉받는 사람을 새방아, 손이(산이), 산사람, 선인(先人) 또는 선인(仙人)이라 호칭하였다.

그러므로 우리 민족의 임금을 일자(日子), 신자(神子), 천자(天子)로 높여 부른 것은 동일한 대상에 대한 숭배심에서 나온 것이다. 또한 임금은 동시에 제주(祭主)가 되어 붉님이 뜨는 동방을 향하여 하늘에 제를 드리는 제천의식을 행할 때 임금은 곧 천(天)과 신(神)과 대자연에 통하는 천자로서 가장 신성한 지위에 있는 높은 존재인데 그들을 일컬어 '손이'라 했다.

즉 신(神)과 통하는 사람이라는 뜻이다. 뒤의 세상에 한자(漢字)로 사음(寫音)하여 선(仙), 또는 선(仚)이라 했으므로 『삼국사기』에 평양을 선인왕검지택(仙人王儉之宅)이라 함은 그 단군왕검이 제주인 것을 밝힌 것이다.

그러므로 국조 단군(國祖檀君)께서는 최고의 국선(國仚)이시다. 그의 정신은 하늘과 하늘님을 상징하는 붉[태양(太陽)]의 혜택과 위력과 덕성에 대한 도덕심을 몸소 실천하고자 하는 생각이었을 것이다.

그것이 다름 아닌 홍익 인간(弘益人間)(널리 인간세계를 이롭게 한다는 뜻)이다.

그러한 국조 단군의 정신을 이어받아 몸소 닦아 얻어 가져 행하고자 함이 국선도의 도덕적, 실천적 믿음이다. 그뿐만 아니라 국선도에는 수도(修道)라는 특유의 도법(道法)이 아울러 발생한다.

이 도(道)를 이어받아 이어져 내려온 것이 다름 아닌 국선도의 수도인 것이다.

우리의 선민들 중에 천제(天祭)를 드리는 국선과 같은 신선이 되고자 산에 들어가 국선도를 수도하는 사람이 있어, 몸과 마음을 닦는 가운데 천(天)과 태양(太陽)의 은덕과 그 힘과 밝음을 몸과 마음에 받아 들이고자 하는 중에, 그 닦아 나가는 방법이 하나의 뚜렷한 체계를 이루어 전하여 이어져 내려온 것이니, 이것이 우리 민족의 혼이 담긴 정기(正氣)의 도(道)인 것이다.

또한 우리 민족 고유의 수도 방법이 된 것이다. 신라의 화랑도가 이 국선도 정신으로써 국가에 유능한 인재를 양성하기 위하여 청년들에게 화랑도를 수련케 하였던 것이다.

그러므로 최고 지휘자를 '국선'이라 했고, 그 밑에 화랑과 낭도를 둔 제도였던 것이다.

그 붉받는 국선도 수도를 한마디로 요약하면 숭배의 대상인 천(天)[일(日)], 햇님, 태양(太陽), 붉]의 속성은 광명과 생명으로서 마음으로 광명 이세(光明理世)의 정신을 받으며 몸으로 생명의 힘을 받아 들이는 것을 수도해 나가는 것이다.

국조(國祖)와 선조(先祖)들의 태양과 같은 광명 이세, 홍익인간의 정신을 몸소 얻으며 태양과 같은 만물 생성의 위력을 몸으로 직접 닦아 얻어 갖자는 방법으로써 수도 과정을 삼는 것이다.

그러므로 수도의 과정 속에는 천(天)과 국조와 선조에 대한 대효심(大孝心)과 의례(儀禮)가 있으며, 아홉 단계의 단법(丹法)이 있어 하루에 한두 시간씩 수도함으로써 도심(道心)과 도력(道力)을 체득하여 전인적(全人的)인 참사람이 되고 홍익 인간, 광명 이세의 실천적 인간이 되어 현실적으로 충과 효의 실천자가 되게 하려는데 국선도 보급의 취지가 있는 것이다.

　심신의 수도 없이는 어떠한 정신이든지 실천되기 힘들다는 사실을 알기 때문에 심신 수도장(心身修道場)도 필요한 것이다.

제 1 절 민족 정기(民族正氣)

　우리나라에서 태어나 배달 민족(倍達民族)의 생김새를 하고 있다고 하여 모두가 우리 겨레요, 배달 민족이요, 우리나라 사람이라고 할 수 있겠는가?
　우리 조상의 피를 받고 우리말을 하고 우리의 글을 쓴다고 하여 우리 민족이라고 할 수 있겠는가?
　우리나라 사람이라면 우리 민족 정기와 우리 민족의 혼을 이어받고 우리의 민족 정기를 간직하고 이것을 잃지 말아야 참다운 우리 민족이요, 참으로 우리나라 사람인 것이다.
　어떠한 고난과 역경 속에 거센 파도가 밀려와도 나라와 민족을 사랑하는 마음을 가슴 속 깊이 새겨 가지고 살아가는 자라야 참다운 우리나라 사람이 되는 것이다.
　그러나 오늘날 이와 같은 전통적인 정신을 이어받고 또한 그 정신을 일깨워 주려는 사람이 극히 드물다.
　우리 배달 민족의 탈을 썼으되 혼과 정기를 빼앗긴 사람이 생겨나 외적의 침입 시에 그들의 앞잡이가 되어 같은 민족을 몹시 괴롭힌 자들이 얼마나 많았는지 우리는 똑똑히 보아왔다.
　그뿐인가. 우리 민족과 나라를 송두리째 남의 나라에 넘기는 매국노마저 있어서 역사 속에 오점을 남기고 있으니 말이다.
　우리의 조상 선열들은 이웃 나라의 세찬 침략 속에서도 민족 정기와 민족혼의 빛을 더욱 영롱하게 뿜어 내었다.
　그러나 현대 사람들은 조상 선열들이나 선배 또는 같은 민족을 비판하면서도 자신 스스로는 가장 올바른 양 행세하면서 자신을 심판대에 올려 놓고 스스로 자각(自覺)하려고 들지는 않는다.

유구한 우리 민족 역사의 흐름 속에서 외래 사조(外來思潮)와 문화의 무분별한 도입으로 민족 정기와 민족혼이 식어간 때는 오늘날이 가장 심하지 않은지 우리 모두 양손을 가슴에 얹고 냉정하게 다시 한번 생각할 시기요, 각성(覺醒)이 절실히 요청되는 때인 것이다.

어서 빨리 서둘러 우리 민족의 정기와 혼을 되찾아 그 속에서 살아야 한다.

우리 민족은 민족적인 자각과 긍지 그리고 사명감을 가슴 속 깊이 새겨 가져야 한다는 것이다.

우리 민족은 유사 이래 외적으로부터 수없는 침략을 받아 왔으나 변함없는 민족 정기와 민족혼으로 똘똘 뭉쳐 나라와 민족을, 그리고 찬란한 우리의 문화를 지켜온 굳세고 끈질긴 단일민족(單一民族)이다.

비록 일제 치하 36년간이라는 민족적 비운의 치욕적인 과거가 있었으나 가슴 속에 불붙어 활활 타오르는 우리의 민족 정기와 혼은 세계 만방에 영롱하게 살아있어 광복의 날을 맞이할 수가 있었다.

그 영광의 광복을 맞이한 뒤에 그동안 우리 후예들은 과연 무슨 생각과 무엇을 하였는가?

돌이켜 보고 너, 나, 우리 모두 깊이 반성하여 보자.

열강의 강요로 빚어진 비운의 남북 분단의 한을 풀지 못하고 있는 것이 우리의 실상이요 현실이다.

사람이 사는데 가장 중요한 것은 현재다. 그러나 이상과 희망과 꿈의 미래가 없는 현재는 허망과 타락을 가져온다.

미래는 현재가 지향하는 목표이고, 과거는 현재를 만들어 온 기반이다.

과거와 미래가 있으므로 현재의 의의가 있는 것이다. 문제는 어떠한 방법으로 미래를 추구하느냐 하는 것이다.

이는 자연의 도리를 몸소 얻어 가져야 해결된다고 본다. 이를 해결하기 위하여 우리 민족 고유의 도법(道法)인 국선도를 권하지 않을 수 없다.

국선도는 우리 민족 정기와 민족혼이 담겨져 있고 전통적 근로 의식, 전통적 운동이며, 풍치있고 멋진 도(道)와 법(法)이기 때문에 국선도에서 민족 정기와 혼을 되살리는 활로를 찾자.

민족 정기와 우리의 혼을 잊어 버리고 참다운 행복이 있으며 우리 민족의 참된 삶이 이어지겠는가?

아무리 먹을 것이 많아도 한 사발의 밥이면 되고, 대궐같은 큰 집도 누워서 잘 때는 자신의 키만큼 밖에 차지하지 못하며, 막강한 권력이 좋다고 하지만 몇 대나 이어져 가겠는가?

그러나 참다운 민족 정기와 혼은 영원히 꺼지지 않는 것이다. 우리 민족은 기다리는 용기도 있고, 좋은 일을 권하고 잘못을 서로 규제하고 옛 것을 소중히 여기고 어려움이나 괴로움을 서로 나누어 가지고 풀어 나가는 미풍 양속도 있다.

이제 우리는 고유의 미풍 양속과 생활 철리(生活哲理)를 찾고 찬란한 문화를 창조하여 그 속에서 인정이 감돌아 희열을 느끼는 참다운 행복을 누리며 살아야 한다.

이 작업이 무르익어 우리의 정기와 혼을 찾았을 때 모든 문제는 서서히 풀릴 것이다.

특히 국선도 수도에는 모든 사욕(私慾)을 버리고 하늘과 선령(先靈)에 대효지심(大孝之心)을 가지고 수도를 할 때 비로소 도성 덕립(道成德立)하게 되는 것이다.

제 2 절 민족의 수호신(守護神)

  우리 민족 고유의 국선도는 신체의 단련과 정신의 통일을 닦아 나가는 수도 방법인 것이다.
  그러므로 오늘날 인류의 정신 통일과 강건한 체력의 연마가 절실하게 요구되고 있는 이때에 우리의 국선도로 민족 정기의 발휘와 민족 문화 향상에 공헌하게 하여야 한다는 것이다.
  역사를 통하여 더듬어 보면 찬란한 고대 문명이 국민의 수도 정신의 결핍과 통치자의 방종으로 서로의 적국을 만들고 침범하고 침범을 당하고 하는 가운데 나라가 망하는 것을 보아온 것이다.
  아무리 크고 강한 나라일지라도 국민 각자의 강인한 체력과 정신 통일 없이는 스스로 그 나라를 보전치 못할 뿐 아니라 번영할 수도 없는 것이 하늘의 이치인 것이다.
  우리의 위대한 역사도 이제, 호화 방종의 연약한 물질 문명의 악한 꿈속에 잠든, 많은 무도(無道)청년들의 유희와 방종으로 타락되어 감을 어찌 방관만 할 수 있단 말인가?
  무릇 우리 민족의 정기와 혼이 담겨져 있는 국선도의 수도로 신체의 단련과 정신 통일은 민족적 대운동이며 시대적 사명이며 시대적 간절한 요청인 것이다.
  사치스럽고 방탕에 도취되어 있는 자, 험악하고 거칠어진 마음을 가진 자, 편안함과 탐욕에 빠져 무엇이 무엇인지 정신이 혼미한 자들에게 국선도 정신의 굳건한 의기와 힘찬 백의민족

(白衣民族)의 피를 공급하려는 것이다.

민족혼과 민족 양심 그리고 민족 정기의 자각은 올바르고 당연한 양심으로 도덕 이념을 기초로 하여 정신적으로 신체적으로 올바른 수도가 가장 중요한 것이다.

우리는 그 목적을 통달키 위하여 민족의 양심으로 배달 민족의 정신을 지도 계몽하여 민족 통일 정신에 앞장설 것을 다짐하는 바이다.

우리 국선도의 기본 목적은 돌단자리(下丹田) 숨쉬기로 조식(調息)하고 골고루 몸놀림으로 조신(調身)하여 올바른 정심(正心)을 갖게 되어 극치적 정신력, 체력을 겸비한 전인적(全人的)인 인간이 되게 하려는데 그 목적이 있다.

이제 새로운 지도 이념으로 부패, 불의, 비양심, 비도덕, 봉건 사상, 낡은 사조(思潮)를 단호히 타파하고 백의 민족(白衣民族) 정기에 일치 단결하여 우리의 혼과 찬란한 문화를 세계 만방에 빛내자는 데 국선도의 대의(大意)가 있는 것이다.

그 지도 이념은 웅변이나 문자로 하는 것이 아니고 직접 몸과 마음을 닦아 얻어 가져 실천하는 것이 국선도의 확고 부동한 진리인 것이다.

우리 민족 고유의 국선도는 나라와 민족을 위한 정신을 지니고 진정한 애국심과 충의심(忠義心)을 우리 민족 두뇌에 명백히 주지(周知)시키는 것이 국선도의 대사명(大使命)인 것이다.

국선도는 민족과 사상을 초월한 수도의 상징이요, 우리 민족 정기와 혼이요, 민족 문화, 민족 양심의 수호신임을 천명(天命)으로 하는 바이다.

제 3 절 국선도 보급의 가치

　옛부터 내려 오면서 역사의 가치관에 결정적으로 중추적인 기준을 장식했던 뭇 선각자들이 수도하는 과정에서 자기 나름대로 진아(眞我)를 정각(正覺)하기까지는 필시 보통 사람이 겪지 못한 고행이 있었고 비법을 간직하였을 것이다.
　어느 시대나 역사를 창조한 찬란한 문화는 말할 나위도 없이 정신 문화의 표현이고 유물인데 그 정신을 분석하면 강건한 체력의 바탕에서 결실한 진실의 결과인 것이다.
　참된 가치관이라 함은 실재적 존재의 정시(正視), 정각(正覺)의 표현이며 주관인데, 특히 사람이 올바로 보고 올바로 깨달을 수 있는 기본 여건은 강건한 체력에서 나온 건전한 정신이다.
　이 가치관이 자기 아닌 다른 사람에 미치는 영향은 실로 역사에 큰 과오를 범하게 되는 무서운 결과도 되고 인류에 큰 공헌을 하는 찬란한 업적도 되는 것이다.
　국선도의 건강법은 시간과 공간과 민족과 사상을 초월한 인류에게 찰나찰나 영원히 없어서는 안되는 일화 통일(一和統一)의 가치가 다대(多大)하므로 달리 언급할 여지도 없는 것이다.
　이는 사람의 주체성이 아쉬운 오늘날 말 그대로 주(主)가 되는 체(體)를 형성하는 근본 자리가 하단전(下丹田)이고 이 자리를 공들여 고요히 들숨 [음기(陰氣)], 날숨 [양기(陽氣)]하는 가운데 몸 운동을 조용히 하여 줌으로 일어나는 막강한 힘과 정신력은 만사를 성사케 하는 원동력이 되는 것이다.

주체성을 찾은 뒤에 비로소 자립할 수 있고 자립하여야 자활(自活)할 수 있고, 자활한 뒤에 참다운 사람으로서 인격을 완성했다는 가치 부여가 가능할 것이다.

역사 속에서 이러한 가치관이 이룬 문화의 영향은 말할 나위도 없거니와 많은 성현들과 애국 애족하던 선조들이 마음으로 느끼고 생각하던 바를 글로만 표현한 것이 아니었고, 몸소 지성을 다하여 실천하는 진실만이 후대에 남겨져 산 역사를 창조한 가치가 되었던 것이다.

그렇다면 오늘의 역사를 똑바로 보고 이 산 역사 속에서 적응하며 미칠 국선도의 영향은, 정신적으로, 육체적으로 망각의 기로에서 아수라화(阿修羅化)되어 가며, 극도의 피로와 혼란으로 생기(生氣)는 소멸하여 기진(氣盡)한 몸을 지탱할 길 없어 방황하는 비참한 상황에, 진정한 건강으로부터 시작하여 건전한 정신적 지주를 안겨 주어, 역사적 전환점이 될 것을 확신하며 따라서 보급의 가치가 여기 있는 것이다.

제 4 절 국선도 보급의 실익(實益)

사람이 살아가는 데는 어떠한 것이 과연 우리에게 실지로 이익을 줄 수 있을까? 실익이 없다면 쓸모 없는 것이 되고 만다.

국선도는 인생 문제를 도(道)의 대상으로 삼는 것이다. 다시 말하면 자체의 생명 충일(生命充溢)을 목적으로 하는 동시에 아울러 도덕적 인격의 기본 자세를 확립하고자 하는 것이다.

청산은 사부 청운 도사님으로부터 듣고 배우고 닦아 도력(道力)을 체득하였다. 누구나 수도하여 실익을 얻어 가지고 효과를 입증함으로써 그 가치를 판단하기 바란다.

우리는 국선도 단리 사상(丹理思想)에 접근하여 양생(養生)의 비법(祕法)을 찾아볼 필요를 느끼는 동시에 어떠한 것이 우리에게 실익을 주는가를 찾아야 한다.

이러한 것을 선인들은 먼저 깨닫고 국선도 수도의 방법을 우리에게 제시하였으니 국선도 단학(丹學)의 원리는 오묘하다. 그러므로 누구나 수도할 수 있고 실익을 얻을 수 있는 것이다.

국선도 수도에는 정(精), 기(氣), 신(神)을 근본으로 단리(丹理)가 성립되었으니, 정(精)은 몸의 근본으로 귀(貴)하고 힘의 원천이며 천기(天氣)와 지기(地氣)가 하단전(下丹田)에 묘합(妙合)한 음양이 합실(合實)한 기(氣)의 모임인 것이고, 기(氣)는 근체(根蔕)가 되는 것이니 정(精)과 신(神)의 근체(根蔕)가 된다.

정(精)에서 안개와 같은 기운이 머리에 오르면 상단전(上丹

田)에 모이니 이를 기(氣)라 하며, 보고 듣고 생각하는 역할을 한다.

　신(神)은 몸의 주(主)가 되니 모든 결정은 여기에서 한다. 정(精)에서 상승(上昇)한 기(氣)가 오르고 내리는 가운데 중단전(中丹田)에서 머무는 기운을 신(神)이라 하는 것이다. 신(神)은 혼(魂)의 영(令)을 받고, 기(氣)는 영(靈)의 영(令)을 받고, 정(精)은 백(魄)의 영(令)을 받으니 그 가운데 주(主)는 신(神)이다.

　신은 심장에 의지하고, 기(氣)는 머리 속에 대뇌와 소뇌에 의지하고 정(精)은 양신(兩腎)에 의지하여 유(有)한 것이다.

　국선도는 이러한 천기(天氣), 지기(地氣), 인기(人氣)의 묘합(妙合)으로 이루어진 까닭으로 정확한 실익을 주게 되는 것이므로, 지도의 문을 공해 속에 있는 도심지에 열어도 수도가 가능하며 실익(實益)을 주는 것이다.

제2장 국선도의 철학적 성격

제1절 역리(易理)와 단리(丹理)
제2절 단리론(丹理論)

국선도는 동양적 사고 방식에서 발전된 사상이다. 서구적인 논리나 사고 방식으로는 접근하기 힘들 것이다. 마치 서구 의학자가 동양 의학에 접근하기 힘든 사실과 다름이 없다.

그러나 서의(西醫)들도 자기들이 이해할 수 없는 인체의 경락(經絡)이 있다는 동의(東醫)의 주장을 억지로라도 인정한다면 침이나 뜸이나 한약의 신비적인 효과를 부정할 수 없게 된다.

인간에게는 아직까지 인간의 생명과 심리에 대하여 미지의 세계가 많이 남아 있는 것이다. 그 신비로운 세계로 접근하는 방법이 두 가지 길이 있는 듯하다. 하나는 분석적이요 논리적인 접근이요, 하나는 종합적이고 직접적이요 생태적인 접근일 것이다. 전자는 결국 서구인들의 방법인 것이요, 후자는 결국 동양인들의 방법일 것이다.

그러나 이 두 가지의 접근 방법은 서로 부정할 수 없는 방법으로서 인간의 생명의 비밀이 완전히 노출 될 때까지 서로 상보(相補)해 가야할 방법이라고 믿는다.

국선도는 동양 철리(東洋哲理)인 주역(周易)의 세계관에 입각한 단리(丹理)의 수련 방법이다.

그러므로 역(易)도 알아야 하고 단리(丹理)도 알아야 한다.

그러나 주역(周易)의 세계관, 즉 음양론(陰陽論)〔혹은 그후에 첨가된 오행론(五行論)〕이라고 하면 독자들 중에는 선입견을 가지고 케케묵은 고대인들의 잠꼬대같은 철학이라고 불신하는 이가 없지 않을 것이다.

따라서 역리(易理)에 근거를 두었다는 단리(丹理)라는 말도 역시 알아볼 만한 것이 못된다는 생각이 든다면 필자가 이 글을 써도 별 효과가 없을 것이므로 부득이 동양 철리인 역리(易理)에 대하여 두어 말로써 그 성격과 학문적 위치를 해명하지 않을 수 없는 것이다. 그 이유는 역리(易理)의 합리성을 이해하게 됨으로써야 단리(丹理)의 효과성을 이해할 수 있기 때문이다.

그러나 역리(易理)를 속으로 파고 들어가 그 합리성을 주장한다는 것은 이 책자로서는 불가능하려니와 그러한 방법은 효과도 없다. 그러므로 역학(易學)이 성립된 사고 방식의 특수성을 타(他)와 비교하여 그 성격의 합리성을 밝히는 것이 오히려 효과적이라고 생각하므로 철학 사상 전반에 걸쳐 사고 방식과 철학의 성립 문제를 요약해 보면서 역학(易學)의 지위를 찾아보려 한다.

철학의 역사는 결국 사고 방식의 역사라고 할 만치 철학적 사상은 철학적 사고 방식 여하에 따라 달라지는 것이다. 그러므로 철학자라 하면 각기 자기의 사고 방식이 하나씩 제시된 것으로 봐야 할 것이다.

그래서 소크라테스의 반어법(反語法), 플라톤의 구분법(區分法), 아리스토텔레스의 연역법(演繹法), 베이컨의 귀납법(歸納法), 칸트의 선험적 방법(先驗的 方法) 등등 또는 헤겔의 변증법(辨證法), 훗설의 현상학적 방법(現象學的 方法) 등등이 나오게 되었으니 한 가지의 사고 방법에서 하나의 철학적 견해가 나오게 된 것이므로 그들의 철학을 구분하는 것보다 오히려 그들이 사용한 방법론을 분석하고 정리하는 편이 오히려 손쉽다고 보아도 과언이 아닐 것이다.

그러나 그 많은 것들을 다 해설할 수 없으므로 정리하여 얻은 결론만을 제시하여 보려 한다.

사고방식을 대별하면 하나는 분석적 방법이요 하나는 종합적 방법이다. 다른 말로 표현하면 하나는 부분에서 전체를 추리하는 것이요, 하나는 전체에서 부분〔개체(個體)〕을 추리하는 것이다. 또 다른 말로 표현하면 하나는 귀납적 사고 방식이요 하나는 연역적인 사고 방식이다.

이와 같이 사고 방식이 대립하여 있으므로서 세계관도 대립을 면치 못하게 된다. 일례를 들어 말하면 세계의 본질〔실체(實體), 본체(本體), 존재(存在)〕이 유물(唯物)이냐 유심(唯心)이냐 하고 그 철학적 견해가 양립하는 이유는 다름아닌 사고 방식의 대립에서 초래된 것이다.

분석적으로 보면 우주 전체는 작은 원자들의 집합체에 불외(不外)하니 부분이 전체에 선행(先行)한다는 말과 같이 유물론(唯物論)이 나오게 되며, 종합적으로 보면 우주 전체는 그 전체를 형성한 어떤 정신적 의장(意匠)이 있어 그로부터 만상(萬相)이 파생되었다는, 즉 전체가 부분에 선행한다는 말과 같이 유심론(唯心論)이 나오게 된 것이다. 전자는 우주를 하나의 물질의 집합체로만 본것이요 후자는 우주를 하나의 생명체와 같이 본 것이다.

모든 철학 특히 우주관인 소위 형이상학(形而上學)은 이와 같은 사고 방식에서 유물이니 유심이니 일원(一元)이니 이원(二元)이니 하고 잡다한 사상 체계가 나오게 되었다.

그러나 칸트 철학 이후에는 그러한 사고 방식에는 하나의 커다란 변화가 일어나게 되었음을 주목하지 않을 수 없다.

칸트의 견해에 의하면 인간의 철학적 인식의 판단은 직관적 사고 형식과 오성적(悟性的) 사고 형식을 아울러 판단해야 올바른 사고 방식이라고 주장하면서 소위 선험적 방법론을 제창하게 된 것이다. 그리고 그 이론을 토대로 그 후의 철학자들이 그 이론을 더욱 발전시켰지만 칸트는 종래의 사고 방식들은 어느 것이나 막론하고 단순한 직관적(直觀的)인 사고 방식에 불과하다고 지적하고 인간은 그러한 직관으로 우주의 실체를 판단할 만한 사고 능력이 없다고 하여 지금까지의 모든 형이상학의 견해를 부정적 태도로 임하게 되었던 것이다. 그리하여 칸트의 철학은 인식론(認識論) 수립에 치중한 것이다.

이와 같은 칸트의 철학적 비판으로 인하여 종래의 서구적 철학 특히 형이상학 문제가 서리를 맞게됨에 따라 동양 철학인 소위 음양학(陰陽學)같은 것은 도매금으로 비판을 받게 되지 않을 수 없어 학문을 하는 사람들까지도 음양론 운운하면 덮어놓고 무시하려는 경향이 있음을 이해할만도 한 것이다.

이제부터 동양 사상인 역리(易理)인 음양론의 성격을 말해 보려 한다. 과거의 철학 특히 우주의 실체를 말하는 형이상학은 고대 철학이나 중세 철학이나를 막론하고 틀림없이 직관적 사고 방식에서 나온 추리(推理)요, 상정(想定)이라고 비판을 받을 수밖에 없으며 따라서 칸트의 생각대로 인간의 지능으로서는 정립할 수 없는 과제라고 생각할 수밖에 없다. 그 말을 필자도 시인한다.

그러나 역학(易學)만은 직관적 사고 방식에서 나온 것이라고 나는 믿지 아니한다. 직관이라고 한다면 변명할 여지가 없겠으나 직관이 아니라고 주장한다면 한 번 독자도 참작해야 하리라고 믿는다.

그러면 직관적 사고 방식이 아니면 무엇인가. 결론부터 말하면 직관이 아니라 즉관적(卽觀的) 사고 방식이라고 필자는 말한다. 거의 비슷한 개념같이 보이나 같지 않다. 직관은 사물을 해득(解得)할 때 논리적 합리적 과정을 거치어 판단한 것은 아니라 할지라도 어떤 형태의 추리를 거쳐 상정(想定)한 사고다. 그러나 즉관이란 직접 눈으로 관찰하고 지각한 그대로 판단하는 소박한 태도의 사고 방식이다. 철학이라는 말보다 오히려 상식이며 현상의 내면(內面)보다 현상 그대로의 관찰인 것이다.

역리(易理)에서 말하는 음양이란 그런 것이다. 어떤 추리나 논리를 개재(介在)함이 없이 있는 그대로의 모습을 보이는 그대로 판단한다. 직관(直觀)은 관찰하되 이럴 것이다 저럴 것이다 하는 추리와 상상이 들어가나 즉관(卽觀)은 있는 그대로 보이는 그대로의 현상의 관찰을 가지고 그 모습 그대로 정리하였을 뿐이다.

상하니 좌우니 양지니 음지니 동이니 서니 여름이니 가을이니 한다. 우주적 원리를 따지는데 있어 이러한 개념과 구분이 어찌 해당할 수가 있겠는가. 상공(上空)에 올라가면 어디에 상하(上下)가 있으며 동서(東西)가 있으며 여름·겨울이 있으며 음지·양지가 있겠는가.

그러나 지상에서 인간적 입장에서 보이는 대로 보면 틀림없이 그런 현상을 즉감(卽感)한다.

이와 같은 것을 정리하여 보면 모든 물체나 모든 움직임이 다 상대적이다. 그러므로 만물 만상(萬物萬相)을 상대적으로 본 것을 이름해서 음양이라 한 것일 따름이다.

그리고 하나의 생명체가 자라나는 대상을 보더라도 목성(木性)과 같이 발아(發芽)하고, 화성(火性)같이 생장(生長)하고, 수성(水性)같이 잠입(潛入)하고, 금성(金性)같이 결실(結實)하고, 토성(土性)같이 모든 생성(生成)의 토태(土台)가 된다 해서 오행적 운행(五行的 運行)이 무슨 추리며 무슨 논리인가. 그저 보이는 대로의 관찰을 구별했을 뿐이다.

이러한 해설을 다 이 책자에 나열할 수 없으므로 다만 역리(易理)는 즉관적 관찰 방법이라는 명제만을 제시하며 따라서 종래의 모든 직관적 방법이 부정되었다 하나 즉관적인 역리는 도매금으로 부정될 성격의 사상이 아니라 하는 것만을 주장하고 싶은 것이다.

따라서 역리에 있어서는 쓸데없이 깊이 들어가 일원론(一元論)이니 이원론(二元論)이니 할 필요도 없고 또한 유심(唯心)이니 유물(唯物)이니 할 필요도 없는 것이다. 더욱이 역리를 근거로 한 단리(丹理)에 있어 더욱 그러하다.

단리는 역리를 인체 생명에 적응시킨 양생지도(養生之道) 방법인 것이다. 그러므로 인체를 한 생명체로 볼 뿐 그 작용을 분석하여 육(肉)이니 심(心)이니 대상으로는 보나 하나의 생명체의 현상으로 볼 뿐이다.

우주의 생체(生體)와 인간의 생체와의 관계를 논하고 따라서 다른 장에서 상론(詳論)하겠지만 대우주(大宇宙)와 소우주(小宇宙)인 인간과의 관계는 특이한 점이 있으므로 그 원리를 이용한 것이 다름 아닌 단리인 것이다.

다시 거듭 말하거니와 단리에 있어서는 이원적인 입장에서 택일하거나 또는 무리한 종합적인 사고 방식을 취하지 아니한다. 본래 근본적으로 일원론이란 성립되지 아니한다. 유물론이란 개체 주의적(個體主義的)인 택일 주의(擇一主義)요 따라서 유심론이란 전체 주의적(全體主義的)인 택일주의에 불과하다.

그리고 이원론이란 두 가지 사고 방식을 이론 없이 그대로 시인하는 태도로서 전자를 택일적 사고 방식이라 하면 후자는 전일적(全一的) 사고 방식이라 한 것 뿐이다. 그런 중에도 이 대립관(對立觀)을 하나의 변증법적 방법으로 지양(止揚)코저 함이 헤겔의 사고 방식이었으나 그도 뜻을 이루지 못했던 것이다.

그러나 그러한 대립적으로 보이는 것을 택일이나 변증이나 또는 기계적인 합치(合致)를 시도하지 않고 그대로 보고 그대로 구분하고 그대로의 작용을 시인하는 태도를 일여적(一如的) 사고 방법이라고 해도 좋다. 이것이 다름 아닌 역리요 단리인 것이다.

음양은 대립 같으나 대립이 아니고 대립 아닌 것 같으나 대립인 현상을 일여적 현상이라고 이해하는 것이다.

그러므로 일여적 사고 방식에 의한 즉관 철학(卽觀哲學)인 역리와 단리가 어떻게 국선도 수련과 관계되는가를 앞으로 해설해 보겠다.

제1절 역리(易理)와 단리(丹理)

결론부터 제시하면 국선도 수련의 원리는 단리에 있다. 그러나 역리를 모르고는 단리를 이해할 수 없다. 역리를 인간 생리(生理)와 심리(心理)에 응용한 것이 단리의 특색인 동시에 동방 문화(東方文化)의 특색도 된다.

국선도 수련의 원리를 해명하는 데는 역리가 필요하나 단리없이 역리로만은 국선도 수련은 아니된다. 동양 의학은 역리에 있다. 그러나 그 의학에는 직접적인 단리는 없다. 그러므로 단리는 역리 이상이요 의학 이상이라고 봐야 한다. 국선도 수련을 연단법(煉丹法)이라 하며 그 수련 과정을 단법(丹法)이라 하는 이유가 여기에 있는 것이다.

그러나 국선도 수련에 있어 역리를 가지고 해설을 시도하는 것은 단리를 이해하기 위함이다. 앞으로 다음에서 단리를 말하겠으므로 이 절에서는 우선 단리에 접근하기 위하여 역리를 간단히 쓰고자 한다.

역리를 밝히려는 이유는 두 가지가 있다. 하나는 역리가 성립된 사고 방식을 밝히려는 것이요 역리를 밝힘으로 단리를 이해하는 데 도움이 있는 까닭이다.

앞에서 사고 방식의 유형을 말할 때 모든 사상(思想)은 대립관을 기초로 하여 택일적(擇一的)인 사고 방식에서 유물 주의(唯物主義)니 유심 주의(唯心主義)니 하는 사상이 나오게도 되고 또는 전일적(全一的) 사고 방식에서 이원론(二元論)이니 이

원 합일론적(二元合一論的) 사상도 나오게 되고 또는 대립된 것을 대립으로 보지 않고 하나의 변화로 보는 일여적(一如的)인 사상도 나오게 되었다는 말을 대강하여 사고 방식상으로 볼 때는 사상은 대체로 세 가지 유형밖에 없다고 하였던 것이다.

그러나 그러한 사상의 근본적 문제는 우주의 실재(實在)를 상정(想定)할 때 물(物)이니 심(心)이니 혹은 유(有)니 무(無)니 하는 상정은 틀림없이 직관적인 상정에 불외(不外)하니 그 직관으로 상정한 추리부터가 문제라고 칸트는 비판을 하였던 것이다.

이제 동양 철학의 가장 높은 비중을 차지하고 있으며 또한 선도 해설(仙道解說)에 근거를 두고 있는 주역 사상(周易思想)을 논의하는 데 있어 먼저 충분히 이해할 점이 있다는 것을 말해 보겠다.

그것은 다름이 아니라 일반적으로 철학을 이해한다는 사람들도 주역이라고 하면 하나의 직관적 사고 방식에서 나온 형이상학적 추리라고 생각하여 더욱이 칸트의 지적한 바와 같이 도매금으로 비판과 부정을 하려는 경향이 많다.

역리는 과연 직관적 사고 방법에서 나온 인정하기 곤란한 세계관일까. 물론 일견 직관적이라고 보는 것이 옳으나 서구적인 철학 방법에서 말하는 직관(Intuition)의 개념과는 다르다. 오히려 직관이라는 말보다는 '즉관적 사고 방식(卽觀的 思考方式)'이라고 말하면 더 개념의 특징이 있을 것으로 생각한다.

즉관이란 직감(直感)이니 직각(直覺)이니 영감(靈感)이니 하는 말과 다르다. 본래 직관이란 논리를 계기로 하지 않은 직접적 판단이요 추리라고 하고 있으나 즉관은 그보다도 주관과 객관을 대립시켜 그 대상을 판단하는 사고 방식이 아니라 주관에 아무 작용이나 추리가 없이 그리고 그 대상을 어떤 상징적으로 어떤 내용적으로 그 속을 들여다 보려는 태(態)없이 그 사물을 그 사물 그대로 직접 보는 관찰인 것이다. 그 모습 그 '상(象;相)'을 그대로 보는 관상(觀象)의 관(觀)이 즉관(卽觀)인 것이다.

그러므로 역(易)을 '상(象)'과 '수(數)'의 학(學)이라고 하는 의미가 여기에 있다. 천존 지비(天尊地卑)라 하면 그 상(象)을 보이는 그대로 보는 즉관적인 상을 말함이다.

논리나 추리로 생각하면 우주적 입장에서 보면 상(上)이니 하(下)니 또는 낮이니 밤이니가 존재할 수 없으나 지상 인간의 눈에는 상(上)도 있고 하(下)도 있으며 밤도 있고 낮도 있다.

이와 같이 보이는 그대로의 자연 현상을 보이는 형상대로 보니 좌우(左右)와 내외(內外)와 남녀(男女)와 노소(老少)와 물질적인 것과 정신적인 것 등이 있어 모든 현상을 포괄하여 분류하면 주역(周易) 계사(繫辭)에서 나오는 말과 같이 음적(陰的) 현상과 양적(陽的) 현상이라고 하여 비로소 음양이라 말이 나오게 된 것이다.

이러한 관상법(觀相法)을 나는 즉관이라 하였고 직관적〔서구적(西歐的)〕사고 방식과는 다르다는 뜻을 말하는 것이다. 그러므로 주역(周易)은 하나의 형이상학(形而上學)이라기보다 오히려 현상학(現象學)이요, 하나의 소박한 관찰이라고 보아도 좋은 것이다.

우주는 이와 같은 현상이다. 즉 하나의 현상은 반드시 반대되는 현상이 있어 서로 상관성을 가지고 서로 상의(相依) 상존(相存) 상자(相資) 상입(相入)하면서 상생(相生)도 되고 상극(相剋)도 되는 것이다. 숨을 쉬되 일호(一呼)면 일흡(一吸)이 있어 호(呼)와 흡(吸)은 하나의 음양적 관계로 즉관하는 것이다.

그리고 주역의 원리는 기일원론적(氣一元論的) 입장이라고 하였거니와 혹자는 일원적 이원론(一元的 二元論)인 동시에 이원적 일원론(二元的 一元論)이라고도 한다.

그러나 동양적 즉관적 사고 방식에 의하면 그러한 직관적 사고로 대립관(對立觀)에 설 필요도 없고 따라서 택일(擇日)이나 종합적 변증(綜合的 辨證)도 필요없는 것이다.

극히 적은 예를 들어 말한다면 인간의 생명체를 즉관하면 숨이 곧 목숨〔생명(生命)〕으로서 숨이 끊어지면 생명도 없으니 기(氣)가 근본이라고 생각하면 그 소박한 생각을 나무랠 수도 없다. 그 기(氣)가 혹은 흡기(吸氣)로 혹은 호기(呼氣)로 보였으니 음양의 변화가 있으므로 그 음양이 다름아닌 생명의 근원이라고도 생각될 것이나 실은 호흡은 하나의 기의 운행 상태에 불과하다.

이와 같은 의미에서 기일원론(氣一元論)을 주장하므로 기의 일음지 일양지(一陰之一陽之)를 도(道)라 한다는 의미를 이해하게 될 줄 안다. 우리가 흔히 상식으로도 천기(天氣)니 지기(地氣)니 하는 말을 쓰는 것은 하나의 즉관에서 나온 관상법(觀象法)인 것이 아니겠는가.

이제 이러한 즉관적인 철학인 주역의 음양원리로 우주를 관찰하고 인간을 관찰한다 하여도 결코 허무한 원리에서 어떤 생명의 원리를 논한다고 무시할 수는 없을 것이다.

다음으로 단리에 관한 문제인데 단리는 그 근거를 주역의 원리에 두었으되 결론적으로 말하면 역리적(易理的) 우주관과 그 생성 원리를 인간의 심리와 생리에 부합시켜서 천(天)〔자연(自然)〕, 인(人)〔심리(心理), 생리(生理)〕 합일의 수련을 하고저 하는 특수 방법인 것이다.

단리의 해설적 역할을 하는 역리와 단리를 겸하여 말하지 않을 수 없다. 우주의 생성 원리와 인간의 생성 원리는 동일한 바도 있고 또는 다른 바도 있으므로 역리만으로는 단리가 설명이 되지 못하는 것이다.

그것은 자연계는 자연의 원리로 법칙적이요 절대적인 생성변화가 일어나지만 인간은 그 육체는 하나의 자연물이므로 자연 법칙에 순응해야 하지만 한편으로는 자유 의지를 가진 독립적 존재이므로 자연 법칙에 순응도 할 수 있고 역행도 할 수 있으므로 순응할 수 있는 이해와 수련이 필요한 것이다.

그러므로 인간은 하나의 소우주(小宇宙)라 한다. 형태로 보면 대우주(大宇宙)의 일부분 같으나 내용으로 보면 스스로 자의식(自意識)을 가진 독립적 소우주인 것이다. 이제 단리적 수련이란 다름 아니라 소우주인 인간이 대우주인 자연과 일치되는 방법의 도(道)라고 생각하면 알기 쉬울 것 같다. 그러므로 인간의 정기신(精氣神)의 작용으로 수련을 하는 모든 원리는 다 단리에서 나오는 연단법(煉丹法)이요 선도적(仙道的)인 수련을 말한 것으로 보면 틀림이 없는 것이다.

이제 국선도 수련은 역리에 기초를 둔 단리에 있다고 하였거니와 그 기(氣)를 인간의 생리의 기와 접근시키는 방법이 다름 아닌 단리인 것이다.

제 2 절 단리론(丹理論)

국선도 수련의 원리가 단리(丹理)에 기초를 두었다고 하였다. 그러므로 단(丹)을 연(煉)하는 방법이 다름 아닌 연단법(煉丹法)이며 선도(仙道)의 수련인 것이다.

문헌상으로 나타난 단리에 대한 해설을 시도코저 하나 국선도의 조종국(祖宗國)인 우리에게는 모든 문헌이 상실되어 있으므로 부득이 중국 고대(古代) 문헌에서 찾아야 한다. 허다히 많은 중에 가장 처음으로 단리를 체계적으로 서술한 후한말(後漢末) 위백양(魏伯陽)의 『참동계(參同契)』라는 책자의 내용을 약술함으로써 단리의 원리가 무엇인가를 참고하려 한다.

『참동계(參同契)』라는 책의 내용은 그 『참동계(參同契)』라고 한 서명(書名) 자체가 그 내용을 밝힌 것이 된다. 그러므로 그 『참동계(參同契)』라는 말의 뜻을 밝히면 단리의 해명(解明)이 될 줄 안다.

1. '참(參)' 인간은 소우주(小宇宙)이므로 대우주(大宇宙)인 자연계의 법칙인 음양 원리(陰陽原理)에 참가해야 한다는 참(參)이요,
2. '동(同)' 전체인 자연계 대우주와 개체인 인간 소우주를 그 실체와 생성 원리가 동질적(同質的)이라는 동(同)이며,
3. '계(契)' 계합(契合)의 뜻으로서 천인 합일(天人合一)

의 계합이 성립될 수 있다는 계(契)이다.

　위백양(魏伯陽)은 노·장철학(老·莊哲學)의 사상을 양생(養生)의 기술론〔단리(丹理)〕으로 발전시킨 최초의 사람으로서 그의 양생지도(養生之道)는 후세에 불로 장생의 술(術)로 발전하였고 다시 단학(丹學)으로 발전하여 중국 도가(道家)의 한 유파(流派)도 된 것이다. 그리하여 민간 신앙적인 신선 사상과 합쳐 토속적 종교로서 장도릉(張道陵)의 도교(道敎)까지 나와 그 도교는 삼국 시대에 이르러 우리 민족에게 역수입(逆輸入)이 된 것을 알아야 한다.
　하여간 그러한 경위는 차츰 밝혀지려니와 천인 합일적(天人合一的)인 인간 심신 수련(心身修煉)은 그 원리가 곧 우주 생성 원리에 근거한 것으로서 그 원리를 완전히 구명(究明)함에는 참동계적(參同契的) 이론으로서는 아직 부족하다.
　국선도 수련의 원리는 실천에 중점을 두어야 한다. 수련행위는 간단한 것 같으나 그 원리 구명에는 동양적 철학 사상이 총동원되어도 오히려 미흡한 것이다.
　『주역(周易)』, 『황제내경(黃帝內經)』, 『노자(老子)』, 『장자(莊子)』 그리고 『성리대전(性理大典)』같은 글들이 동원되어도 우주와 인간의 생성 변화의 원리를 완전히 해득(解得)할 수 없을 것이다.
　그러나 이 책 속에 그러한 이론을 다 소개하거나 전개할 수도 없거니와 그 이론도 무시할 수는 없으므로 우리 수련에 필요한 원리만을 이해함에 도움이 될까 하여 몇마디 더 서술하려 한다.
　먼저 제시한 『참동계(參同契)』에서 그 말의 실마리를 찾아본다면 첫째로 참여의 원리가 수련의 첫 단계가 될 것이다.
　자연계의 생성 변화의 법칙은 곧 즉관적인 음양 상생(陰陽相

生)의 원리에 있다. 우리 인간도 하나의 생물적 존재로 볼 때는 자연의 일부분으로서 음양 상생 원리에 참여하고 있다. 인간은 그 우주적 운행 질서에 벗어날 때는 사멸(死滅)할 수밖에 없다. 우주와 인간은 이질적(異質的)인 존재로서의 참여가 아니라 자연계와 인간은 동질적(同質的)인 것을 자각해야 한다. 거기에서 '참(參)'이 있으며 '동(同)'인 것을 알게 된다. 그러므로 인간은 소우주라고 봐야 한다. 즉 동질적인 것으로서 그 질(質)이라는 개념에 이해를 가져야 한다.

그 동질의 질(質)은 무엇일까. 천지 만물의 본질은 과연 무엇일까. 동양 철학의 형이상학 즉 존재론은 우주의 본질을 '기(氣)'로 즉관한 데 있다.

주역(周易) 계사(繫辭)에 일음일양지위도(一陰一陽之謂道)라는 말은, 일음(一陰)과 일양(一陽)을 도(道)라 한다는 식은 주자(周子)의 이원(二元)적 해석이지만, 한 번은 음(陰)으로 한 번은 양(陽)으로 운행하는 것이 우주의 도라고 해명되어야 한다.

그러면 무엇이 그렇게 일음지(一陰之) 일양지(一陽之)하는 것일까. 그것이 다름 아닌 일기(一氣)인 것이다. 그러므로 주역 사상(周易思想)은 음양 이원론(陰陽 二元論)이 아니라 기일원론(氣一元論)인 것이다. 장자(莊子)의 말과 같이 생(生)〔존재(存在)〕은 기(氣)의 취야(聚也)요, 사(死)〔멸(滅)〕는 기지산야(氣之散也)라 한 것이다

유물론적 입장의 세계관〔우주물리학(宇宙物理學)〕은 우주 만물을 하나의 소립자(小粒子)로 환원(還元)하여 관찰 한다.

그러나 그 소립자도 역시 하나의 물질적이다. 동양 사상은 그러한 물질이니 정신이니 하는 이원적인 사고가 아니라 하나의 형이상학적 기(氣)가 존재하되 그 기의 존재 형태가 음양 양태

(陰陽兩態)로 운동 작용하면서 존재한다고 보는 것이다. 소립자 (小粒子)의 존재 형태도 역시 그러하다.

그러므로 인간도 하나의 기(氣)의 집합체인 동시에 하나의 소우주적 개체(個體)의 생체(生體)는 동질적인 우주와 기로 연결되어 있음이 마치 나무가 뿌리를 땅에 박고 대기(大氣)와 연결되어 있음과 같다.

만일 인간이 우주와 서로 기가 단절되면 그 생(生)은 단절되는 것이다. 그러한 모습의 형태가 우리의 호흡으로 상징된다고 볼 수 있다. 호흡이 끊어짐으로 기가 끊어지는 것이 아니라 기가 끊어짐으로 호흡이 끊어진다고 말해도 좋을 것이다.

다음 셋째로 '계(契)'의 계합(契合)의 의미는 자연히 그 의미를 알게 된 셈이다. 만물은 자연물(自然物)이므로 자연이라는 개념 그대로 자연물은 우주의 본질인 그 기(氣)와 계합(契合)하되 스스로(自) 그렇게(然) 되게 되어 있다. 그래서 자연계라 한다. 그러므로 자연계는 법칙적으로 필연적으로 우주의 질서대로 생성 변화하는 것이다.

그러나 인간은 자연계의 하나이면서도 인간은 인간 나름의 자유의지가 있고 스스로 판단할 지능이 있어 잘못 판단을 하든가 스스로 고집을 부리든가 잘못된 습성이 있든가 하여 우주의 질서에 순(順)할 수도 있고 역(逆)할 수도 있어 우주 안에서 문제가 된다면 다름아닌 인간인 것이다.

그러나 순천자(順天者)는 흥(興)하고 역천자(逆天者)는 망(亡)한다는 말은 비단 도덕적인 문제 뿐 아니라 생명에 대한 문제도 되는 것이다.

사실 생각해 보면 인간은 스스로 천리(天理)에 역행하여 일종의 자살적 행동을 하는 일이 비일비재인 것이다. 다시 말하면 인간 행동에는 스스로 기(氣)를 상(傷)하는 놀음이 허다하여 건강을 해치며 수명을 단축하는 결과를 초래하는 것이다.

　계(契)는 천인 합일(天人合一)의 경지를 말한 것이라 하였다. 먼저 논술한 바에 의하면 이 경지는 대립적인 우주관에서 오는 '참(參)'여(與)도 아니요 또는 동질적으로 보아 자연히 '동(同)'화(化)되는 것도 아니라 『참동계(參同契)』에서 설명한 것처럼 참(參)과 동(同)의 경지를 인정하면서도 계합(契合)의 경지를 자각하여 실천하는 묘리(妙理)가 있음을 알아야 한다.

　이런 것은 장초(章初)에서 말한 바 '일여적(一如的)'인 사고 방식인 것이다. 스스로 그렇게 되는 것이 아니라 그 원리를 자각하고 천리에 순응하여 계합(契合) 즉 천인 합일의 참동(參同)하는 심리적인 자세를 완전히 갖추는 일이다.

　만물은 스스로 자연 법칙에 법칙적으로 기계적으로 참동(參同)하고 있으나 인간만은 자유 의식이 있으므로 자각적 행동으로써야 참동(參同)하고 계합(契合)될 수 있는 것이다. 그러므로 인간의 모든 도(道)는 각(覺)이 선행되는 법이다.

　그러나 국선도 수련은 그러한 이론만으로서는 이해할 수도 없고 그 원리만으로 수련의 묘법(妙法)을 통(通)할 수도 없다. 그것은 다름이 아니라 이 선(仙)의 도법(道法)은 단리(丹理)에 의하여 우주적 생리(우주 물리적)와 인간의 심리(정신)와의 관계성을 해득(解得)하고 또는 그 원리가 일치되도록 수련을 해야 원리도 알게 되고 수련의 효력도 나게 되는 것이다. 그러므로 주역사상으로도 미흡하다는 말을 하였던 것이다.

　이상으로 위백양(魏伯陽)의 『참동계(參同契)』의 삼요소(三要素)적인 원리가 어디에 있는지 간단하게 해명하였다.

　앞으로 국선도 수련의 목적에 대하여 몇마디 더 해 볼까 한다.

　지금까지의 서술이나 또는 참동계 해설에서 이미 국선도 수련의 목적이나 성격을 짐작했으리라고 믿는다 그러나 구체적으로 그 목적과 성격을 한두 마디 더 밝혀 놓고 싶다.

국선도 수련은 인간으로서 도달할 수 있는 최고의 정신력과 극치의 체력을 얻고저 하는 수련이다. 선(仙)자를 우선 하나의 최고급의 형용사로 보면 이해하기 쉬울 것이다.

우리는 모든 사물에 있어 최상적(最上的)인 것에 선(仙)자를 명사위에 놓고 찬탄(讚嘆) 하는 것이다. 선경(仙境)같다, 선녀(仙女)같다, 선자 옥질(仙資玉質)이니 선풍 도골(仙風道骨)하는 형용사(形容詞)들은 최상급의 찬탄으로서 사용한다. 자전(字典)에 보면 선도(仙道)란 신선(神仙)이 되고저 닦는 도라 하지 않고 신선을 배우고자 닦는 도라 했다. 다시 말하면 선인(仙人)이라고 인정받을 수 있는 인간이 되고저 수련하는 도(道)가 선인적(仙人的) 수련의 도인 것이다.

그 이상의 목적은 우선 선적(仙的) 인간의 수련을 쌓은 다음에 알아보면 그 목적의 한계성이 어떠한 것인가를 능히 알 수 있다.

현재 우리 수련 도장에서는 수련의 입문 단계인 정각도(正覺道)의 수련을 하고 있으며 그 입문 단계를 마친 사람에게는 다음 단계인 통기법(通氣法)의 수련을 시키고 있다. 누구나 이 단계를 마친 후에 다음 단계인 선도법(仸道法)의 수련이 시작된다.

그러나 통기법(通氣法)의 수련 과정은 많은 노력과 시간이 걸린다. 통기(通氣)란 기가 전신에 유통한다는 뜻으로 비유해서 말하면 불덩이 같은 원기(元氣)가 하단전(下丹田)에 발생하여 임맥(任脈)〔신체 전면(身體前面)에 있는〕과 독맥(督脈)〔신체 후면(身體後面)〕을 자유 자재로 유통하는 현상이 일어나는 것이다.

그 힘은 전신의 유통으로 건강은 물론 상상을 불허하는 막대한 힘이 되는 것이다. 이 힘은 기화 작용(氣化作用)이 되어 비로소 외공(外功)의 능력도 되는 것이다.

그러나 우리의 사업은 민족 정기(民族正氣)의 올바른 정신과 도법(道法)을 전수·보급하는 것으로서 고귀한 정신이 함양되지 않은 인간에게 외공적(外功的) 수련을 좀체로 수련시키지 않는다. 또는 정신적 역량이 없는 자는 그 고도의 수련은 성취도 되지 않는다. 우리의 목적인 건전한 정신을 가진 국민을 양성하는 데 있는 것이요 결코 단순한 무용인(武勇人)을 만들자는 뜻이 아닌 것이다.

기화 현상(氣化現象)의 수련은 무병 건전(無病健全)의 신체를 가진 도의적(道義的) 인간을 만들자는 수단인데 그 목적과 수단을 전도(轉倒)시킬 수는 없는 것이다. 그러므로 수련 도장에서 수렴해 나가는 참뜻을 바로 알아 항상 명심해야 한다.

그러므로 수련의 목적을 요약하면 원기(元氣)를 배양하여 극치에 도달한 체력을 가진 극치에 도달한 정의(正義)의 인간이 되는 데 있다고 말할 수 있다. 선풍 도골(仙風道骨)의 선인적(仙人的) 인간이 그 목적인 것이다.

이러한 경지에 도달한 후에 불로 장생의 참뜻이 무엇이며 우화 등천(羽化登天)의 전설이 무엇인가를 비로소 알게 될 것이다. 이 자리에서는 그러한 문제는 부정도 긍정도 하지 않는 이유를 그때 가서야 스스로 깨달을 것이다.

이제 다시 거듭 말하거니와 수련의 목적과 수단에 대하여 살펴보면 참으로 기이한 현상을 경험한다. 본회(사단법인 국선도법 연구회)의 목적은 수심(修心) 즉 덕적(德的) 인간 수련에 있다. 그 수단으로 수신(修身)을 시킨다. 즉 신체적 수련을 시키는 것이다.

그러나 입회(入會)하여 수련하는 사람들은 어떤 초인간적인 힘을 가진 신체적 수련의 목적을 가진다. 그러나 정신 수련을 강조하면 할 수 없이 자기들의 목적을 관철시킬 생각으로 덕성수양(德性修養)에 뜻을 두는 것이다.

그러니 그 목적과 수단이 전도된 것을 알면서도 도장을 열어 최후에 가서는 심신(心身)이 아울러 수련이 될 것을 기대하지 않을 수 없는 일이다.

하늘은 마음이 착하지 않은 사람에게는 높은 도력(道力)을 주지 않는 법이다. 체력은 한계가 있으나 도력은 한계가 없다는 뜻을 깊이 생각해야 한다.

제3장 국선도와 역리(易理)

제1절 음양(陰陽)의 개요(槪要)
제2절 음양(陰陽)의 정의(定義)
제3절 음양(陰陽)의 유래(由來)
제4절 음양(陰陽)의 성분(成分)
제5절 음양(陰陽)의 순환(循環)
제6절 음양(陰陽)의 성리(性理)
제7절 음양(陰陽)과 인체(人體)
제8절 국선도와 운기(運氣)

제1절 음양(陰陽)의 개요(概要)

 국선도 단리(丹理)를 밝혀 나가는 데 있어 음양 오행(陰陽五行)을 기초로 하여 주로 밝혀 나가게 되므로 음양에 대하여 밝히는 것이니 참고하기 바란다.
 음양학(陰陽學)은 예로부터 내려오는 동양의 고유한 학문이다.
 많은 선인(先人)의 지혜를 거쳐서 갈고 닦아 이루어진 만유진리(萬有眞理)를 말없이 대변하여 주는 한 개의 도구(道具)와도 같다.
 그러나 오늘날 음양학은 서구의 물질 문명으로 쇠퇴하여 가고 있는 것이며 오직 그의 존재는 점을 치는 사용물이 되어 미신의 도구가 되었다고 보아도 과언이 아닐 정도이다.
 이에 다시 반성과 반본(返本)의 정신을 찾지 않으면 음양의 본의(本義)는 영원히 상실되고 말 것이다.
 그러므로 이제 음양학의 근원인 하도(河圖)의 생성 원리로 체계를 세우고 일체(一切)의 점술 이론(占術理論)을 떠나서 현실적인 설명으로 동양의 학문 연구에 사용하여야 한다고 보는 것이다.
 우리말로는 이 음양(陰陽)을 홀[음(陰)], 올[양(陽)]로서 부르기도 하여 음적(陰的)표현으로 홀연히, 홀홀히, 홀짝, 홀아비, 홀어미 등으로 부르고 양적(陽的) 표현으로 올차다, 올벼, 올라간다 등으로 불렀으나 정확한 음양 체계를 이루어 사용치 못하였다. 청산은 가끔 음양을 홀올로 표현할 때가 있다.

제2절 음양(陰陽)의 정의(定義)

  음양(陰陽)의 본의(本義)는 우주 안에 있는 만유(萬有)가 생존하고 있는 자연현상의 진리를 연구하는 학문이다.
  하늘에는 해와 달이 있고 지구는 잠시도 멈추지 않고 공전하여 사시(四時)가 순성(順成)하고 만유가 동조(同調)하고 살아서 움직이며 일정한 궤도를 가는 그 무엇이 진리가 있는 것이다.
  이 음양은 천지 만물이 살아서 활동하는 법칙적 도로(道路)와 같으니 활동의 벼리가 되며 생생 변화(生生變化)의 부모적 정신이 되며, 생겨나고 죽고, 있고 없고의 근본적 원인이 되며, 음양이 합실(合實)한 진리는 본능적 신명(神明)이 생긴다.
  물은 음(陰)이요, 불은 양(陽)이요, 그늘은 음지(陰地)요, 밝은 곳은 양지(陽地)요, 높은 것은 양이요, 낮은 것은 음이요, 하늘은 양이요, 땅은 음이요, 숨을 마시는 것은 음이요, 내쉬는 것은 양이요, 바다는 음이요, 육지는 양이요, 여자는 음이요, 남자는 양이다. 무엇이나 보이는 그대로 음양(陰陽)을 가리키는 것이니 어찌 음양이 한낱 점술이라 볼 수 있겠는가?
  사람의 생명체의 생리 조직이 음양의 일기(一氣)로 생성한 것이니 이 조직체의 장부의 기혈(氣血)이 곧 음양 기혈(陰陽氣血)이다.
  그리고 질병의 발생은 이 음양 기혈이 불화(不和)하여 일어나는 생리의 변고이니 그 치료에 있어서 반드시 음양 불화의 근본적 원인을 알아야 치료가 가능한 것이다.

이것이 내경(內經)에 있는 동양 의학의 근본 학설인 것이다.

 음양학은 일리(一理)로써 융관(融貫)하고 이치(二致)가 없는 자연의 진리다.

 천시 인사(天時人事)로부터 심리(心理), 생리(生理), 병리(病理), 물리(物理)가 모두 일리(一理)로 통달(通達)한다.

 그러므로 음양학은 이 일리(一理)에 대하여 통투(通透)한 기초 지식을 필요로 하는 것이다.

제 3 절 음양(陰陽)의 유래(由來)

상고사(上古史)에 보면 수인씨(燧人氏)가 별을 보고 살피어 오행(五行)을 말하고 복희씨(伏羲氏) 때에 하수(河水)에서 용마(龍馬)가 나타났는데 그 말의 등허리에 이상한 털무늬가 있는 것을 보고 이것을 해석하고 팔괘(八卦)를 지었다는 전설이 있다.

이러한 것을 하도(河圖)라 하거니와 팔척 이상의 큰 말을 용마라고 하였다고 전하여 오고 있다.

이 하도(河圖)는 그 뒤에 오랜 세월을 내려오는 동안에 그 명(名)만 전하고 내용은 확실치 못하였다.

그러한 것을 소강절(邵康節)이 비로소 이것을 정리하여 오늘에 있는 하도(河圖)와 낙서(洛書), 선천(先天)과 후천(後天)의 팔괘 등으로 분명하게 밝혀 놓았으니 소자(邵子)의 공(功)이 큰 것이다.

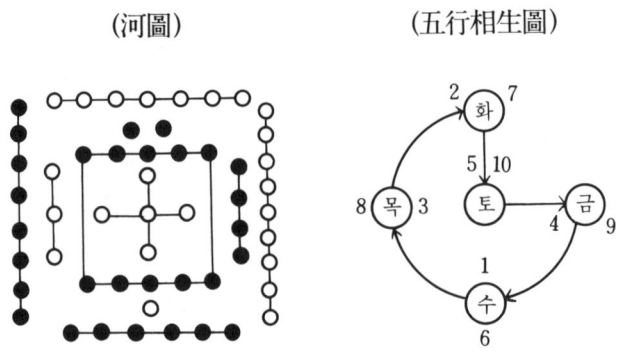

(河圖)   (五行相生圖)

그러나 하도(河圖)는 원래 그림은 있고 글이 없으며 또 주석(註釋)같은 설문(說文)도 없다.
　『역서(易書)』에 보면

「天一 地二 天三 地四 天五 地六 天七 地八 天九 地十 此
  천일 지이 천삼 지사 천오 지육 천칠 지팔 천구 지십 차
所以 成變化 行鬼神」
소이 성변화 행귀신

이라는 구절이 있고 『소자 경세서(邵子經世書)』에 보면

「天一生水 地六成之 地二生火 天七成之 天三生木 地八成
  천일생수 지육성지 지이생화 천칠성지 천삼생목 지팔생
之 地四生金 天九成之」
지 지사생금 천구성지

라는 어구가 있다.
　그러나 모두 이러한 것 뿐이요 다른 설명이 없다.

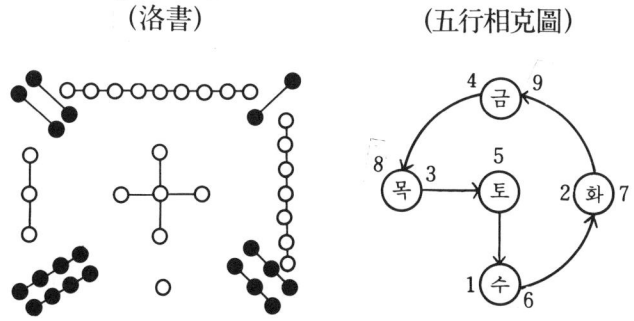
　　　　(洛書)　　　　　　　(五行相克圖)

제3장 국선도와 역리(易理)　57

그러므로 여기에 대한 전문적인 연구가 요구되며, 아니면 다소 음양(陰陽) 생극설(生克說)을 안다고 하여서 풀어 얻을 수 있는 것이 아니며, 더구나 일반적으로 인식이 부족하여 무용(無用)으로 돌려서 별로 관심이 없을 수도 있는 것이다.

그러므로 하도 음양(河圖陰陽)의 근본의 비지(祕旨)를 말하는 이가 희소(稀少)한 것이다.

그렇다고 하여 청산은 여기에 통달(通達)되었다는 뜻도 아니며 또한 전문 분야도 아니다.

그러나 단리(丹理)를 밝히자니 그러한 아쉬움이 있다는 얘기다.

그러므로 고서(古書)에 준하여 그 요지(要旨)를 기술하여 단학(丹學)의 정도(正道)를 밝히려는 데 뜻이 있을 뿐이다.

하도 선천(河圖先天)은 음양학(陰陽學)의 창조적 시원(始源)이 되는 것이고, 다음에 주 문왕(周 文王)이 『역서(易書)』를 저(著)하고 그 다음에 은 기자(殷箕子)가 『낙서(洛書)』를 술(述)하였으므로 음양설은 이에 삼대(三代)로 나눌 수 있는 것이다.

1. 하도(河圖) 음양설(陰陽說)

하도(河圖)는 음양의 생성 원리를 표시한 것이니 만유 생물의 생리 원칙(生理原則)이 여기에 있는 것이다.

복희씨(伏羲氏)가 이에 대한 이치를 살펴보고 팔괘(八卦)를 그리니 이것을 선천(先天)이라 한다.

하도(河圖)는 질(質)의 내용을 말하고 팔괘는 상(象)의 외양을 말한 것이다.

그리고 선천 음양의 원리는 상생 상극(相生相克)이 없다.

2. 주역(周易) 음양설(陰陽說)

주(周)나라 문왕(文王)이 복희씨(伏羲氏)의 태극(太極) 양의(兩儀), 사상(四象), 팔괘(八卦)를 근본으로 하고 다시 팔괘를 연(演)하여 인사(人事)에 비(比)하고 배괘(配卦)하니 이것을 문왕 팔괘(文王八卦) 또는 후천(後天)이라 하는 것이다.

그리고 64괘(六十四卦)에 괘사(卦辭)를 붙여서 『주역(周易)』은 이때부터 점서(占書)의 대종(大宗)이 된 것이다.

그러므로 주(周)나라에서는 시실(蓍室)을 따로 짓고 나라의 일건(一件)으로 점술을 숭배하였던 것이다.

주역(周易)의 점괘(占卦)는 음양의 시위(時位)와 득실(得失)로 길(吉)하고 흉(凶)함을 판정하고 상생 상극(相生相克)이 없는 것이다.

또 주역은 음양의 도리(道理)와 점법(占法)이 포함되어 있으므로 「현도(顯道)하고 신덕(神德)이 행(行)한다.」하였던 것이다.

3. 낙서(洛書) 음양설(陰陽說)

은(殷)의 기자(箕子)가 낙서궁(洛書宮)으로 홍범(洪範)을 지어서 오행의 원리가 천시(天時) 인사(人事)에 해당함을 말하고 또 후세 음양가(陰陽家)들이 낙서(洛書) 구궁(九宮)과 문왕 팔괘(文王八卦)를 기반으로 하고 각종 점치는 것을 조작하니 이 점치는 것은 모두 오행의 상생 상극(相生相克)을 원칙으로 하였던 것이다.

그러므로 지금 유행하는 많은 점치는 것은 낙서(洛書)의 음양 생극론(陰陽生克論)이다.

낙서 음양(洛書陰陽)의 생극(生克)을 논(論)하는 자(者) 하도 선천(河圖先天)이 있음을 인식하지 못하고 있는 것이다.

그래서 도덕이나 실지 학문을 하는 자는 점치는 것을 중하게 여기지 않는다. 혹 내심에 잠용(潛用)이 있으나 외부에 표현하지 않는 것이다.

그 이유는 허황하여 비현실적이기 때문에 기인(欺人)이 되기 쉬운 까닭이다.

그러한 관계로 술객(術客)을 천(賤)히 여기기 시작한 것이다.

현재 한의서(漢醫書)는 이상의 세 가지 설이 모두 혼합하여 있으므로 의학에 필요한 것만 사용하려 하거니와 단학(丹學)에서도 역시 단리(丹理)를 해설하는 데 필요한 것 외에는 사용치 않고 있다.

오직 하도 선천(河圖先天)의 생성 원리만 취하여 국선도 단학(丹學)의 단리를 이해하는 데 도움을 주고자 함인 것 뿐이다.

제 4 절 음양(陰陽)의 성분(成分)

　음양은 일(一), 이(二), 삼(三), 사(四), 오(五)의 생수(生數)와 육(六), 칠(七), 팔(八), 구(九), 십(十)의 성수(成數)다. 우주의 만유 중에서 음양의 진리를 완전히 포함하고 있는 것은 오직 수(數)다.
　이 수(數)는 절로 이루어지는 자연의 순서이니 자연으로 이루는 절로 그렇게 되어가는 이상(理狀)이 곧 자연의 진리다.
　그러므로 음양학(陰陽學)은 자연의 행동을 연구하는 궁리 치지(窮理致知)의 학문인 것이다.
　그러나 오늘날 음양설은 각종 점치는 술객(術客)으로 인하여 혼잡하다. 잘못하면 사이비의 이론을 진(眞)으로 오인하기 쉬우니 일호(一毫)라도 자기 마음대로 강작(强作) 해석하든지 하여서는 안되는 것이다.
　오직 선천 원리(先天原理)의 정로(正路)를 찾아야 하는 것이다. 많은 성진(聖眞)의 지혜를 거쳐서 연마(練磨)되고 발명한 것을 올바로 지켜 나갈 줄 아는 자라야 참다운 학문을 하는 자의 도리인 것이다.
　공간과 시간을 말하는 것은 허공(虛空)의 영광(影光)이요, 일원(一元), 이원(二元)으로 따지는 것은 복잡한 명상(冥想)이며 상생 상극(相生相克)의 길흉 논법(吉凶論法)이 음양(陰陽)의 정의(正義)가 아닌 것도 알아야 한다.
　음양은 만유(萬有)를 형성한 진리이니 그 근원이 선천(先天)

에 장재(長在)하고 이것이 퍼져 나가면 천지에 미만(彌滿)하여 만유 이실(萬有理實)이 되며 거두어 들이면 형적(形迹)이 묘연(渺然)한 것이다.

다시 말하면 이 우주는 음양의 진리가 하나 있어서 음양이 합실(合實)한 진기(眞氣)가 진출(進出)하면 만유의 형질(形質)이 생(生)하여 살아서 움직이는 것이 되고 음양이 나뉘면 진기가 흩어져 허무(虛無)가 되는 것이다.

이러한 음양의 진리를 전적으로 표시하여 놓은 것이 곧 일(一), 이(二), 삼(三), 사(四), 오(五), 육(六), 칠(七), 팔(八), 구(九), 십(十)의 수요, 이 수(數)는 또 수(水), 화(火), 목(木), 금(金), 토(土)의 오행(五行)을 생성하는 것이다.

이 생성수(生成數)와 오행은 하도 선천(河圖先天)의 기본 원리이니 이 한 가지의 원리를 가지고 점법(占法)은 점법대로 생극론(生克論)을 주(主)하고 각종 점술을 연출하며 성리학(性理學)은 성리학대로 생성론(生成論)을 주(主)하고 심리(心理) 또는 물리상(物理上)으로 각각 고유한 원칙을 설명한 것이다.

이것이 소위 일리 융관(一理融貫)이라는 것으로서 심리(心理), 물리(物理), 병리(病理) 등이 모두 일리(一理)로 통한다. 즉 천지 만유가 이 일리(一理) 중에서 출몰한다는 것이다.

그러므로 음양을 연구하려면 이 생성수(生成數)와 오행밖에는 다른 것이 없고 또 음양의 원리는 오행이 생성하는 순서적 법칙밖에 다른 것은 없다.

그리고 이 생성 원칙에는 오행의 상생 상극(相生相克)이 없는 것이니 만약에 강제로라도 쓰려고 하면 이유가 통하지 않는다.

그러므로 여기에는 오행의 생성론을 설명하여 음양의 진(眞)을 밝히고 나아가 단리와의 관계를 알게 하려는 데 그 뜻이 있어 밝히는 것임을 알기 바란다.

먼저 있는 것이 일(一)이니 일(一)을 양(陽)이라 하고 다음이 이(二)니 이(二)를 음(陰)이라 한다.

그리고 생물이 먼저 바탕으로 생기는 것이 수(水)이니 수(水)는 일(一)이 되고 나중에 생명이 붙는 것이 화(火)이니 화(火)는 이(二)가 된다.

그러므로 일수(一水)가 동체(同體)요 이화(二火)가 동체(同體)이니, 이것을 '천일생수(天一生水)' '지이생화(地二生火)'라 부르는 것이다.

천(天)은 양이요 시(始)요, 지(地)는 음이요 종(終)의 뜻이니 이것이 음양의 명칭이 된 시초가 되는 것이다.

그런데 수(水)는 중탁(重濁)한 질(質)로서 음이 되고 화(火)는 경청(輕淸)한 기(氣)로서 양이 되니 일(一)의 양과 수(水)의 음이 동체로 된 것은 음수(陰水) 중에 일양(一陽)이 있는 것이요, 또 이(二)의 음과 화(火)의 양이 동체로 된 것은 양화(陽火) 중에 이음(二陰)이 있는 것이다.

수화(水火)는 음양의 기질(氣質)이요, 일이(一二)는 음양의 성정(性情)이니 이 기질 속에는 이러한 성정(性情)이 있는 것이다.

그러므로 음수(陰水)는 일양(一陽)을 내장하고 선동(先動)하며 양화(陽火)는 이음(二陰)을 내장하고 화응(和應)하여 수화음양(水火陰陽)이 교합(交合)하는 것이다.

수화 음양(水火陰陽)은 교합이 본성(本性)이요 원리다. 즉 음수(陰水) 중의 일양(一陽)은 양화(陽火)와 합(合)하고 양화(陽火) 중의 이음(二陰)은 음수(陰水)와 합(合)하여 수화음양(水火陰陽)이 혼연 일체(渾然一體)로 되어서 일괴 일물(一塊一物)이 된 것이며 이 속에는 수화(水火)의 합실(合實)한 일기(一氣)가 동작(動作)하는 것이다.

수화 음양(水火陰陽)이 합실(合實)하여 생긴 일기(一氣)는 자연의 작용이 있어 물체 중에서 발동(發動)하는 것이다. 즉 음수(陰水) 중의 일양(一陽)이 생장(生長)하는 것이니 이것이 생물(生物)의 시초다.

그리고 이 일양(一陽)은 음양의 '진종자(眞種子)'라 하는 것이니 양화기(陽火氣)를 접(接)하여 생장(生長)한다. 일양(一陽)이 이와 같이 생장하여 나오는 것을 삼(三)이라 하는 것이다.

그리고 이러한 생장체(生長體)는 먼저 많은 세포가 모여서 하나의 조직이 되며 필요한 형체로 발달하게 되는 것이다.

그리고 삼(三)은 목(木)과 동체(同體)로 되어 이것을 '천삼생목(天三生木)'이라 하며 삼(三)은 기수(奇數)의 양이요, 목(木)은 생장(生長)의 양(陽)이니 삼목(三木)은 기질(氣質) 성정(性情)이 모두 양성이다.

그러나 삼(三) 중에는 먼저 일이(一二)가 있으며 목(木) 가운데는 수화(水火)가 있으므로 음이 내재(內在)한 양성임을 알아야 한다.

목(木) 중의 삼양(三陽)은 생장 발달만 하는 것이므로 이러한 무한정의 생장을 적절하게 맞추어 상대적으로 억제하는 사(四)가 생기는 것이다.

이러한 억제(抑制)의 사(四)는 음성으로서 수렴 견고(收斂 堅固)를 주(主)하고 외피(外皮)를 형성하여 외질(外質)을 보호하는 성리(性理)가 있다. 즉 삼목(三木)의 생장(生長)을 적의 제재(適宜制裁)하여 피갑(皮甲)의 외형(外形)을 만드는 것이다.

그리고 수렴 성형(收斂 成形)으로 체형을 완성하는 것이 금철(金鐵)의 견고(堅固)와 같다고 하여 이것을 금(金)이라 하는 것이다.

그러므로 사(四)와 금(金)은 동체(同體)로 되어 이것을 '지사생금(地四生金)'이라고 하며 사(四)는 우수(偶數)의 음(陰)이요, 금(金)은 수렴(收斂)의 음(陰)이니 사금(四金)은 기질(氣質), 성정(性情)이 모두 음성(陰性)이다.

그러나 사(四) 중에는 먼저 일이삼(一二三)이 있으며 금(金) 중에는 수화목(水火木)의 기운이 포함되어 있다는 것을 알아야 한다.

그리고 삼목(三木)은 양이니 양은 온성(溫性)으로 생장 발달(生長發達)이 되고 사금(四金)은 음이니 음은 양성(凉性)으로 수렴 견고(收斂堅固)를 하는 것이다.

또한 일이삼사(一二三四)가 4개의 음양이지만 일(一)이 장(長)하여 삼(三)이되고 이(二)가 증(增)하여 사(四)가 된 것이므로 일삼(一三)이 양이요 이사(二四)가 음인 것이다.

그러므로 실상은 음양 이기(陰陽二氣)가 있을 뿐이니 즉 삼목(三木) 중에 일수(一數)가 있고 사금(四金) 중에 이화(二火)가 있는 것이다.

그리고 일이삼사(一二三四)로 수화목금(水火木金)의 생장 수렴(生長收斂)이 되면 하나의 진실한 형체를 생(生)하여 성형(成形)하는 것이니 즉 음양의 두 기(氣)를 단합하여 완전한 진실체(眞實體)가 된다.

이 진실체(眞實體)를 오(五)라 하고 또 수화목금(水火木金)이 집합하여 단괴(團塊)가 된 것을 토(土)라 하는 것이다.

그러므로 오(五)와 토(土)가 동체(同體)로 되므로 오(五)의 양과 토(土)의 음이 합실(合實)한 것을 '천오생토(天五生土)'라 하며 오토(五土)는 오기(五氣)가 갖추어 물체가 완성하였으므로 동작이 된다.

음양의 원리는 양기 합실(兩氣合實)하면 동(動)하는 것이니 이 동(動)하는 것이 토성(土性)인 것이다.

음양이 합실(合實)하지 않으면 동(動)이 없고 동(動)하는 것은 모두 음양의 합실체(合實體)다.
　그러므로 음양이 합(合)하지 않으면 양은 화성(火性)으로 염상(炎上)이 되고, 음은 수성(水性)으로 윤하(潤下)가 되어 각각 나뉘어 화수(火水)가 서로 반대성을 가지고 있다.
　그러나 화수(火水)가 교합(交合)하면 한 덩어리의 합실체가 되고, 자연의 동식(動識)이 생(生)하는 것이다. 이것이 오토(五土)의 신성(神性)이다.
　또한 오토(五土)가 있음으로 해서 화수(火水)가 교합(交合)하여 하나의 단합을 형성한다. 무엇이나 토(土)가 없으면 단결이 안되는 것이니 매사 불성(每事不成)이다.
　오토(五土)는 음양이 합한 전체(全體)이므로 진실하여 음양이기(陰陽二氣)를 영구 보합(永久保合)하고 한(限)과 종(終)이 없이 생생한 기운으로 움직이는 것이다.
　수(數)가 일(一)로부터 오(五)에 지(至)하면 실리(實理)가 갖추어져 더 생(生)할 것이 없다. 그러므로 일이삼사오(一二三四五)를 생수(生數)라 하는 것이다.
　그러나 생수(生數)만은 실리(実理)의 구비(具備)뿐이요, 아직 견고(堅固)한 완성이 되지 못한 것이니 즉 완형(完形)의 반분(半分)밖에 아니 되는 것이다.
　그러므로 반드시 완공(完功)하는 하반기(下半期)의 성수(成數)가 있는 것이다.
　양은 음을 만나야 완성하고 음은 양을 만나야 완성하는 것이니, 음양은 항상 교합성이요 상대성인 것이다.
　오토(五土)는 음양의 진실한 단합체이므로 만유가 오토(五土)의 실리(実理)를 얻으면 성(成)하고 득(得)하지 못하면 성(成)하지 못하는 것이다.

혹 생(生)하였다 하더라도 진기(眞氣)가 없어서 중도에 망(亡)하고 생(生)을 계속하지 못하는 것이며 완성(完成)하는 것은 오토(五土)의 힘이 충실하여야 되는 것이다.

초목의 열매를 실(實)이라 하는 것이 오토(五土)의 완형(完形)을 가리키는 말이니 실(實)은 꽉 찼다는 뜻이다.

그러므로 일수(一水)가 오토(五土)를 득(得)하면 육(六)이 되니 비로소 수(水)가 완성하여 '천일생수(天一生水)하고 지육성지(地六成之)'라 하는 것이니 이러한 까닭에 수(水)를 일육(一六)이라 하고 일양 육음(一陽六陰)이라 한다.

이화(二火)가 오토(五土)를 득(得)하면 칠(七)이 되니 비로소 화(火)가 완성하여 지이생화(地二生火)하고 천칠성지(天七成之)라 하는 것이니 이러한 까닭에 화(火)를 이칠(二七)이라 하고 이음 칠양(二陰七陽)이라 한다.

삼목(三木)이 오토(五土)를 득(得)하면 팔(八)이 되니 비로소 목(木)이 완성하여 천삼생목(天三生木)하고 지팔성지(地八成之)라 하는 것이니 이러한 까닭에 목(木)을 삼팔(三八)이라 하고 삼양 팔음(三陽八陰)이라 한다.

사금(四金)이 오토(五土)를 득(得)하면 구(九)가 되니 비로소 금(金)이 완성하여 지사생금(地四生金)하고 천구성지(天九成之)라 하는 것이니 이러한 까닭에 금(金)을 사구(四九)라 하고 사음 구양(四陰九陽)이라 한다.

오토(五土)가 오토(五土)를 득(得)하면 십(十)이 되니 비로소 토(土)가 완성하여 천오생토(天五生土)하고 지십성지(地十成之)라 하는 것이니 이러한 까닭에 토(土)를 오십(五十)이라 하고 오양 십음(五陽十陰)이라 한다.

이상은 오행(五行)의 생성수(生成數)다. 수화목금토(水火木金土)의 하나하나 가운데 모두 수화목금토(水火木金土)의 오기(五

氣)가 실비(實備)하고 이 수화목금토(水火木金土)는 음양의 원소(原素) 물질(物質)이 되는 것이다.

전기(電氣)의 양전(陽電)과 음전(陰電)이라든가 자기(磁氣)의 양극(陽極)과 음극(陰極) 등이 그러한 것이다.

음양의 원리는 이와 같이 단음 단양(單陰單陽)이 없다. 단음 단양(單陰單陽)은 성사 성물(成事成物)이 안되기 때문에 무엇이든지 일물(一物)의 형체를 형성한 것은 음중 유양(陰中有陽) 양중 유음(陽中有陰)으로 음양이 합실(合實)한 것이고 순음 순양(純陰純陽)은 없는 것이다.

순음 순양(純陰純陽)은 이론으로 말할 수는 있고 현실은 없다. 천지간의 만유(萬有)는 음양이 형성하고 있는 것이다.

그러므로 국선도 수도의 첫 단계를 오십토 단법(五十土丹法) 즉 중기단법(中氣丹法)을 삼는 것이 모두 천리(天理)를 따라 음양이 합실(合實)하여 동(動)함에 조화를 이루어 행(行)하고자 하는 것임을 알아야 되는 것이다.

천지 만유(天地萬有)는 일체(一切) 음양으로 되어서 사람은 여자, 남자, 짐승은 자웅(雌雄), 물질도 양성(陽性), 음성(陰性), 온성(溫性), 양성(涼性), 음약(陰弱), 양강(陽强), 음정(陰靜), 양동(陽動) 등으로 되고 사람의 몸은 앞뒤, 겉과 속, 위와 아래가 있는 것이다.

또 혈맥(血脈)은 동맥·정맥이 있고, 1일은 밤은 어둡고 낮에는 밝고, 천시(天時)는 차고 덥고 비가 오고 맑게 개이고, 기타 오르고 내리고, 일출 일입(一出一入), 일수 일산(一收一散), 일동 일정(一動一靜), 일진 일퇴(一進一退), 일성 일쇠(一盛一衰) 등의 무한사(無限事)가 모두 음양의 동작인 것이다.

그러므로 사람 몸의 생리 구조도 음양 일기(陰陽一氣)의 작용으로 활동하는 것이다.

일이삼사오육칠팔구십(一二三四五六七八九十)이 곧 수화목금토(水火木金土)이니 분석하면 명칭은 각각이지만 단합(團合)하면 일기(一氣)뿐이다.
　이 일기(一氣)는 만유 생물(萬有生物)의 시조기(始祖氣)가 되고 또 일기 소화(一氣所化)의 생물은 모두 수화목금토(水火木金土)의 오성(五性)을 갖추어 존재하고 있으며 이 오성(五性)의 기운(氣運)으로 작용되고 있는 것이다.
　사람은 사람을 생(生)하고, 곡식은 곡식을 생(生)하고, 초목은 초목을 생(生)하는 모두는 생생 만물(生生萬物)의 음양 일기(陰陽一氣)의 작용이니 일기 생성(一氣生成)은 천지(天地)가 있는 한 변함이 없다.

　『내경(內經)』에
「陰陽者는 天地之道也」라 하고,
　음양자　　천지지도야

　『역경(易經)』에
「此所以 成變化 行鬼神」이라 하고,
　차소이 성변화 행귀신

　『도덕경(道德經)』에
「有物混成 先天地生」이라 하고,
　유물혼성 선천지생

　『음부경(陰符經)』에
「爰有奇器 是生萬象」이라 하니
　원유기기 시생만상

이것이 모두 음양에 대한 상고 성진(上古聖眞)의 증언인 것이다.

일(一)로부터 십(十)까지 음양의 생성 기수(生成基數)이니 음양의 원리를 담뿍 가지고 있는 것이다. 십수(十數)의 차후(次後)는 다시 일(一)로 시(始)하여 십(十)에 종(終)하니 이렇게 반복하여 무한수(無限數)에 가더라도 모두가 일단 기수(一團基數)의 생생 번연(生生繁衍)인 것이다.

이것으로 증(證)하여 천지의 수명은 한이 없으니 단학(丹學)의 원리도 이러한 불사(不死)의 도(道)를 걷고자 하는 것이며 음양 합실(陰陽合實)의 일기(一氣)로 천인 묘합(天人妙合)하여 무병 장수(無病長壽)코저 하는 양생지도(養生之道)가 되는 것이다.

생물의 생성도 종(終)이 없이 이어져감이 생성수(生成數)의 일기(一氣)가 퍼져 나가면 한없이 천지에 그득하여 만유 이실(萬有理實)이 되며 거두어 들이면 십수(十數)의 차하(次下) 영점(零點)으로 퇴입(退入)하여 형적(形跡)이 묘연(渺然)하다는 것이다.

사람이 열달만에 아기를 낳고, 손가락이 왼손에 다섯이요 오른손에 다섯이 있어 모두 열이니 어찌 우연이라 하겠는가?

그러므로 고인(古人)은 말하기를 사람의 몸은 소천지(小天地)라 하기도 하고 소우주(小宇宙)라 하기도 한 것이다.

우주에 가득한 기운은 이 단합(團合)의 일기(一氣)뿐이라, 이것의 단합한 물체는 지구이니 지구의 음양 단합(陰陽團合)의 힘은 무엇이나 흡인(吸引)하여 들인다.

만물도 지구를 의지하여 생존하는 것이 모두 단합의 기운이니 지구상의 공간을 유통(流通)하는 일기(一氣)도 같은 기운이니 이를 대기(大氣)라 하는 것이다.

제 5 절 음양(陰陽)의 순환(循環)

 일기(一氣)의 음양은 교합성(交合性)이요, 상대성(相對性)이요, 항동성(恒動性)이요, 그의 본능은 번식(繁殖)이다.
 항동(恒動)하므로 음양이 순환하여 봄 여름 가을 겨울의 사계절이 되는 것이니 음양은 상(上)에서부터 근기(根基)가 되는 것이며 하(下)에서부터 일양(一陽)이 시생(始生)하는 것이다.
 하(下)의 위치는 지하(地下)이니 만물이 지(地)에서 생(生)하기 때문에 지(地)는 만물의 생지(生地)가 되는 것이다.
 사방(四方)의 하(下)는 북(北)이 되고, 사시(四時)의 하(下)는 동(冬)이 되고, 1일(一日)의 하(下)는 야반(夜半)이 되고, 사람 몸의 하(下)는 제하(臍下) 복내(腹內) 돌단자리〔하단전(下丹田)〕가 되는 것이다.
 음양이 처음 생긴 일육수(一六水)가 하(下)에 있고 다음에 이칠화(二七火)가 상대방(相對方)인 상(上)에 응(應)하는 것이다.
 그리고 오십토(五十土)는 수화목금(水火木金)을 단합(團合)하고 있으므로 중앙에 있으면서 사방(四方)을 통합(通合)하게 되는 것이다.
 오십토(五十土)가 중앙에 있고 수화목금(水火木金)이 사방(四方)에 있는 것은 지구상에서 사시(四時)가 있고 동서남북이 있고 상하좌우가 있는 것이니 이것이 모두 자연의 현상인 것이다.
 음양의 본성(本性)은 항상 교합(交合)이 되니 그것은 오토(五土)의 단합한 기운이 있는 까닭으로 음양은 상합(相合)하여 일기(一氣)로 되는 것이다.

(陰陽循環圖)

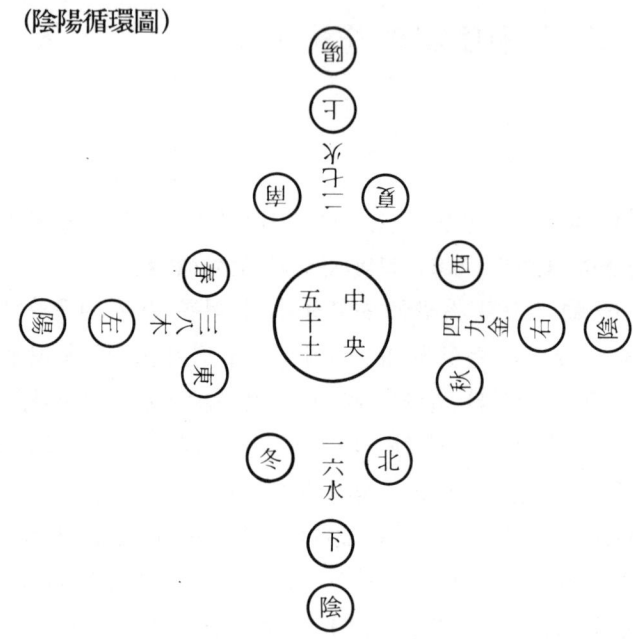

　음수(陰水)는 아래에 있고 양화(陽火)는 위에 있는 것은 음양의 본연(本然)한 위치이지만 음수(陰水)는 위로 올라 양화(陽火)의 위치로 오르고 양화(陽火)는 아래로 내려가 음수(陰水)의 위치로 내리고 하는 것은 교합성(交合性)이다.
　화성(火性)은 염상(炎上)하는 것이므로 양화(陽火)는 상승(上昇)이 본성(本性)이요, 수성(水性)은 윤하(潤下)하는 것이므로 음수(陰水)는 강하(降下)하는 것이 본성인 것이다.
　그러므로 음양의 본성(本性)은 반대성이 되니 이것이 교합이 되면 음수(陰水)는 상(上)에서 다시 내리고 양화(陽火)는 하(下)에서 다시 올라 음수(陰水) 양화(陽火)가 서로 결합이 되므로 혼연 일기(渾然一氣)가 되는 것이다.

　이 단합의 일기(一氣)는 자연의 운동이 있고 자연의 지능(知能)이 있어서 이것을 음양의 신명(神明)이라 하는 것이다.

　이와 같이 수화(水火)가 교합하면 움직이는 생명체가 되고 수화(水火)가 나뉘면 움직임이 없는 죽은 것이 되는 것이다.

　이 수화(水火)의 교합(交合) 대단 일기(大團一氣)로 지구가 동(動)하고 만물이 생생 활동(生生活動)하는 것이니 수화 교합(水火交合)의 일기(一氣)가 분리하면 이 천지는 종식(終息)이 되는 것이다.

　우주의 대기는 이와 같이 생사(生死)가 없지만 사람은 그렇지 못하다. 수화 음양(水火陰陽)의 두 기운이 교합하여 비로소 생(生)이 되고 이 기운이 부실하여 혹은 음수기(陰水氣) 부족으로 혹은 양화기(陽火氣) 부족으로 인하여 조화가 잘못되어 단합의 일기(一氣)가 붕패(崩敗)하면 음양의 분리로 사망하는 것이다.

　그러므로 이러한 음양의 진리를 연구하고 파악하여 나의 몸에 단합된 기를 불손(不損)하면 조직 세포가 불상(不喪)하고 형신(形身)을 영구 보전하는 것이니 『내경(內經)』의 말과 같이 수명 무궁(壽命無窮)하야 여천지종(與天地終)이 된다.

　이것이 바로 국선도의 단리(丹理)가 있게 된 원리다. 사람으로 말미암아 정(精)을 충일(充溢)케 하고 정(精)의 충일(充溢)로 기(氣)가 장(壯)하고 따라서 신(神)이 명(明)한 것이다.

　수화 양기(水火兩氣)가 합실(合實)하면 사람 몸에는 정(精)이 되고 정(精)이 모이는 자리는 인신(人身)의 하(下)인 하단전(下丹田)이 되는 것이다.

　이 하단전을 우리 말로 돌단자리라 한다.

　다음은 사시 순환(四時循環)에 대하여 밝히겠다. 음수중(陰水中)에서 일양(一陽)이 시생(始生)하여 위로 오르면 이때를 동지

(冬至)라 한다.

 일양(一陽)이 점승(漸昇)하여 삼목(三木)에 지(至)하면 양(陽)이 반진(半進)하고 음(陰)이 반퇴(半退)하여 이때는 태양이 지구에 내근(來近)하고 밤과 낮이 평균(平均)하며 기후는 따뜻하다.

 초목(草木)은 물이 오르고 잎이 생기고 꽃이 피고 생장하는 시절이니 이때를 춘(春)이라 한다.

 양이 항승(亢昇)하여 상(上)의 양화위(陽火位)에 가면 양이 승상(昇上)하여 극에 달하니 양이 성(盛)하여 극(極)하므로 태양이 지구에 가장 가깝고 낮이 가장 길며 기후는 몹시 덥다.

 초목이 성장 발달하여 무성하고 내기(內氣)가 밖으로 모두 개설(開泄)이 되는 시절이니 이때를 하(夏)라 한다.

 양승(陽昇)이 극(極)하면 변(變)하여 음(陰)이 생(生)하는 것이다.

 그리고 춘(春) 하(夏)는 양이 용사(用事)하는 시절인 것이다.

 양화(陽火) 중에서 이음(二陰)이 시생(始生)하여 강하(降下)하면 이때를 하지(夏至)라 하고 이음(二陰)이 점차로 내려가 사금(四金)에 지(至)하면 음이 반진(半進)하고 양이 반퇴(半退)한 것이니 이때는 태양이 지구에서 멀어져 가고 밤과 낮이 평균하며 기후는 양냉(涼冷)하다.

 초목은 기강(氣降)하고 풍엽(楓葉)이 떨어지고 열매가 익어가고 수렴(收斂)하는 시절이니 이때를 추(秋)라 한다.

 음이 내림을 다하여 하(下)의 음수위(陰水位)에 가서 음이 강하(降下)하면 극에 달한다.

 음성(陰盛)이 극(極)하면 태양이 지구에서 가장 멀어지고 밤이 길고 낮이 짧으며 기후는 몹시 춥고 초목은 수렴 귀장(收斂歸藏)하여 고목(枯木)같이 되고 외기(外氣)가 내(內)로 모두 폐장(閉藏)이 되는 시절이니 이때를 동(冬)이라 한다.

 이와 같이 음강(陰降)이 극에 달하면 양이 변하여 생(生)하고 양승(陽昇)이 극에 달하면 변하여 음이 생(生)하여 승강(昇降)이 계속하는 것이니 가을과 겨울은 음이 용사(用事)하는 시절인 것이다.

 음양이 한번 오르고 한번 내림이 무시 무종(無始無終)으로 운행하는 것을 음양 순환(陰陽循環)이라 하고 일기(一氣) 단합력(團合力)은 항동성(恒動性)이니 잠시도 쉬지 않고 행동하므로 오행(五行)이라 부르는 것이다.

 그리고 음선 양후(陰先陽後)로 음양이라 한 것은 교합성(交合性)으로 된 단합적(團合的) 일기(一氣)를 표준하여 음재상(陰在上)을 지적한 명사(名詞)인 동시에 음상 양하(陰上陽下)가 교합이요, 양상 음하(陽上陰下)가 분리인 것이다.

 그러므로 국선도의 모든 행공(行功)에 있어 음선 양후(陰先陽後)다.

 들숨(陰) 날숨(陽)의 음덕(陰德)을 취하고 동작도 왼쪽(左陰) 바른쪽(右陽)의 순으로 한다.

 언제나 음선 양후(陰先陽後)다.

 우리 민족은 음양 사상이니 고유의 우리 도(道)에 있어 음양 사상임은 분명한 것이다.

 천지간에 오토(五土)가 단합한 일기(一氣)는 음양이 영구히 분리됨이 없다.

 그러므로 양이 극하면 변하여 음의 세력권이 되고 음이 극하면 양의 세력권에 들게 되어 상호 계속 이어지게 되므로 음양 순환이 멈추지 않는다.

 이 순환을 일년(一年)이라 한다.

 양열자(陽熱者)는 승상(昇上)하고 음한자(陰寒者)는 하강(下

降)하는 것이 음양의 본성(本性)인 것이다.
　음수(陰水) 중에서 일양(一陽)이 생(生)하여 삼목(三木)이 되며 양화위(陽火位)까지 승상(昇上)하는 까닭으로 향전 좌방(向前左方)에 삼목 이화(三木二火)가 양방(陽方)이 되고 양화중(陽火中)에서 삼음(三陰)이 생(生)하여 사금(四金)이 되며 음수위(陰水位)까지 강하(降下)하는 까닭으로 향전 우방(向前右方)에 사금 일수(四金一水)가 음방(陰方)이 된다.
　향전 좌방(向前左方)의 삼양 이음(三陽二陰)을 합(合)하면 오(五)가 되고 향전 우방(向前右方)의 사음 일양(四陰一陽)을 합(合)하면 오(五)이니 좌오(左五)는 생수(生數)요, 우오(右五)는 성수(成數)가 됨을 말한다.
　음양 순환이 한번 오르고 한번 내리는 원리는 그 목적이 일생(一生) 일성(一成)의 생물(生物)을 하기 위한 것이니 음양의 정신은 번식이요 생활 본능이다.
　또 춘하(春夏)는 양중 유음(陽中有陰)이요, 추동(秋冬)은 음중 유양(陰中有陽)이요, 양중 유음(陽中有陰)은 내허 외실(內虛外實)이요, 음중 유양(陰中有陽)은 외허 내실(外虛內實)인 것이다.
　내허 외실(內虛外實)은 내기(內氣)가 외표(外表)로 진발(進發)하여 내허(內虛)하며 화개 발생(花開發生)이 되는 기운이요, 외허 내실(外虛內實)은 외기(外氣)가 내기(內氣)로 수장(收藏)하여 내실(內實)하며 실열 성종(實熱成終)이 되는 기운이다.
　사시(四時)의 음양 순환은 일수 이화(一水二火)의 음양이 오르고 내림으로 만유 생물이 생성하기 위한 것이요, 사람의 한몸도 음양 순환으로 동맥 정맥의 기혈 승강(氣血昇降)으로 생명체를 보양(保養)하기 위함이니 모두 생(生)을 위하여 되는 음양의 자연 법칙이다.

지구상의 사시(四時)는 태양이 황도(黃道)〔천구(天球)〕에 투영된 지구의 공전 궤도면을 행(行)하는 지면에 한열(寒熱)이 생기는 음양 기운(陰陽氣運)이다.

이 사시(四時)가 분명하게 있는 지대는 수화 음양(水火陰陽)이 균조(均調)하여 인물의 생성이 음양의 중성(中性)을 가진 조화체(調和體)로 되고 적도 지대의 상하 지방(常夏地方)과 남극 북극의 빙하 지방(氷河地方)은 사시가 없다.

그러므로 사시가 고르지 못하고 춥고 더운 것이 편성(偏成)이 있고 인물의 특이성이 있어 숨쉬기에 있어서도 열대 지방은 호양(呼陽)을 길게 하고 흡음(吸陰)을 짧게 하고 입으로 내쉬고 코로 마시고 한다든가, 한대 지방은 흡음(吸陰)을 길게 하고 호양(呼陽)을 짧게 하여야 하는 것이 모두 음양이 불균(不均)한 관계이다.

그리고 수화 음양(水火陰陽)이 균조(均調)한 우리 민족은 흡음(吸陰) 호양(呼陽)을 고르게 조식(調息)하고 조식(調息)이 정식(正息)이 되면 음흡(陰吸)을 장(長)하게 하여 축기(蓄氣)하게 되는 것이다.

축기(蓄氣)되면 단열(丹熱)이 생(生)하고, 단열(丹熱)이 생(生)하면 단결(丹結)이 되고, 단결(丹結)이 되면 도태(道胎)가 생(生)하고, 도태(道胎)가 생(生)하면 성(成)하여 도성 덕립(道成德立)이 되는 것이다.

그러므로 추운 지방 사람이 더운 지방으로 오고 더운 지방 사람이 추운 지방으로 가고 하면 모두 수화 음양(水火陰陽)이 고르지 못하여 호흡기 또는 순환계에 발병(發病)이 될 뿐만 아니라 우리도 차가운 방에서 더운 방으로 오고 더운 방에서 갑자기 차가운 방에 들어가면 모두 음양이 고르지 못하여 감기에 걸리고 순환계에 병이 되는 것이다.

제 6 절 음양(陰陽)의 성리(性理)

　음양이 단합(團合)한 일기(一氣)는 오직 생생(生生)하는 기운으로 모두 선(善)이요 악(惡)이 없다.
　음양 오행이 각자의 본능으로 동작이 되어서 서로 조화되고 화합하며 상생 상극(相生相克)이 없다.
　그러나 음양이 분리한 개성은 오행의 선악이 다르고 혹은 상극의 불화(不和)도 있다고 할 수 있다.
　양은 머리가 있고 발이 없으며, 음은 머리가 없고 발이 있으니 음양이 반드시 합한 뒤에 머리와 발이 완전하여 일물(一物)이 되는 것이다.
　머리는 시(始)요 발은 종(終)이니, 양(陽)은 일(一)로 시(始)하고 음은 십(十)으로 종(終)하는 까닭이다.
　그러나 음양은 또한 서로 합하면 뜻도 합하고 사랑이 있고 각각 나뉘면 뜻이 갈리고 서로 대하지 않으므로 원수와 같은 것이다.
　그러므로 이롭고 해롭고, 낳고 죽고, 무성과 쇠퇴가 있고, 세우고 허물고가 있는 것이니, 이것이 수화(水火)의 본성(本性)이다.
　양(陽)은 일(一)이요, 음(陰)은 이(二)다.
　일(一)은 언제나 변하지 않고 일(一)로 장재(長在)하고, 이(二)는 자주 변하여 이(二)로 되는 것이다.
　그러므로 양화(陽火)는 열성(熱性)의 일(一)로 일관(一貫)하여 변(變)이 없고 음수(陰水)는 한(寒)이 본성(本性)이지만 때로는 양(陽)을 종(從)하여 열(熱)로 화하니 수(水)는 한수(寒水)와 열수(熱水)의 둘이 있어 양성(陽性)은 강(剛)하고 음성(陰性)은 유(柔)하다.

수화목금토(水火木金土)의 이(理)가 있으므로 기(氣)가 있고, 기(氣)가 있으므로 물(物)이 있다.

이와 같은 이(理), 기(氣), 물(物)의 세 가지는 음양학의 원리요 원칙이다.

먼저 이기(理氣)가 없는 현실이 없다. 이기(理氣)는 선천(先天)이요, 현실(現實)은 후천(後天)이다.

선천(先天)에 먼저 이러한 이기(理氣)가 있어서 현재의 이러한 물질이 생(生)하였다는 것이다.

1. 수(水)의 성리(性理)

수(水)는 음(陰)이니 중(重)한 액체요, 성(性)은 정(靜)이다. 정(靜)하면 수(水)가 생(生)한다. 고(固)하고 한(寒)하고 강하(降下)하고, 부착(附着)하고, 암흑(暗黑)하고, 수렴 폐장(收斂閉藏)이 모두 수성(水性)이다.

그러나 수(水)의 내부가 명정(明淨)하고 영자(影子)가 비치며 유동하는 것은 수중 일양(水中一陽)의 양성(陽性)이다. 즉 내명외암(內明外暗)이니 이것을 음중 유양(陰中有陽)이라 한다. 엄동 한절(嚴冬寒節)에 빙설(氷雪)은 음(陰)의 고착성(固着性)이요, 수면(水面)에 빙판이 되는 것은 수중 일양(水中一陽)이 있어서 수면만 음한(陰寒)으로 고착(固着)하고 수중(水中)은 양성(陽性)으로 유동한다. 수(水)의 미(味)는 내성(內性)이요, 빛[색(色)]은 외기(外氣)다.

음양적(陰陽的) 맛[미(味)]과 빛깔[색(色)]은 일수(一水)는 일양(一陽)이 재중(在中)이므로 일양(一陽)이 미(味)요, 외수(外水)가 색(色)이다.

수(水)의 함미(鹹味)는 일양성(一陽性)으로 연(軟)하고 생(生)하고, 빛은 음수성(陰水性)으로 음암(陰暗)하고 흑(黑)이니, 음성(陰性)이 폐색(閉塞)한 내리(內裡)의 그늘이다. 일체(一切) 만유(萬有)의 짠맛[함미(鹹味)]은 수성(水性)이요, 그늘의 검은[음흑(陰黑)] 것은 고요에 머물러[지정(止靜)] 있는다.

2. 화(火)의 성리(性理)

화(火)는 양(陽)이니 경(輕)한 기체요, 성(性)은 동(動)이다. 동(動)하면 화(火)가 생(生)한다. 연(軟)하고 열(熱)하고 승상(昇上)하고 비산(飛散)하고 명광(明光)하고 발달 개설(發達開泄)이 모두 화성(火性)이다.

그러나 화(火)의 내부가 흑암(黑暗)하고 무슨 물건에 의지가 없으면 독립할 수 없는 것은 화중 이음(火中二陰)의 음성(陰性)이다.

즉 내음 외명(內陰外明)이니 이것을 양중 유음(陽中有陰)이라 한다. 성하 열후(盛夏熱候)에 개설(開泄)은 양(陽)의 발산성(發散性)이요, 화(火)의 소존물(燒存物)이 견(堅)하고 흑(黑)하고 고(苦)한 것은 화중 이음(火中二陰)의 음질(陰質)이니 소존성(燒存性)은 한(寒)하고 지(止)한다. 미(味)는 내성(內性)이요, 색(色)은 외기(外氣)다. 이화(二火)는 이음(二陰)이 재중(在中)이므로 이음(二陰)이 미(味)요, 외화(外火)가 색(色)이다.

화(火)의 고미(苦味)는 이음성(二陰性)으로 견(堅)하고 사(瀉)하고, 색(色)은 양화성(陽火性)으로 양명(陽明)의 적(赤)이니 양성(陽性)이 개발(開發)한 외표(外表)의 볕이다. 일체 만유의 고미(苦味)는 화성(火性)이요, 양광(陽光)은 행동(行動)한다.

3. 목(木)의 성리(性理)

목(木)은 일(一)이 장(長)하여 삼(三)이 된 것이니 양(陽)이요, 수(水)를 흡승(吸昇)하고 생장 발달하는 것이 성(性)이다. 일삼(一三)이 양(陽)이므로 목질(木質)은 연(軟)하고 온(溫)하고 섬유질(纖維質)이요 경(輕)하다.

그러나 음수(陰水)로 체질(體質)이 된 것이니 내성(內性)은 폐색성(閉塞性)이요 수기(水氣)가 있다. 이것을 양중 유음(陽中有陰)이라 한다. 목(木)은 수(水)에서 생(生)한 까닭으로 목(木)을 수중(水中)에 입(入)하면 부화(腐化)하여 수(水)로 환원(還元)한다. 미(味)는 내성(內性)이요, 색(色)은 외기(外氣)다.

삼목(三木)은 일수(一水)가 재중(在中)이므로 일수(一水)가 미(味)요, 외목(外木)이 색(色)이다. 그러므로 목(木)의 산미(酸味)는 일수음(一水陰)의 흡수성(吸收性)이요, 색(色)은 삼목(三木)의 생장기(生長氣)인 청(靑)이다. 일체(一切)의 산미(酸味)와 청색(靑色)은 목성(木性)이다.

4. 금(金)의 성리(性理)

금(金)은 이화(二火)가 강(降)하여 사금(四金)이 된 것이니 음(陰)이요, 화(火)를 내장(內藏)하고 수렴 견고(收斂堅固)하는 것이 성(性)이다. 이사(二四)가 음(陰)이므로 금질(金質)은 견(堅)하고 냉(冷)하고 금석질(金石質)이요 중(重)하다.

그러나 양화(陽火)로 체기(體氣)가 성(性)한 것이니 내성(內性)이 유통성(流通性)이요, 화기(火氣)가 있다. 이것을 음중 유양(陰中有陽)라 한다. 금(金)은 화(火)에서 성(成)한 까닭으로 금(金)을 화중(火中)에 입(入)하면 기화(氣化)하여 화(火)로 환원(還元)한다. 미(味)는 내성(內性)이요, 색(色)은 외기(外氣)다. 사금(四金)은 이화(二火)가 재중(在中)이므로 이화(二火)가 미(味)요, 외금(外金)이 색(色)이다.

금(金)의 신미(辛味)는 이화양(二火陽)의 발산성(發散性)이요, 색(色)은 사금(四金)의 수렴기(收斂氣)인 백(白)이다. 일체(一切)의 신미(辛味)와 백색(白色)은 금성(金性)이다. 음(陰)이 승발(昇發)하여 출(出)하면 청홍(靑紅)의 기색(氣色)이 외현(外現)하는 것이니, 청(靑)은 발생(發生)의 색(色)이요, 홍(紅)은 진발(盡發)의 색(色)이며, 음(陰)이 수렴(收斂)하여 입(入)하면 기색(氣色)이 내입(內入)하며 백(白)은 무색(無色)의 청량색(淸涼色)이요, 흑(黑)은 진입(盡入)의 사장색(死藏色)이다.

5. 토(土)의 성리(性理)

토(土)는 음(陰)이니 일수(一水), 이화(二火), 삼목(三木) 사금(四金)이 단합한 일괴(一塊)다. 그러므로 지중(至重)한 실체(実體)요 음양이 합실(合實)한 일기(一氣)의 단합체다.

음양이 합실하면 동(動)하는 것이니 오행(五行)으로 생긴 물건은 모두 지상에서 의토 생존(依土生存)하고 모든 오행 소속물(五行所屬物)은 지구의 단합력으로 하여 모두 흡인(吸引)하여 들인다. 오양(五陽)이 중(中)에 재(在)하므로 지중(地中)에 열화(熱火)가 있다. 이것을 음중 유양(陰中有陽)이라 한다.

토(土)가 있음으로 하여 이 천지가 있는 것이니 우주 만유가 오토(五土)의 진실을 득(得)하여 생(生)을 보전(保全)한다. 미(味)는 내성(內性)이요 색(色)은 외기(外氣)다. 오토(五土)는 오양(五陽)이 재중(在中)이므로 오양(五陽)이 미(味)요, 외토(外土)가 색(色)이다.

그러므로 토(土)의 감미(甘味)는 오양(五陽)의 평화(平和)인 보기성(補氣性)이요, 색(色)은 음토(陰土)의 중화색(中和色)인 황(黃)이다. 일체 만유의 감미(甘味)와 황색(黃色)은 토성(土性)이다.

그러므로 실(實)은 누렇게 황금색(黃金色)이요, 맛은 달기 때문에 만 동물(萬動物)이 먹는 것이다. 음중 유양(陰中有陽)하고 양중 유음(陽中有陰)하여 음양이 호근(互根)하고 상배(相配)하고 상대(相對)하는 것이니 음양은 상대 배합(相對配合)이 된 연후에 생물(生物)이 되고 성사(成事)가 되는 까닭이다.

이와 같이 음양은 단합(團合)이 본성(本性)이니 이 단합의 일기(一氣)는 즉 오토(五土)의 진실이라, 오토(五土)는 성(性)이 진(眞)이요, 동(動)이요, 성(誠)이요, 신(信)이요, 중(中)이 균(均)이요, 완(完)이요, 전(全)이요, 항(恒)이요, 구(久)요, 영불리(永不離)요, 영생(永生)이라.

그러므로 국선도를 성심 성의로 진실하게 영구히 행공하면 생성의 원리요, 자연이요, 진리요, 생명이요, 성실이요, 실존이요, 존재요, 결과요, 과학인 동시에 영생(永生)인 것이며 실체(實體)인 것이다. 불행(不行)하면 사(死)요, 멸(滅)이요, 산(散)이요, 비(飛)요, 망(亡)인 것이 단리(丹理)다.

6. 결론
 (1) 수중(水中)의 일양(一陽)은 생장(生長)의 양(陽)이니

지선(至善)한 선종(善種)이다. 성(性)이 부드럽고〔연(軟)〕, 뜻이 있고〔유정(有情)〕, 밝고〔명랑(明朗)〕, 맛〔미(味)〕은 짜다〔함(鹹)〕.

(2) 화중(火中)의 이음(二陰)은 살멸(殺滅)의 음(陰)이니 지악(至惡)한 악성(惡性)이다. 성(性)이 굳세고〔견(堅)〕, 뜻이 없고〔무정(無情)〕, 어둡고〔암흑(暗黑)〕, 맛〔미(味)〕은 쓰다〔고(苦)〕.

(3) 수중(水中)의 음수(陰水)는 생(生)하는 질(質)〔생질(生質)〕의 음(陰)이니 성(性)이 닫으며〔폐색(閉塞)〕, 흡수(吸收)하고, 일양(一陽)의 생기(生氣)가 있고, 맛〔미(味)〕은 시다〔산(酸)〕.

(4) 금중(金中)의 양화(陽火)는 행기(行氣)의 양(陽)이니 성(性)이 발산(發散)하고, 유통(流通)하고, 이음(二陰)의 살기(殺氣)가 있고, 맛〔미(味)〕은 맵다〔신(辛)〕.

(5) 토중(土中)의 양성(陽性)은 음양(陰陽)이 합실한 양(陽)이니 유선 무악(有善無惡)하고 화악 위선(化惡爲善)하고 화독 무독(化毒無毒)하는 중화성(中和性)이 있고 양지 양능(良知良能)이요, 신성(神性)이 있고 맛〔미(味)〕은 달며〔감(甘)〕 생(生)하여 유(有)한 것을 선(善)이라 하고 멸(滅)하여 무(無)한 것을 악(惡)이라 한다.

심리상(心理上)의 오성(五性)으로서 수화목금토(水火木金土)는 지예인의신(智禮仁義信)이 되고 이것을 심리상의 오성(五性)

이라 한다. 우리나라의 선인(仙人)은 본래부터 심리상 오성(五性)이 유(有)한 관계로 동방지 예의지국(東方地禮儀之國)이라 호칭하였던 것이다.

다음으로 오운(五運)과 육기(六氣)의 운기 행공(運氣行功)인 통기법(通氣法)의 원리적인 문제를 다루겠거니와 음양 학문(陰陽學問)은 동방인(東方人)은 누구나 알고 있으므로 청산은 음양 관계를 다소 밝히고 이해에 접근하기 바랄 뿐이며 국선도 수련자는 행공하면 되는 것이다.
왜냐하면 음양을 알고 보고 깨달았다 하여 선인(仙人)이 되는 것이 아니고 직접 수련하여 체득하여야 되기 때문이다. 마치 직접 농사를 짓지 않고 농사짓는 법을 정확히 안다 해도 직접 농사짓지 않으면 가을에 거두어 들일 것이 없는 것과 같이 국선도 수련은 직접 수련하면 체득이 있을 뿐이다.
그러므로 간단히 설명을 하였을 뿐이며 청산도 영구히 국선도를 수련하고 있을 뿐이다. 묘경(妙境)의 선단(仙丹)을 한낱 말이나 글로 완전히 밝히기는 극난(極難)한 것이다. 말로나 글 속에서 선인(仙人)이 출(出)하는 것이 아니요, 실행만이 있을 따름이로다.

제 7 절 음양(陰陽)과 인체(人體)

　이기사물(理氣事物)은 음양(陰陽)의 원리(原理)요 원칙(原則)이다. 음양(陰陽)의 이(理)가 있으므로 음양(陰陽)의 기(氣)가 있고, 기(氣)가 있어 음양(陰陽)의 사(事)가 있고, 사(事)가 있어 음양(陰陽)의 물(物)이 있는 것이다.
　그 물(物) 가운데 인물(人物)은 천지만유중(天地萬有中)에 음양오행(陰陽五行)의 전체적(全體的) 우수한 정기(精氣)를 온전히 받아서 태어났으므로 지혜가 있고 선악(善惡)을 분별하고 원만한 성리(性理)가 있어 전지전능(全知全能)의 자격을 갖추고 있다.
　따라서 신체(身體)의 장부(臟腑)와 생리조직(生理組織)도 음양일기(陰陽一氣)의 생리(生理)로 되어서 장부에서 음양(陰陽)의 생리동정(生理動靜)을 관찰(觀察)할 수 있게 되는 것이다.
　제하삼촌(臍下三寸)이 하(下)의 일육수(一六水) 위치가 되고 흉강(胸腔)이 상(上)의 이칠화(二七火) 위치가 되고, 좌(左)는 사구금(四九金) 위치가 되고 우(右)는 삼팔목(三八木) 위치가 구미혈하(鳩尾穴下) 중앙부(中央部)가 된다. 오십토(五十土) 위치다.
　장부(臟腑)에 있어 일육수(一六水)는 신장(腎臟)과 방광부(膀胱腑)가 되고, 이칠화(二七火)는 심장(心臟)과 소장부(小腸腑)가 되고, 삼팔목(三八木)은 간장(肝腸)과 담부(膽腑)가 되고, 사구금(四九金)은 폐장(肺臟)과 대장부(大腸腑)가 되고, 오십토

(五十土)는 비장(脾臟)과 위부(胃腑)가 된다.

신, 심, 간, 폐, 비(腎, 心, 肝, 肺, 脾)는 오장(五臟)이요, 방광(膀胱), 소장(小腸), 담(膽), 대장(大腸), 위(胃)는 오부(五腑)다.

장(臟)은 오행(五行)의 성리(性理)를 장(藏)하고 오행(五行)의 성리(性理)로 생리작용(生理作用)이 된다는 뜻이요, 부(腑)는 물질(物質)을 보관(保管)하고 출납(出納)하는 부고(府庫)의 뜻이다.

음(陰)은 장(臟)이요 양(陽)은 부(腑)이니 장부음양(臟腑陰陽)이 화동(和同)하여 기혈(氣血)을 생성(生成)한다. 부(腑)에는 기혈(氣血)의 순환작용을 행(行)하는 삼초(三焦)와 심포락(心包絡)이 있으니 오장칠부(五臟七腑)가 된다.

오운(五運)과 육기(六氣)에 맞추어 오장육부(五臟六腑)라 하나 이는 맞지않는 비현실론(非現實論)이다.

하(下)는 신수(腎水)에 속하고 상(上)은 심화(心火)에 속하고, 우(右)는 간목(肝木)에 속하고, 좌(左)는 폐금(肺金)에 속하고, 중앙(中央)은 비토(脾土)에 속한다.

간(肝)은 우(右)로 수승(水昇)하고, 폐(肺)는 좌(左)로 화강(火降)하니, 간혈(肝血)은 우방(右方)의 정맥(靜脈)을 통(通)하여 심장(心臟)의 우심방(右心房)으로 입(入)하고, 폐기(肺氣)는 좌방(左方)의 동맥(動脈)을 통(通)하여 심장(心臟)의 좌심실(左心室)로 출(出)한다.

신장(腎臟)은 음극(陰極)하고, 양생(陽生)하는 수장(水臟)이요, 심장(心臟)은 양극(陽極)하고 음생(陰生)하는 화장(火臟)이다.

상피조직(上皮組織)은 금성(金性)이요, 근육조직(筋肉組織)은 목성(木性)이요, 혈관조직(血管組織)은 수성(水性)이요, 신경조직(神經組織)은 화성(火性)이요, 결체조직(結締組織)은 토성(土性)이다.

이와같은 오조직(五組織)이 합체(合體)하여 일개(一個) 기관(器官)이 되고, 다수(多數)한 기관(器官)이 합체(合體)하여 일개(一個)의 신형(身形)을 형성(形成)한다.

일신(一身)은 원기(元氣)가 있다. 원기(元氣)는 수화목금토(水火木金土)가 단합한 일기(一氣)이니, 이것을 약(略)해서 말하면, 단지 수화(水火)가 결합한 기운(氣運)이다.

수(水)는 혈수(血水)요, 화(火)는 온기(溫氣)이니, 수화(水火)가 합실(合實)하면 동력(動力)이 생(生)하는 것이니 이 동력(動力)이 원기(元氣)다.

화(火)는 체내(體內)의 생물전기(生物電氣)라 해도 무방하다. 전기(電氣)는 체내(體內)에 그득하여 겉과 속, 안과 밖을 통하고, 경락(經絡)의 감응(感應)작용이 되는 것이다.

동양학(東洋學)은 상고성진(上古聖眞)의 고도(高度)로 발원(發遠)된 정신(精神)의 지혜자(智慧者)가 창시(創始)한 학문(學問)이다.

상고(上古)는 유불(儒佛)이 없고 오직 선도(仙道)[국선도(國仙道)]만이 있을 때다.

그러므로 동양(東洋)의 모든 학문(學問)의 문구(文句)가 국선도의 단학(丹學) 문구(文句)가 종종 있으며, 내경(內經)에도 국선도의 문구(文句)가 많은 것이다.

국선도는 각병연년(却病延年)하고 총명지혜(聰明智慧)하는 인간위생(人間衛生)의 최대학문(最大學問)이며 궁극(窮極)에 가서는 장생(長生)의 공(功)을 얻는다.

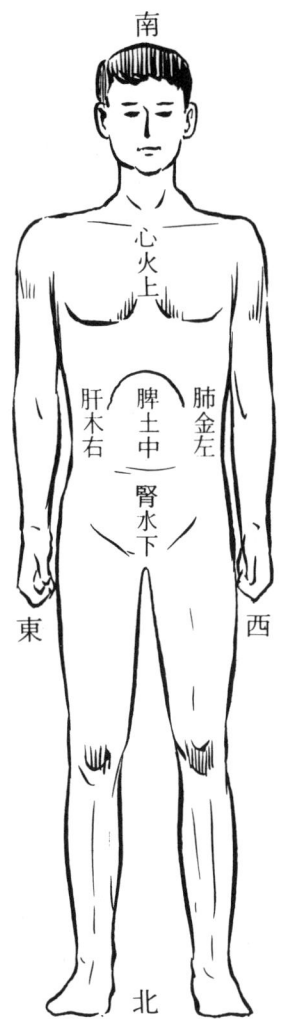

제 8 절 국선도와 운기(運氣)

운기(運氣)란 오운(五運)과 육기(六氣)를 말하는 것으로서 오운(五運)은 춘목(春木), 하화(夏火), 장하토(長夏土), 추금(秋金), 동수(冬水)는 천시(天時)의 오행(五行)이니 이것을 오운(五運)이라 한다.

오운(五運)은 천기(天氣)다. 무릇 지구에서 생존하는 모든 생물은 이 천기 오운(天氣五運)을 수(隨)하여 변동한다. 변동하는 순서는 지하(地下)로부터 시(始)하여 식물의 근주(根株)가 선감(先感)하고 다음으로 기후(氣候)를 수(隨)하여 식물의 개화 결실(開花結實)을 표준(標準)하는 것이 지기(地氣)이니 지기(地氣)는 육기(六氣)로 분(分)한다.

육기(六氣)는 궐음 풍목(厥陰風木), 소음 군화(少陰君火), 태음 습토(太陰濕土), 소양 상화(少陽相火), 양명 조금(陽明燥金), 태양 한수(太陽寒水)이다. 먼저 오운(五運)에 대하여 오행의 원리를 전 절(前節)에서 설명하였으므로 간단히 풀이한다.

1. 오운(五運)
(1) 춘목(春木) = 분발(奮發)하는 의기(意氣)로서 용력 용출(勇力湧出)하는 것을 생(生)하는 상태로서 양(陽)의 활동을 시작하는 것이 목기 활동(木氣活動)이다. 목기(木氣)는 수(水)를 득(得)하여 생장(生長)하므로 수생목(水生木)이라 하고 절기(節氣)로는 춘(春)의 기(氣)다. 그러므로 춘목(春木)이라 한다.

(2) 하화(夏火) = 목기(木氣)에서 분열(分裂)하기 시작하는 때가 이르게 되면 그것은 화기(火氣)에 속하며 분산(分散)을 위주로 하는 기운의 작용이며 목(木)에 근(根)을 두고 나타난다. 화(火)는 무엇에 의지하지 않고는 존재할 수 없는 까닭이다. 목근생화(木根生火)하므로 목생화(木生火)라 하며 노쇠(老衰)의 바탕이다. 절기로는 하(夏)가 되므로 하화(夏火)라 한다.

(3) 장하토(長夏土) = 금(金)의 견렴(堅斂)과 화(火)의 분열상쟁(分裂相爭)을 막는 토(土)로서 절대 중화지기(絶對中和之氣)며 생장 발전(生長發展)의 편(便)도 아니고 수장(收藏)인 멸수(滅遂)의 편(便)도 아니며 정적(靜的)인 음작용(陰作用)도 동적(動的)인 양작용(陽作用)도 아닌 중기(中氣)다. 토(土)란 화기(火氣)가 무한 분열(無限分裂)할 때 자생(自生)하는 기운이므로 화생토(火生土)라 하고 절기로는 하(夏)와 추(秋)의 중(中)이다. 그러므로 장하토(長夏土)라 하는 것이다.

(4) 추금(秋金) = 성질은 견렴(堅斂)을 위주로 하는 기(氣)며 금기(金氣)는 표면을 견변(堅變)하면서 양(陽)을 포용(包容)하는 역할을 하는 기(氣)로서 토기(土氣)로부터 생(生)하므로 토생금(土生金)이라 하고 절기로는 추(秋)의 기(氣)다. 그러므로 추금(秋金)이라 한다.

(5) 동수(冬水) = 응고(凝固)가 심(甚)하여 용력(湧力)을 잠장(潛藏)하고 뜻을 이루어 내지 못하고 목기(木氣)에서 생(生)하기 때문에 수생목(水生木)이며 수기(水氣)는 목(木)의 모체(母體)인 동시에 유(有)의 기본이며 형상계(形象界)의 모체도 된

다. 절기로는 동(冬)의 기(氣)라. 그러므로 동수(冬水)라 하는 것이다.

  이와 같이 천기(天氣)의 운행을 해(解)한 것이 오운(五運)이며 오행(五行)의 원리인 것이다. 다음으로 육기(六氣)에 대하여 간단히 풀이 한다.

  2. 육기(六氣)

  (1) 육기(六氣)는 지상 생물이 천기(天氣)를 수(隨)하여 동화(同化)하는 6차 변동(六次變動)이니 이것을 지기(地氣)라 하고 지기(地氣)는 또 형질(形質)의 생성을 6개로 분(分)한 명칭이 되기도 한다.

  예컨대 천기의 춘목(春木)이 운행하면 지상 식물은 지하 근저(地下根底)에서 생의(生意)가 감발(感發)하여 생명의 문이 개(開)한다. 지하는 순음(純陰)의 음수(陰水)이니 음중(陰中)에서 생의(生意)가 발(發)하는 것은 일양(一陽)이 생(生)하여 온(溫)하게 되는 까닭이다.

  온(溫)한 화성(火性)이 생(生)하면 정(靜)으로부터 동(動)이 시(始)하여 수승(水昇)과 맹동(萌動)의 생의(生意)가 생기며 지상의 기후는 풍동(風動)이 기(起)한다. 풍(風)은 화성(火性)의 발동하는 기운이다.

  (2) 음한하(陰寒下)에서 온양(溫陽)이 생(生)하여 승(昇)하면 음상 양하(陰上陽下)의 기후가 된다. 음상 양하(陰上陽下)는 천지 교태(天地交泰)이니 교태(交泰)는 천지 음양(天地陰陽)의 기교 상합(氣交相合)이 되는 대기(大氣)의 음양 교합(陰陽交合)이다.

생물의 시초는 음양의 기교(氣交)로부터 생(生)케 되는 것이니 이것이 음양의 원리다. 이제 대기의 음양이 상교(相交)되면 대기 중에서 생존하는 모든 생물은 발생의 뜻이 맹동(萌動)하여 모두 음양의 기교 계절(氣交季節)이 된다. 식물은 대개가 개화(開花)로 음양이 상접(相接)하고 동물은 보통 체교(體交)로써 음양이 상합(相合)한다. 음양의 기교(氣交)는 생식의 원리이니 기교로부터 생물이 된다.

그러므로 모든 생물이 처음 배태(胚胎)할 때는 양정(兩精)이 융합(融合)하여 한 개의 합실한 정신기관(精神器官)이 먼저 성립한다.

그리고 음양이 상교(相交)하여 양기(陽氣)가 상반(相半)하면 불한 불열(不寒不熱)의 온화(溫和)한 기운이 된다.

(3) 음양 이기(陰陽二氣)가 상교 상반(相交相半)하면 수(水)는 화열(火熱)을 받아서 수화(水火)의 증기(蒸氣)가 성(成)한다. 이것을 습(濕)이라 하고 습(濕)은 중기(中氣)의 토성(土性)이다. 음양이 화합하면 윤습(潤濕)이 생(生)하는 것이니 윤습(潤濕)은 생장(生長)의 본기(本氣)다.

이것이 중기(中氣)가 되는 자연의 현상이므로 국선도에서 수련초(修煉初)의 정각도(正覺道)는 중기(中氣)를 행공(行功)의 초공(初功)을 삼는 것이 천리(天理)에 순응함인 것임을 알아야 한다.

(4) 음양(陰陽)의 기교(氣交)가 일과(一過)하면 생물은 생장(生長)이 양성(陽盛)으로 활발 발달(活潑發達)하는 것이니 양성(陽盛)하면 열성(熱盛)하여진다.

열(熱)은 생장(生長)의 기운이다. 그러나 열(熱)과 상배(相

配)되는 음수(陰水)가 있어서 윤습(潤濕)이 계속하여야 생장이 완수(完遂)한다.

(5) 열성(熱盛)이 극(極)하면 전부 마르므로 조기(燥氣)가 되고 음(陰)의 내성(內性)이 시(始)한다. 조(燥)한 것은 수기(水氣)가 부족한 현상이니 수기(水氣)가 부족하면 생장(生長)이 정지한다.

(6) 음양(陰陽)의 원리는 성쇠(盛衰)가 있다. 열성(熱盛)하면 양(陽)이 점점 쇠퇴하고 음한(陰寒)이 생(生)하면 양승(陽昇)이 정지하고 도리어 기강(氣降)이 되며 음(陰)의 일색(一色)으로 되어진다.

이때는 생물의 형체가 견실(堅實)하여지고 음한(陰寒)이 태성(太盛)하면 양열(陽熱)이 내복(內伏)하여 내존(內存)하고 외부에 발동(發動)을 못한다. 양(陽)이 체내(體內)에 장존(藏存)하고 음(陰)의 외형(外形)이 양(陽)을 보호하여 영구불변의 고정(固靜)한 형체로 완성하는 것이 성물(成物)의 종(終)이다. 이상은 육기(六氣)의 시종(始終)이다.

모든 생물의 생성 과정이 이 동안에 이러한 음양의 경로적 순서(經路的 順序)이니 춘하추동(春夏秋冬)의 사시(四時)는 이 과정을 밟는 시간이요, 풍난습열조한(風暖濕熱燥寒)의 육기(六氣)는 이 과정으로 되어 가는 기후의 변동이다.

그러므로 국선도에는 이러한 원리로 통기법(通氣法)에서 오운육기(五運六氣)의 작용을 직접 행공(行功)으로써 체내(體內)로부터 전신 기혈(全身氣穴)을 유통시키어 자연행(自然行)으로 자연의 대기(大氣)를 타고저 하므로 대기 대승(大氣大乘)하는 것이 선인(仸人, 仙人)인 것이다. 다음으로 육기(六氣)를 순서적으로 설(說)코자 하니 잠심(潛心)하여 연구하기 바란다.

3. 육기(六氣)의 순서
(1) 궐음 풍목(厥陰風木)

궐음(厥陰)은 지음(至陰)이라는 뜻이니 지하 최저(地下最低)를 지음이라 한다. 육기(六氣)를 지기(地氣)라 하는 것은 지하 지상(地下地上)의 기운과 형체 내외(形體內外)의 음양을 주(主)하는 까닭으로 유형(有形)한 음체(陰體)를 표준(標準)한 것이다.

동지 자반(冬至子半)에 일양(一陽)이 생(生)한 후 약 30일을 전후하여 천시(天時)는 춘목(春木)의 운(運)이 들고 지하의 궐음(厥陰)은 지음중(至陰中)에서 온기(溫氣)가 생(生)하여 생의(生意)가 맹동(萌動)한다. 초목(草木)의 근주(根株)는 지하에서 수승(水昇)이 시작(始作)하려 하고 지상 기후(地上氣候)는 풍동(風動)이 시(始)한다.

풍(風)은 목성(木性)이요 상화(相火)의 생발(生發)하는 기운이며 또 모든 생물이 음정(陰靜) 중에서 진동 발작(振動發作)하는 것이 된다. 기후는 동말 초춘(冬末初春)이요 인신(人身)은 장(腸)의 지음(至陰) [하단전(下丹田)]중에서 상화(相火)가 승발(昇發)하는 것이다.

그러므로 궐음(厥陰)을 풍목(風木)이라 한다. 궐음(厥陰)은 이음(裏陰)의 표양(表陽)으로 나오는 초기(初氣)의 명칭이다.

(2) 소음 군화(小陰君火)

소음(小陰)은 상화(相火)가 초승(稍昇)한 지중(地中)이니 초목(草木)은 근주(根株)에서 완전한 생의(生意)가 발(發)하여 수승(水昇)이 된다. 이때는 대기(大氣)의 음양이 교태(交泰)되는 시절이다.

　모든 생물이 기교(氣交)중에서 생발(生發)하여 초목은 화개(花開)로 음양이 상접(相接)하고 조수(鳥獸)는 자웅(雌雄)이 체교(體交)로 상화(相和)하여 생식(生殖)하는 계절이다. 지상의 기후는 음양이 상반(相半)하여 불한 불열(不寒不熱)하고 온화 일난(溫和日暖)하다.

　군화(君火)는 수화 음양(水火陰陽)이 합실하여 동식(動識)의 신성(神性)을 가진 명칭이다. 일체 생물은 이 군화(君火)의 정신이 있어 생장(生長)한다. 군화(君火)는 음양의 교태(交泰)로 성립하는 생리(生理)이니 이것을 수화 교제(水火交濟)라 하고 생물체는 이 군화(君火)의 기관(器官)들이 먼저 성립하며 일신(一身)의 중심 기관(中心機關)이 된다. 대기(大氣)는 대기의 군화(君火)가 있고 동물은 동물의 군화(君火)가 있다.

　군화(君火)는 대기 음양(大氣陰陽)에서 천지 교태(天地交泰)의 음양 상합(陰陽相合)으로 되는 기후이니 음양이 상반(相半)하여 불한 불열(不寒不熱)하고 온화(溫和)하다. 군화(君火)는 간지 음양(干支陰陽)에서 자오(子午)를 가진 성리(性理)이니 자오(子午)는 곧 수화(水火)가 된다. 수화(水火)의 합실한 동식(動識)이 곧 군화(君火)다.

　(3) 태음 습토(太陰濕土)
　음양(陰陽)이 교태(交泰)하여 수화(水火)가 상반(相半)하면 습(濕)이 생한다. 습(濕)은 수화 교합(水火交合)으로 생(生)하는 윤습(潤濕)한 기운이다.

　태음(太陰)은 지면(地面)이니 천지 교태(天地交泰)가 되면 지상(地上)의 기후는 동음(冬陰)의 한빙(寒氷)이 진해(盡解)하고 지면(地面)이 윤습(潤濕)하며 지중(地中)의 생물은 윤습(潤濕)이 충만하여 생장(生長)한다.

윤습(潤濕)은 생장(生長)의 기운이다. 그러므로 소음(小陰) 다음에 제3차로 태음(太陰)과 습토(濕土)가 된다. 습(濕)은 중기(中氣)의 토(土)다. 만유 생물이 토기(土氣)를 득(得)하여 생성한다. 그러므로 천시(天時)의 오운(五運)은 장하 유월(長夏六月)이 습토(濕土)가 되어서 하추(夏秋)의 중간 기후(中間氣候)가 된다. 유월이 수습(水濕)이 많고 장마철이 되는 것이 습토(濕土)의 천후(天候)이기 때문이다.

지기(地氣)의 육기(六氣)는 지(地)의 형질(形質)이니 지(地)의 습토(濕土)는 동춘간(冬春間)을 차지하고, 신(新)과 구(舊)를 상계(相繼)한다. 그리고 해빙기(解氷期)에 지중(地中)이 수습(水濕)한 것이 습토(濕土)의 지기(地氣) 때문이다.

(4) 소양 상화(少陽相火)

양(陽)이 점장(漸長)하여 지상(地上)에 올라서 성(盛)하면 초목의 생장이 무성(茂盛)한다. 무성은 열화(熱火)의 기운이다. 소양(少陽)은 지상(地上)의 초(初)이니 이때에 지상 기후(地上氣候)는 열화(熱火)가 성(盛)하고 서(暑)의 기후로 된다. 초목은 무성하고 일체 만유가 개설(開泄)과 발신(發伸)이 된다.

그러므로 소양(少陽)이 제4차로 되고 기(氣)는 상화(相火)다. 상화(相火)는 열(熱)을 발(發)하는 화(火)이다.

소양(少陽)은 지상 지하(地上地下)의 중간이요 반상 반하(半上半下)의 위치가 된다. 열(熱)과 서(暑)는 동일한 기운이고 이기(二氣)가 아니다.

(5) 양명 조금(陽明燥金)

양(陽)이 지상(地上)을 올라와서 초구(稍久)하면 양열(陽熱)이 항극(亢極)하여 노염(老炎)이 된다. 제5차의 지기(地氣)는 지하(地下)로부터 승상(昇上)한 양의 양화(陽火)와 지상 양계(地上陽界)의 양화(陽火)가 양상 합세(兩相合勢)하여 양양(兩陽)이 합명(合明)한 까닭으로 양명(陽明)이라 명칭하고 지상 기후(地上氣候)는 양양(兩陽)의 염열(炎熱)로 조(燥)하여지고 또 양진(陽進)이 상(上)에서 항극(亢極)하면 내부의 이하(裏下)는 음기(陰氣)가 생(生)한다.

이것은 음양 변화의 원리다. 음기(陰氣)가 생하면 내질(內質)이 견고하고 양(涼)하여진다. 이때는 초추(初秋)의 기후이니 외기(外氣)는 조(燥)하고 내부는 음량(陰涼)하여 초목은 생장이 정지하고 내질(內質)이 견고하며 성실(成實)이 장차 완숙(完熟)하여진다.

그러므로 양명(陽明)이요 조금(燥金)이라 한다. 하말 초추(夏末初秋)의 삼복(三伏)이라는 계절이 있으니 삼복은 양금이 내부에 복(伏)하여 온다는 것을 알리는 명칭이다.

(6) 태양 한수(太陽寒水)

내부의 양금(涼金)은 날로 성(盛)하고 외부의 양화(陽火)는 날로 쇠(衰)하여 양(陽)이 다시 전진(前進)하지 못하고 반하(反下)하여 속으로 든다. 이때의 천시(天時)는 음한(陰寒)하고 초목은 양성(陽性)이 귀근(歸根)하고 낙엽이 되고 한수(寒水)의 정(靜)이 된다. 이 기간을 동면(冬眠)이라 한다.

그러므로 태양이요 한수(寒水)라 한다. 태양의 명칭은 양(陽)이 상지상(上之上)에 있고 표지표(表之表)에 있는 것을 상징하여 태양이라 한 것이니 이는 피표(皮表)의 뜻이다. 1년의 음양은 육기(六氣)로써 종(終)한다.

　육기(六氣)는 삼음 삼양(三陰三陽)의 합칭(合稱)이요, 삼음삼양(三陰三陽)은 상중하 삼재(三才)의 원리다. 육기(六氣)는 지기(地氣)의 정상적(正常的) 음양이다. 국선도 선법 수련(國仚道仙法修煉)은 사시(四時)를 순응하여 자연을 따라 진실하게 실행(実行)으로 행공하면 성공이요, 부족이 있으면 선법(仙法)이 아니다. 　그러므로 천지인(天地人) 합일로 조화 선경(造化仙境)의 경지를 체득하면 선인(仙人)이 되며 공중의 진(眞)과 진중(眞中)의 공(空)이 합실하여 양기(兩氣)가 상합(相合)하면 진실(眞實)이요, 공진(空眞)이요, 진기(眞氣)요, 기류(氣流)요, 유수(流水)요, 수평(水平)이요, 평화(平和)요, 화락(和樂)이요, 낙원(樂園)이요, 만유 일기(萬有一氣)에서 생성하니 일화 통일(一和統一)이 있을 뿐이다.

乃恕完禮　空眞我曉
내 가 완 례　공 진 아 효

＃ 제 4 장   국선도의 윤리 도덕

제1절 국선도 윤리 도덕의 성격
제2절 아생 의식(我生衣食)
제3절 선(善)과 악(惡)
제4절 역천(逆天)의 사망(死亡)
제5절 성품(性品)과 식사(食事)

국선도 수도는 그 목적이 극치적인 체력과 정신력을 얻어 전인적(全人的)인 인간으로서 하나의 유능한 국민이 되는 데 있다.

그러므로 단법 수련(丹法修煉)과 아울러 정신적 수련을 위한 윤리 도덕(倫理道德)을 실천해야 하는 것이다.

이 윤리 도덕은 비록 글자로는 많지 않으나, 일화 통일(一和統一)로 벼리(綱)를 삼고〔일화 통일이란 우주 만물을 개전 일여관(個全一如觀)으로 보며 위로 선조를 아래로 자손을 사방으로 형제를 보며 또한 천지 만물을 대소차(大小差)를 두지 않고 하나로 통일된 길로 화합하여 가는 것을 말함이다.〕윤리와 도덕을 수련과 생활에 아울러 적용할 수 있는 것이다.

수도자는 이 법을 엄수하여야 한다. 만일 그 정신에서 벗어나 생각하고 말하고 행동을 할 때는 자신의 건강은 물론이려니와 결코 심오한 경지에 도달하는 국선도 수도도 성취될 수 없다는 사실을 깊이 명심하기 바란다.

1. 존재와 당위(當爲)

인간의 사상은 대개 존재의 원리에서 당위의 원리가 나온다. 윤리 도덕에 대한 사상도 역시 그러하다. 국선도에서는 인간이라는 존재를 우주의 일부분으로 본다. 만유 일체설(萬有一體說)이다.

자연계를 하나의 대우주로 본다면 인간은 하나의 소우주로 볼 수 있으니, 그러한 존재로서의 인간은 '어떻게 살아야 하며 어떠한 일을 해야 할까?' 하는 당위 문제가 제기된다.

당위란 인간은 꼭 그렇게 해야 한다, 또는 반드시 해야 하는 마땅한 조건을 말하는 것이 당위라고 하는 것이다.

인간은 자연의 일부분이니, 자연의 생성 원리를 따라 그 원리에 부합되도록 살아야 한다는 것이 당위의 태도인 것이다.

자연계가 단리(丹理)의 자연 원리로 생성한다고 하였으니, 인간도 그 국선도의 자연 단리법(自然丹理法)에 부합되도록 생활해야 한다는 결론을 내리지 않을 수 없는 것이다. 이것이 생(生)에 대한 당위가 된다.

2. 당위의 제2문제

인간은 자연적인 소우주와 같은 존재라고 했다. 그러므로 자연적 원리에 순응해야 한다고 했다.

그러나 우리에게는 또 다른 당위 문제가 남아 있다. 인간은 자연적인 존재인 동시에 사회적인 존재이다.

그러므로 사회적 존재로서의 당위가 더 첨가되어야 인간된 도리를 다하게 되는 것이다.

이 존재와 당위의 원리도 우주와 인간과의 원리와 동일하다. 개체(個體)인 인간은 전체(全體)인 우주와 조화를 가져야 한다.

개체인 민(民)은 전체인 국(國)과 조화를 이루고 나아가 전인류가 조화가 되야 한다.

전자는 생명의 도(道)요, 후자는 생활의 도(道)인 것이다. 인간이 지켜야 할 모든 윤리 도덕에 대한 규범은 개인의 옥실(玉室; 가족)에 대한 규범, 개인의 사회에 대한 규범, 개인의 국(國)에 대한 규범들이며 사회의 생활 원리로서 우주의 생성 원리와 더불어 인간이 해야 할 전체적인 당위인 것이다.

3. 당위의 제3문제

이상에서 인간은 자연적 입장에서 자연적 존재로 보아 거기 부합되는 당위성을 말하였고, 다음으로 윤리 도덕적 입장에서 사회적 존재로 보아 거기 부합되는 당위성을 말하였다.

그러나 인간은 묘한 심리적(心理的)인 존재임을 하나 더 지적하지 않을 수 없다.

이 심리적인 작용은 넓게 말하면 이상의 두 문제와 관련이 없음은 아니나 세밀히 따지면 심리의 작용은 인간의 생리 문제와 윤리 도덕 문제에 깊은 관계가 있는 것이다.

인간의 심리 자세가 올바로 작용되어야 천도(天道)에 맞고 인도(人道)에 맞는다.

따라서 심리 또는 정신이 흐트러지면 천도(天道)와 지도(地道)에 맞지 않아 질병이 발생하고 생명에 위축이 오며 인도(人道)에도 맞지 않아 생활에도 위축이 오게 되는 것이다.

그러므로 인간은 자연적 존재인 동시에 사회적 존재이며 또한 심리적 존재로서의 당위성을 생각하고 생활하지 않을 수 없다. 요약하면 심리적 존재로서의 당위는 곧 정기신(精氣神)의 조화에 있다.

정기신(精氣神)이 잘 조화하면 자연의 원리에 합치(合致)되고 윤리 도덕에도 합리(合理)될 수 있는 정신적 자세가 확립되는 것이다.

앞으로 특히 정기신(精氣神) 조화를 위한 심리적으로 지켜야 할 규범들을 명시할 것이다.

제1절 국선도 윤리 도덕의 성격

국선도에서 말하는 윤리는 삼강 오륜과 같은 좁은 범위의 인류 관계에 국한한 윤리 도덕이 아니라 현실적, 윤리적, 도덕적, 심리적인 전반에 걸쳐 전인적인 요청에 부응할 수 있는 당위 규범인 것이다.

다시 말하면 국선도의 일강(一綱), 육윤리(六倫理), 오도덕(五道德)인 것이다.

다음 본론에서는 이상에 제시된 모든 당위에 대한 구체적인 내용을 단리(丹理)와 역리(易理)로써 밝히고자 한다.

본론에서는 인간으로서 더욱이 국선도 수련자로서는 반드시 지켜야 할 당위적 규범을 명시할 것이나, 그 밝히는 방법은 이론을 전개하는 방법을 피하고, 읽기 쉽고 기억하기 쉽게 하기 위하여 요약하여 조목적(條目的)으로 열거하겠으며 기회 있을 때마다 그 진의(眞意)를 밝히겠다.

그리고 실천해야 할 당위적 규범을 제시하기에 앞서 국선도 윤리 도덕에 대한 가치관 정립에 대한 원리를 약술코저 한다.

1. 국선도 윤리 도덕의 가치관(價値觀)

국선도 윤리와 도덕의 체계가 천도(天道)와 지도(地道), 인도(人道)에 근거를 두고 있는 가치관은 이미 다소 밝혔거니와 앞으로 음양 오행의 원리로 다시 밝히겠거니와 이미 우주관(宇宙

觀)이나 사회관(社會觀)에서 그 면모가 드러났다고 본다.

개체(個體) 또는 개인(個人)은 독립되어 있는 개체이나 우주의 일부이므로, 우주 전체 또는 국민 전체와 일체적(一體的) 관계성을 가진 개체요 개인이므로, 그 개인은 전체와 상의 상즉적(相依相卽的)인 생존과 생활을 해야 한다는 당위성을 지니고 있는 것이다.

요약하여 하나의 공식적(公式的)으로 표현하면 모든 개체는 전체적 개체인 것을 자각하고 그 개체들은 전체와 조화를 이루어 살아야 한다.

따라서 그 전체는 또한 모든 개체가 존재함으로 그 전체도 존재하는 것이므로 개체를 배제(排除)한 전체는 존재하지 못한다는 원리는 원자론적(原子論的) 우주관에서나 민주적 사회관에서도 그 의미를 이해할 수 있을 것이다.

그러므로 개(個)와 전(全)은 상의 상존(相依相存)하는 상관적(相關的)인 존재인 것이다. 이러한 윤리관, 도덕관을 개전 일여관(個全一如觀)이라고 한다.

일여(一如)란 둘이 아닌 하나[일화 통일(一和統一)]이며, 다른 것이 아니라 같은(如) 것이다.

개전 일여관(個全一如觀)은 철학적 용어요, 일화 통일(一和統一)은 도덕적 용어다. 다소 차이는 있다.

개전 일여(個全一如)는 밝혔거니와, 일화 통일(一和統一)이란 일(一)로 조화(調和)하여 일(一)로 통즉합실(統卽合實)하자는 것이 일화 통일(一和統一)이란 용어다.

우주와 나, 국가와 나, 사회와 나, 가족과 나, 너와 나는 불이(不二)며, 불이(不異)로서 일여적(一如的)인 존재임을 자각하고, 전(全)은 개(個)를 위하여야 하고, 개(個)는 전(全)을 위해야 하는 것이 다름 아닌 일화 통일(一和統一)인 천도(天道), 지도(地道), 인도(人道)인 것이다.

　천지인(天地人)이 다 같이 엄수해야 할 도리적 규율(道理的 規律)이요 윤리 도덕적 당위(當爲)인 것이다.

　천지인 도리(天地人 道理)는 불문율의 이(理)를 따라 항동(恒動)하고 있다. 그러나 인간은 그렇지 못하여 병도 생(生)하고 생명에 위축이 온다.

　이러한 일화적(一和的) 입장에서 인간이 지켜야 할 윤리적, 도덕적 광의(廣義)의 규범 조목(規範條目)을 제시한다.

　이 규범은 인간으로서 더욱이 수도자로서 대우주와 대사회, 국(國;나라)에 대한 소우주로서, 개인으로서, 소국민(小國民; 하나의 국민)으로서의 규범임을 알고 이해하고 기억하여 실천하여야 한다.

　결론적으로 일화 통일(一和統一)은 당위적 규범이며 개전 일여관(個全一如觀)과 진(眞) 선(善) 미(美)와 우주 모든 것이 일화(一和)로 그렇게 실천하고 생각과 말과 행동이 정(正)이요, 실(實)이요, 선(善)이요, 신(信)이다.

　오직 일화 통일(一和統一)은 생생 성성(生生成成) 외에 없다.

　이러한 사언행(思言行)이야말로 지상(至上)의 판단이 되므로 국선도의 윤리 도덕의 가치관은 일화 통일(一和統一)이 된다. 또한 벼리(綱)가 된다.

2. 국선도의 도덕

　국선도를 수도하면 자연히 음양 오행의 윤리와 정기신(精氣神)의 도력화(道力化)로 덕력(德力)이 합실(合實)하여 진다.

　이것이 생생 불궁(生生不窮)의 호생지심(好生之心)으로서 선법 음양(仙法陰陽)이 단합한 일기(一氣)의 행동 법칙이니, 즉 수화목금토(水火木金土) 오행의 생리로써 심리상의 도덕으로 나타난다.

수성(水性)은 '지(智)'니, 원만(圓滿)한 의지(意志)의 사고량(思考量)이요,

화성(火性)은 '예(禮)'니, 분명(分明)한 조리(條理)의 관찰력(觀察力)이요,

목성(木性)은 '인(仁)'이니, 생생 활기(生生活氣)의 지선(至善)한 양심(良心)이요,

금성(金性)은 '의(義)'니, 적의 제재(適宜制裁)의 정당(正當)한 조치(措置)요,

오십 토성(五十土性)은 '신(信)'이니, 의지(意志), 조리(條理), 지선(至善), 정당(正當)이 단합하여 일심(一心)이 되어서 항구적 행동(恆久的 行動)이 신(信)이다.

이와 같이 수화목금토(水火木金土)는 지(智), 예(禮), 인(仁), 의(義), 신(信)이 되고 이것을 심리상(心理上)의 오성(五性)이라 한다.

국선도를 수도하면 자연히 심성(心性)이 변하여 오성(五性)이 실행(實行)으로 나타나는 것이다. 누가 가르쳐서 또는 배워서 되는 것이 아니고 수도함에 따라 자연히 생(生)하는 것이다.

수(水)는 원만한 의지(意志)의 사고량(思考量)이니 심성(心性)의 의지(意志)가 되고, 화(火)는 분명한 조리(條理)의 관찰력(觀察力)이니 심성의 조례(條禮)가 된다.

지(智)가 있음으로 하여 지감(知感)이 되고 예(禮)가 있음으로 하여 분변(分辨)이 되는 것이니 지(智)와 예(禮)는 인성(人

性)의 기본 정신이다.

지감(知感)과 분변(分辨)이 상자 합실(相資合實)하여 심리상(心理上)에 일개 감정(一個感情)이 발(發)하고 선악 시비(善惡是非)를 알게 되는 것이니, 이것을 총명(聰明)이라 한다.

총(聰)은 수성(水性)이요, 명(明)은 화성(火性)이다. 또는 지감(知感)이 있어도 분변(分辨)의 관찰력이 부족하면 우매(愚昧)가 되고 총명(聰明)이 아니다.

총명한 정신은 인성(仁性)이 주심(主心)이니 생생활기(生生活氣)의 지선(至善)한 양심이다.

이것이 심성(心性)의 인(仁)이 되고 이 인성(仁性)은 생(生)에 대한 절대적 욕망의 본성이다.

천지 만물이 생존하고, 생(生)을 계속하는 것은 모두 인(仁)의 심성이 있는 까닭이다.

인성(仁性)이 미약(微弱)하면 모든 생활면에 있어서 해태(懈怠)하고, 인성(仁性)이 절(絶)하면 낙망 비관(落望悲觀)하고 극에 달하면 자살(自殺)한다. 자살의 원인은 인성(仁性)이 절(絶)한 까닭이다.

인성(仁性)은 이와 같이 생생(生生)의 욕망과 양선(良善)의 호의(好意)를 가진 심성이므로 국선도 수도를 영구히 하는 자는 생생(生生)이 있을 뿐이며 성성 실실(成成實實)과 진실이 있을 뿐이다.

그러나 생생(生生)의 수도를 하여 체득이 없으면 욕망이 반대로 사용되어 불선(不善)한 행위를 하게 되고 양선(良善)의 호의(好意)도 반대로 사용되어 부당한 행동을 하게 된다.

그러므로 국선도 수도를 하면 사금(四金)의 의(義)가 있어서 이 부당(不當)을 억제한다.

사금(四金)은 적의 제재(適宜制裁)의 정당한 조치이니, 이것이 심성(心性)의 의(義)가 된다. 즉, 인성(仁性)을 적절하게 인도(引導)하여 감정의 발작을 정당히 조치하는 것이다.

그러므로 심리상(心理上)의 모든 회개(悔改)와 심전선화(心田善化)는 이 의성(義性)의 발동(發動)이고 의(義)의 정당한 조치는 인(仁)을 보호한다.

지(智)중에 인(仁)이 있고 예(禮)중에 의(義)가 있으니, 지인(智仁)은 예의(禮義)와 동성(同性)이다.

지(智), 예(禮), 인(仁), 의(義)가 합실(合實)하면 오토(五土)의 신(信)이니, 오토 신(五土信)은 의지(意志), 조리(條理), 지선(至善), 정당(正當)의 수화목금(水火木金)과 단합하여 일심(一心)이 되어서 항구적(恒久的) 행동이 되는 것이다. 이것이 심성(心性)의 신(信)이다.

모든 정신의 원리가 구비하여 실천 행동이 되는 것이다. 신(信)이 없으면 진실이 아니니 모두가 허위다.

그러므로 옛부터 지(智), 예(禮), 인(仁), 의(義), 신(信)의 합실한 정신이 원만하여 총명 지혜하고 생지 안행(生知安行)이 되는 자를 성(聖)이라 하고, 실천 궁행(實踐躬行)하는 자를 현(賢)이라 하고, 학이 지지(學而知之)하는 자를 군자(君子)라 하고, 행공(行功)으로 체득하여 천지의 무궁한 조화(造化)를 품고 선악을 초월하고 진실한 실행(實行)과 영생(永生)을 하는 불가침의 극치(極致)의 자리를 선인(仙人)이라 하는 것이다.

인(仁)은 만유 생물(萬有生物)이 생존하는 생의 원리이니, 즉 일양(一陽)의 일성(一性)이요, 춘하 생발(春夏生發)의 본기(本氣)다.

수(水)를 근본으로 하고 토(土)를 작용으로 하여 현실을 보전(保全)한다.

그러므로 수(水)가 없으면 인(仁)이 발생(發生)하지 못하고 토(土)가 없으면 인(仁)의 행동을 발휘하지 못한다.

　신(信)의 진실(眞實)과 부단(不斷)한 동작이 곧 인(仁)이다. 또 일자(一字)의 인(仁)이 자일 지십(自一至十)으로 주이 복시(周而復始)하여 무진수(無盡數)에 가더라도 이 일(一)의 인(仁)은, 항상 포함하여 가고 중단이 없다.

　과실(果實)의 종자를 인(仁)이라 하는 것도 이러한 생생(生生)의 원리를 취한 것이다.

　천지간의 도(道)는 이 인(仁)의 일자(一字)가 있을 뿐이니, 이 인(仁)이 있고 음양 오행과 오성(五性)이 있는 한은 천지 만유(天地萬有)는 영구(永久)한다.

　그러므로 옛부터 '선인(仙人)이 하는 일은 알 길이 없다.' 하였으며 '선인(仙人)이라야 능지 선인(能知仙人)이요, 성인(聖人)이라야 능지 성인(能知聖人)이라.' 한 말이 나온 것이다.

　천지의 무궁한 조화(造化)가 수시로 변화하며 생생 성장(生生成長)하는데 어찌 범인(凡人)이 선인(仙人)의 경지를 알손가?

　일기 신(一氣神)의 음양 원리로서 한번 수중(水中)의 일양(一陽)은 생장(生長)의 양(陽)으로 나타나 지선(至善)한 선종(善種)이 되기도 하고, 한번 화중(火中)의 이음(二陰)은 살멸(殺滅)의 음(陰)으로 나타나 지악(至惡)한 악성(惡性)이 되기도 하니, 이 변화 무궁한 선인을 어찌 알 것인가.

　선인의 과정적 매사(課程的 每事)는 누구도 모르는 것이다.

　그러나 일기(一氣)로 생하는 만유 생물은 모두 동일하게 이 생생(生生)의 인성(仁性)을 가지고 나오고 이 생생의 인성으로 생존하고 있다.

　이러한 인성(仁性)으로 매사를 진행하는 것을 도(道)라 하고 이 도를 수련하여 체득하고 인성(仁性)을 가지고 행하는 결과를 덕(德)이라 한다.

또한 인(仁)의 호생지심(好生之心)을 가진 심리를 도심(道心)이라 하고 불인(不仁)의 상해지심(傷害之心)을 가진 것을 인심(人心)이라 한다.
  도심(道心)은 선(善)이요 인심(人心)은 악(惡)이니, 선법(仙法)의 수련이 없으니 세상의 인심이 악할 수밖에 없는 음양 심리상의 상태다.
  도심(道心)은 천지간의 음양 일기(陰陽一氣)가 유행(流行)하는 만유 공도(萬有公道)니, 선자(仙者)의 심(心)은 피심(彼心)이요 천심(天心)이라 하여

「老吾老하야　以及人之老하고　幼五幼하야　以及人之幼라　己所
　노오로　　　이급인지로　　　유오유　　　이급인지유　　　기소
不欲을 勿施於人이라.」
불욕　　물시어인

  하는 말이 모두 공도(公道)의 일사(一事)다.
  인심(人心)은 자기 일인(一人)의 개인 주의이니, 개인은 독행(獨行)하는 사도(私道)다.
  청산은 하산하여 많은 사람을 상대하고 도(道)의 사범(師範)을 시켜 보았으나 모두 인심(人心)을 벗어나지 못하므로 직접 수년간 '더' 수련을 시켜 후자(後者)를 택하기로 결심한 것이다.
  사람마다 자기 응분의 노력으로 모든 생활 사업에 근실(勤實)하고 은혜를 갚을 줄 아는 것은 사도(私道)가 아니고 공도(公道)다.
  만약에 이기심이 앞서고 공도(公道)를 망각하면 무소불위(無所不爲)의 불의 행사(不義行事)와 제반 범죄를 저질러서 결국은 제 몸도 보전하지 못한다.

그러므로 인심(人心)은 항상 위험을 내포하고 있다는 것이다.
그러므로 『상서(尙書)』에 왈(曰),

「人心은 唯危하고 道心은 唯微하니, 唯精唯一이라야 允執厥
 인심   유위   도심   유미   유정유일   윤집궐
中이라」
중

하였으니, 이것이 유도 성학(儒道聖學)의 상전 심법(相傳心法)이다.
 대저 인심(人心)은 항상 공도(公道)의 인성(人性)인 양심(良心)이 주장(主張)이 되어서 사물을 대하면 음성(陰性)이 없어지고 희사(喜事)가 생긴다는 것이다.
 생생(生生)의 선사(善事)를 행하면 생기(生氣)의 선경(善慶)이 이르고 음살(陰殺)의 악사(惡事)를 행하면 사기(死氣)의 악재(惡災)가 닥치는 것이니, 모든 것이 자신이 만들어서 당하는 자연 원칙이다.
 일기(一氣) 중의 음양은 음양이 화합하여 선악(善惡)의 별(別)이 없이 모두 선(善)하고 인(仁)하고 진실(眞實)이나, 분리(分離)의 개성(個性)은 선악이 절대로 혼화(渾和)하지 않는다.
 음악(陰惡)하면 음악(陰惡)이 모이고 양선(陽善)이 모여서 선악의 결과를 성(成)한다.
 그러므로 선덕(善德)과 악덕(惡德)이 있다.
 도심(道心)과 인심(人心)은 인체에 큰 관계가 있다.
 도심(道心)의 방향은 정신이 안정하고 신심(身心)이 평화하여, 기혈(氣血)이 순조(順調)하기 때문에 질병이 범(犯)치 못하고, 인심(人心)의 방향은 정신이 복잡하고 신심(身心)이 피로하

여 모든 번뇌 울기(煩惱鬱氣)로 기혈이 역체(逆滯)하여 난치(難治)의 병인(病因)이 되어서 의약(醫藥)이 능히 치료치 못하는 것이다.

의서(醫書) 『내경(內經)』에도 왈(曰),

「精神內守하면 病安從來리오.」
　정신내수　　　병안종래

하였으니 선법 음양 오행(仙法陰陽五行)의 오성 도심(五性道心)이 얼마나 중요한가.

국선도의 오성(五性)은 심리상에만 그치는 것이 아니고 세상 만사를 다 선법 오성(仙法五性)의 도덕으로 현실을 유지케 하는 것이다.

예를 들면 농산 증식(農産增殖)과 산업 발전과 교육 사업과 문화 시설과 부자자효(父慈子孝)와 형제돈목(兄弟敦睦)과 부화부순(夫和婦順)과 장유유서(長幼有序)와 붕우유신(朋友有信)과 인리상조(隣里相助)와 가화만성(家和萬成)과 자유자락(自由自樂)으로 평화생활(平和生活)하는 것이 인(仁)의 행사(行事)로 나타나는 것이며 인(仁) 중에 지(智)가 있으니 목중 유수(木中有水)의 원리다.

군병 방위(軍兵防衛)와 법률 제도와 지도 보호(指導保護)와 패악 제거(悖惡除去)와 질서 유지와 공정 적당(公正適當)으로 인(仁)의 행사(行事)를 보성(保成)하는 것이 의(義)의 행사이니 의중(義中)에 예(禮)가 있다. 즉 금중 유화(金中有火)의 원리다.

인의(仁義)가 합일(合一)한 행동은 원만하고 정당한 성사(成事)가 된다.

그러나 인의(仁義)가 분리하고 수화(水火)가 합실치 못하면 덕성(德性)이 없어지는 것이니, 인(仁)이 없는 의(義)는 억압 강제(抑壓强制)와 투쟁 사상(鬪爭死傷)이요, 의가 없는 인은 도호 겸애(徒好兼愛)와 우치 혼란(愚痴混亂)이다.

대저 인성(仁性)은 늘어놓고 의성(義性)은 거두어 들이는 것이 음양의 성능(性能)이다.

늘어만 놓고 거두지 않으면 혼란(混亂)이요, 늘어 놓는 것이 없는데 거두기만 하면 강제(强制)가 된다. 또는 정당성(正當性) 없이 선하기만 한 것이 우치(愚痴)이며, 선의(善意)없는 허령(虛令)의 제재(制裁)가 억압이다.

그러므로 국선도의 오성(五性)은 음양 일리(陰陽一理)의 합치한 도덕이며 오성(五性)이 합실하여 국민이 일치 단결하여 실천 행동하면 신(信)이다.

신(信)이 있는 나라나 집은 진실하고 견고하여 영구(永久)의 선경(仙境)이다.

선(仙)의 인(仁)은 오인(吾人)이 유(有)한 원리다.

어찌 근원을 버리고 살 수 있겠는가. 누구나 생성자(生成者)는 국선도 수련이요, 사멸자(死滅者)는 무화(無和)로다.

오인(吾人)이 있으므로 내실(內實)하고 내실하므로 허위(虛僞)없으며 병고 전란(病苦戰亂)없이 장존(長存)한다.

추호라도 허위가 있으면 불인(不仁)이니, 불인(不仁)은 질병과 고통과 전란(戰亂)의 대명사이다.

그러므로 선인(仙仁)은 허위없고 오인(吾人)이 장존(長存)하는 명칭이다.

초목(草木)의 실자(實子)가 생생(生生)의 선인(仙仁)이 있어서 내실(內實)하므로 번식하는 것이니, 실(實) 중에 선인(仙仁)이 무(無)하면 공곡(空穀)이니 생생(生生)이 끊어진다.

실자(實子)를 종식(種殖)하면 아생(芽生)하는 것이 인(仁)이다.

삼목(三木)의 생장(生長)은 수화(水火)로 된다. 수(水)는 수습(水濕)이요, 화(火)는 태양이니, 목(木)의 생장(生長)은 우수(雨水)와 태양의 화열(火熱)이 아니면 아니 된다.

우수(雨水)와 태양은 즉 습도와 온도이니, 습(濕)과 온(溫)이 목(木)을 자양(慈養)하는 것이다.

그러므로 목(木)의 성리(性理)를 가진 선인(仙仁)은 오인(吾人)을 장존(長存)케 하는 것이니, 오운 육기(五運六氣)를 자연승시(自然乘時)하여 음양 원리대로 진실되게 실행하는 것이 만고 불변의 국선도 도덕의 원리며, 국선도법의 강(綱)과 윤리 도덕인 것임을 알아야 한다.

1. 강(綱) : 일기(一氣)

 • 일화 통일(一和統一)

 전인류는 하나같이(一) 화합하여 천지인(天地人) 삼합(三合)의 통일로 자연과 더불어 함께 살아야 하는 것이니, 특히 수도자는 일화 통일(一和統一) 정신을 가져야 하는 것이다.

 일화 통일(一和統一)은 천지인 삼합의 벼리(綱)가 되는 동시에 전인류의 벼리가 되는 것이다.

2. 오도덕(五道德) : 오행(五行)[오운(五運)]

 • 지(智)

지(智)는 원만한 의지의 사고량(思考量)이니 심성(心性)의 의지(意志)가 되고, 지(智)가 있음으로 하여 지감(知感)이 된다.

• 예(禮)
예(禮)는 분명한 조리(條理)의 관찰력이니 심성의 조례(條禮)가 되고, 예(禮)가 있음으로 하여 분변(分辨)이 된다.

• 인(仁)
인(仁)은 생생 활기(生生活氣)의 지선(至善)한 양심이니 심성의 인(仁)이 되고, 인성(仁性)은 생에 대한 절대적 욕망의 본성이 된다.

• 의(義)
의(義)는 적의 제재(適宜制裁)의 정당(正當)한 조치(措置)이니 심성의 의(義)가 되고, 의성(義性)은 불선(不善)과 부당(不當)한 것을 억제한다.

• 신(信)
신(信)은 의지(意志), 조리(條理), 지선(至善), 정당(正當)이 단합하여 일심(一心)이 되어서 항구적(恆久的) 행동의 신(信)이다. 신(信)이 없으면 진실이 아니다.

◆ 이상의 오도성(五道性)을 실천하는 상(象;모습)을 덕(德)이라 한다.

3. 육윤리(六倫理) : 육기(六氣)

・성심(誠心)
성심은 사람이 천리(天理)를 따르고 인도(人道)를 행하고자 하는 올바른 주체적인 마음의 자세다. 수도자는 만사에 성심성의로 임하여야 한다.

・경천(敬天)
경천은 천리를 따르는 수도자의 귀본적(歸本的) 정신이다. 수도자는 항상 하늘의 뜻을 받들어야 한다.

・충국(忠國)
충국은 국민 생활의 기본적 사상이니, 나와 나라는 둘이 아니다. 나라는 나를 위하고 나는 나라를 위하여 살아야 한다.

・효친(孝親)
효친은 인륜(人倫)의 기초요 민족 정신의 기반이니 선조(先祖)의 유덕(遺德)이 여기에서 계승 발현(繼承發顯)된다. 우리는 항상 선조의 은공(恩功)을 잊지 말아야 한다.

・친화(親和)
친절(親切)과 화합(和合)이니, 모든 미덕(美德)의 으뜸이 된다. 화합은 친절에서 이루어짐을 명심하여야 한다.

・진실(眞實)
진실은 성심(誠心)・경천(敬天)・충국(忠國)・효친(孝親)・친화(親和)를 진실되게 실행하는 것이니, 진실된 행위가 아니면

제4장 국선도의 윤리 도덕

가유(假有)〔가면(假面)〕이니, 진실한 행동이 수도자의 으뜸이 된다!

그러므로 일화 통일(一和統一)의 일강(一綱)과 오행(五行)의 도덕과 육기(六氣)의 육륜(六倫)이 국선도의 규범이다.

제 2 절 아생 의식(我生衣食)

목(木)의 성리(性理)를 가진 인(仁)은 곧 아생(我生)의 인(仁)을 장존(長存)하려면 아생(我生)을 자양(滋養)하는 의식(衣食)이 반드시 필요하다.

의식(衣食)의 자양(滋養)이 곧 일수 이화(一水二火)의 근기(根基)이니, 이 수화 근기(水火根基)가 있은 연후에 삼목(三木)의 인의 도덕(仁義道德)이 행(行)하게 되는 것이다.

의식생활(衣食生活)이 부족한 데서 인의(仁義)를 찾는 것은 음양 원리에는 없는 것이다.

홍범(洪範)에 왈(曰),

「凡厥正人은 旣富오사 方穀이라.」
　범궐정인　　기부　　　방곡

하니, 무릇 정인(正人)은 부(富)하여야 바야흐로 선(善)하다는 것이다.

정인(正人)은 생활이 안정한 연후에 부정(不正)한 짓을 아니하고 선(善)하다는 것이다.

공무(公務)에 있는 관인(官人)도 생활 경제가 안정하여야 정인(正人)이 되니, 하물며 일반인이야말로 의식 생계(衣食生計)가 부족하고서야 선(善)한 인의(仁義)의 도덕을 행하기는 난망(難望)의 일이다.

이조세(李朝世)의 정치는 정주학(程朱學)의 지배를 받아서 호생 생리(好生生理)의 인의 본성(仁義本性)을 상실하고 오직 허례(虛禮)를 일삼고 실생활에는 아주 등한하였다.

그러므로 굶어 앉아서도 예의만 찾고 공맹(孔孟)만 읽으면 도덕(道德)이라 하며 배타 자존(排他自尊)과 집권 편당(執權偏黨)을 도리(道理)로 알며 생산 작업(生産作業)을 천하게 여기고 빈곤 내핍(貧困耐乏)을 인도(人道) 유도(儒道)로 인식하고 있었다.

학자는 공맹(孔孟)의 글만 읽고 시(詩)를 지으면 최고로 알며, 기타 학문이나 산업 방면으로 농공상(農工商) 등을 영위(營爲)하게 되면 큰 변(變)으로 지목할 뿐더러 폐인으로 삼았다.

이러한 까닭으로 이 국가는 항상 무지와 빈곤 중에서 공맹(孔孟)만 위하여 왔었다.

그러나 세월은 바뀌어서 세계가 문명하고 농공상(農工商)의 기술이 대저(大抵)하며, 사람마다 생활 경쟁이 되는 시대를 당해서는 그 국민이 비로소 깊은 잠속에서 깨어나게 되었던 것이다.

우리도 남과 같이 잘 살아 보자는 것이다. 이 잘 살자는 것이 진실한 인성(仁性)이다.

공맹(孔孟)의 글만 읽다가 망한 것이기 때문에 다시는 공맹(孔孟)이라면 질색하여, 굶어 죽는 도덕(道德)이요 바보가 되는 인의(仁義)라 하며 증오를 하게 된 것이다.

그러나 공맹(孔孟)의 인의(仁義)는 그런 것이 아니다. 그것은 인의(仁義) 중에 살면서도 인의(仁義)를 부지(不知)하고 오직 부유학자(腐儒學者)를 인의(仁義)로 오인하기 때문이다.

즉 인의(仁義)의 기본 원리인 일수 이화(一水二火)가 없는 가인 허례(假仁虛禮)를 도덕으로 착각하기 때문이다.

모든 사람의 생활 경제가 윤택하고 안정한 것이 즉 인의(仁義)의 기초가 되는 것이다.

의(義)는 인(仁)을 보호하는 것이므로 인(仁)의 생생성(生生性)을 방해하는 것이 있으면 의(義)가 발(發)하여 차(此)에 대항(對抗)하는 것이니 대항은 의(義)의 분개(憤慨)와 투쟁(鬪爭)과 살기(殺氣)를 가진 금성(金性)이다.

아생(我生) 뿐만이 아니라 타생(他生)을 침해하는 부정사(不正事)가 있으면 역시 의분(義憤)이 발하여 피해자를 보호하게 되는 것이니, 이런 의(義)는 도의(道義)라 하는 것이다. 또는 동물의 생리(生理)로 된 것도 이와 같은 것이다.

자생(自生)의 생(生)을 보호하기 위하여 피모(皮毛)의 외호(外護)와 미각아조(尾角牙爪) 등의 무기(武器)가 모두 침해(侵害)를 방비(防備)하는 의기(義器)가 되며, 임파액(淋巴液), 백혈구(白血球), 위기(衛氣) 등이 모두 외래의 침입물(侵入物)을 방비하는 호신(護身)의 의물(義物)이다.

이런 것은 생리상(生理上)의 인의(仁義)가 된다.

또는 인(仁)의 자양(滋養)을 공급하는 일수(一水)의 수곡(水穀)이 무(無)하면 인(仁)은 고사(枯死)한다.

이때에 인(仁)을 보호하는 의(義)는 최대한으로 대항(對抗)하여 인(仁)이 없는 의(義)가 발하기 쉬우니, 투도사상(鬪盜死傷)이 이런 경우에 많이 야기된다.

그러므로 의식(衣食)이 윤택한 자리에 인의도덕(仁義道德)이 있는 것이다.

그러므로 일수 삼목(一水三木)이 튼튼하여야 이화 사금(二火四金)의 음악(陰惡)이 없고 어(於), 천만사(千萬事)가 무사태평(無事太平)한 것이다.

선정(善政)을 구가(謳歌)하는 격양가(擊壤歌)도

「耕田而食하고 鑿井而飮하니 帝力이 何有於, 我哉아」
　경전이식　　　착정이음　　　제력　하유어　아재

하는 것이 즉 인정(仁政)을 베풀어서 의식이 풍족하고 생활이 윤택한 까닭으로 생활고(生活苦)가 없이 안전 생활(安全生活)하는 것을 증언(證言)한 것이다.

　천지 만유(天地萬有)는 인의(仁義) 중에서 인의로 생(生)하고 인의로 생활하되 인의를 모르고 지낼 뿐인 것이니, 이 인의를 심리상(心理上)에만 국한하여 예의 도덕의 일단(一端)으로 여기지 말 것이다.

　이제는 물질을 연구하고 물리(物理)를 정신 교육과 함께 공부할 때인 것이다.

　과학이 발달하여 문화 시설과 원생 경제(原生經濟)가 윤택하게 된 것은 인의(仁義)의 지수(智水)가 기초한 것이니, 앞으로 진정한 행복이 올 것이다.

　이에 다시 인의(仁義)의 도덕 교육이 과학적으로 실현되고 단학(丹學)이 도성 덕립(道成德立)케 되면 선경 세계(仙境世界)가 되는 것이다.

제 3 절 선(善)과 악(惡)

　선(善)은 장수(長壽)의 원(源)이요, 악심(惡心)은 요절(夭折)의 본(本)이다. 우주의 모든 것은 음양의 본능으로 행동한다.
　음양(陰陽)이 합실(合實)하면 진(眞)이요, 유(有)요, 선(善)이며 부지(不知)하면 위(危)요, 병(病)이요, 악(惡)이며 분리(分離)하면 산(散)이요, 무(無)요, 허(虛)인 것이다.
　상고 성진(上古聖眞)이 소위(所謂) 앙관 부찰(仰觀俯察)하여 진리(眞理)를 탐구(探究)한 것이 오직 이러한 것이다.
　『내경(內經)』에 왈(曰),

「有眞人者 提挈天地 把握陰陽 呼吸精氣 獨立守神」이라 하고
　유진인자 제설천지 파악음양 호흡정기 독립수신

「故能壽敝天地 無有終時」라 하며, 우왈(又曰)
　고능수창천지 무유종시

「恬憺虛無 眞氣從之 精神內守 病安從來」라 하니,
　염담허무 진기종지 정신내수 병안종래

　모두 음양의 도리(道理)를 파악(把握)하고 집행(執行)하여 인신(人身)의 생리 조직을 연구하며 나아가 체질을 변화하고 각병연년(却病延年)하며, 또 차리(此理)를 근거(根據)하여 의약(醫藥)을 창시(創始)하며 인생을 질병으로부터 구한 것이다.

의학(醫學)의 목적은 장수(長壽)에 있다. 장수하기 위하여 질병을 치료하고 질병을 면하기 위하여 위생법(衞生法)이 있는 것이다.

위생(衞生)을 잘못하면 의약(醫藥)이 아무리 있어도 질병을 또한 면할 수 없는 것이 사실이다.

그러나 이 위생법 또는 치료법은 한 가지, 일시적 방법에 지나지 않아서 구체적 체질 변화가 되고 명근(命根)이 고결(固結)하며 질병을 영면(永免)할 수는 없는 것이다.

그러므로 선인(先人)은 초월(超越)한 지혜로써 인신 음양(人身陰陽)의 존재와 정기신(精氣神)을 파악하고 음양 합실(陰陽合實)의 원기(元氣)를 고집(固執)하여 영구 불손(永久不損)의 도법(道法)을 행하며 각병 연년(却病延年)을 하게 하였으니, 이것이 곧 경락 유통(經絡流通)의 단리(丹理), 국선도인 것이다.

국선도는 고유의 단학(丹學)이다. 단학은 곧 무병 장수하기 위하여 장수에 관한 연구를 하는 학문이니, 인간의 가장 고상한 학문이다.

국선도는 종교도 아니요, 사후에 신선(神仙)이 된다는 엉터리 해석도 아니다.

차신(此身)이 무병(無病)하고 장수(長壽)하며 구경(究竟)에 가서 장생(長生)하며 정명 완수(定命完遂)를 하는 데 그 목적이 있는 것이다.

그러므로 동의학(東醫學)의 유래는 국선도의 각병 연년법(却病延年法)으로부터 나온 것이며 따라서 건강 위생법(健康衞生法)도 모두 이에 속한다.

국선도는 진실무위(眞實無僞)하고 청정독립(淸淨獨立)하여 소요자재(逍遙自在)하며, 관규수진(觀竅修眞)으로 자신의 건강을 위하여 직접 행동하는데 무슨 종교류와 미신 등이 필요가 있겠는가? 오직 성실하여 부지런히 닦아가면 성(成)하고 게으르고 정성이 없으면 불성(不成)이 있을 뿐이다.

 단, 국선도에서 제일로 하는 주의 사상(主義思想)은 선(善)이니, 선심(善心)은 장수(長壽)의 원(源)이 되는 까닭이며, 자고로 악심(惡心)으로 타(他)를 해하고 탐욕으로 치부(致富)한 선인(仙人)은 없는 것이다.

 또 종교를 믿어서 신(神)의 가호(加護)를 기도한다 하여도 선(善)하면 잘되고 악(惡)하면 못되는 것이며, 종교를 안 믿어도 선하면 잘되고 악하면 못되는 것이 천리(天理)인 것이니, 오직 선(善)이 있을 뿐이다.

제 4 절 역천(逆天)의 사망(死亡)

역천자(逆天者)는 망(亡)이란 유학(儒學)의 말이 생각난다. 자연을 역(逆)하면 멸망(滅亡) 뿐이다.

'우주 정신(宇宙精神)을 받고 태어나 우주 정신을 돌려줄 수 없이 더럽혀 놓은 역천자(逆天者)는 분산(分散)된 정신 뿐일까? 그렇지 않으면 간추려서 다시 쓸 수 없을까?' 하는 문제가 연구 되어야 할 것이다.

물론 그 정신을 똑같이 보아 넘길 수 없는 문제인 것이다. 그 중에는 아주 없어져야 할 정신이 있고 없어질 수밖에 없는 정신이 있으니 이를 탁령(濁靈)이라 하며 이 영체(靈體)는 육체와 함께 사멸(死滅)하는 무용(無用)의 영체(靈體)인 존재다. 하나의 먼지로 화(化)할 뿐이다.

이는 극승화(極昇火)로 토(土)를 득(得)하지 못하는 화령(火靈)이니 분열(分裂)만 유(有)할 뿐이다.

선(善) 또는 수(水)가 접근할 수 없는 화(火)이므로 극승화(極昇火)로 표현한 것이다.

수(水)없는 화(火)는 없다 하나 극화(極火)로 명(名)한 화령(火靈)은 독자적(獨自的) 화(火)임을 밝힌다. 모든 것이 다 타고 분산(分散)만 주(主)하여 멸(滅)하는 것을 의미한다.

둘째로 악독한 행동만 하다가 사망한 정신은 육체가 사(死)하였으나 악령(惡靈)만 남으니 사금(死金)이다. 목기(木氣)를 만나려 노력하는 정신이 있으니, 이 악령(惡靈)이 사장(死場)을 배회하다가 약한 영체(靈體)를 만나면 약한 영체(靈體)는 목기(木氣)를 찾고자 하는 영체(靈體)에 이끌려 갑자기 사망(死亡)하는 수가 있는 것이다.

그러므로 제자리를 찾아서 정착하지 못하고 방황하는 악령(惡靈)의 존재는 인간에게 사망(死亡)하여서까지도 악독(惡毒)한 행위를 하는 것이다.

악령(惡靈)에는 두 가지로 분(分)하니 본래 악질(惡質)을 선천적으로 타고서 태어나 악한 행위를 하던 악령이요, 또 하나는 원한(寃恨)이 되어서 사망한 악령이 된 정신이니, 예를 들면 소녀가 청년을 짝사랑 하다가 끝내 사랑을 이루지 못하고 사망하면 그 청년을 따라서 사망케 하는 경우가 있는 것이다.

이러한 때에 악령이 될 수 있다는 것이다. 이는 옛날에 남녀가 유별(有別)할 때 많았다고 전한다.

그러므로 여자의 말이 오뉴월에도 서리가 내리게 한다는 말이 나올 정도이니 말이다.

그러나 아무리 악령이라도 육체를 갖지 못하였으므로 육체를 가지고 정신을 통일시키고 있는 대인(大人) 앞에는 감히 나타나지도 못하는 법이다.

모두 수도(修道)하여 우주 통일 정신(宇宙統一精神)을 갖추면 악령(惡靈)은 영원히 멸망되고 말 것이다.

셋째로 선(善)을 행하고 선덕(善德)을 행한 자는 육체가 사망하면 정신은 선령(善靈)으로 남게 되니 우주 정신(宇宙精神)에 통일(統一)되지는 못하나 그대로 우주간을 비(飛)하다가 선심(善心)을 행하는 선체(善體)를 만나면 묘합(妙合)으로 새로운 생명체로 생(生)할 수 있는 선령(善靈)이다.

선령(善靈)이 되려면 악(惡)이란 조금치도 범함이 없어야 되는 것이다.

이는 목기(木氣)로서 수기(水氣)를 받아 생성(生成)할 수 있는 것이다. 이 영체(靈體)는 수도(修道)하면 대도(大道)를 성도(成道)할 수 있는 영(靈)이요 정신이다.
　넷째로 지인(智仁)의 성질과 우주정신을 본받으려 매사에 임하는 정신을 가진 현령(賢靈)이 있으니 육체는 사(死)하여도 현령(賢靈)은 남아 있어 악기(惡氣)를 제지시키고 선(善)으로 인도하고자 하므로 악령(惡靈)이 제일 두려워하는 영체(靈體)인 것이다.
　현령(賢靈)은 중화(中和)의 토기(土氣)로서 극악(極惡)을 막아서 선(善)으로 화(和)하게 하고 무엇이나 조화(調和)시키는 정신을 지닌 영체(靈體)로서 정심(正心)과 정체(正體)를 지닌 육체 속에 들어가 묘합(妙合)하여 율려 운동(律呂運動)으로 새로운 생명체로 태어나 이어갈 수 있는 영체(靈體)다.
　다섯째로 오직 그 정신이 맑고 밝아 새로 태어난 아기와 같은 정신을 지니고 살다가 사(死)하면 육체는 사망하였으나 맑은 정신은 남아 있으니 이를 생령(生靈)이라 한다.
　수기(水氣)로서 생생지도(生生之道)로서 목기(木氣)와 화합(和合)하여 다시 육체를 받아 생명체를 이어가는 것이니, 선천적으로 타고난 정신과 육체이나 태어난 후로 생활 여건과 환경에 따라 변화되는 수가 있으니, 몸을 지탱하고 살아 있는 우리가 어떠한 길을 가야 할 것인가를 깊이 연구하고 정각(正覺)하여 실천할 문제인 것이다.
　그리고 우주의 지고 지명(至高至明)한 원리를 체득하고 우주정신을 따라 수도하는 영생(永生)의 묘령(妙靈)이 있으니 묘령은 자유 자재(自由自在)한 정신으로 육체를 벗을 수도 입을 수도 있는 정신의 묘령(妙靈)인 것이다.
　몸의 정충(精充) 기장(氣壯) 신명(神明)함으로 율려 운동(律

呂運動)이 끝이 없으니 여천지(與天地)로 종(終)할 수 있는 것이다.

그 이유는 심신(心身)이 충만하므로 분산(分散)이 없이 영생(永生)하는 것이다.

국선도 단리(丹理)는 곧 영생(永生)을 목표하여 정충(精充) 기장(氣壯) 신명(神明)하고자 하는 수도(修道)인 것이다.

육체가 건강하여 영체(靈體)가 떠나지 못하는 것이다. 여기에서 문제되는 것은 얼마나 수도를 계속하느냐 하는 것이 문제가 될 뿐이다.

국선도 단학(丹學)은 불사(不死)를 연구하는 학문인 것이다.

그러므로 모든 문제는 충일(充溢)한 생명체가 있은 연후에 모든 문제가 문제될 것으로 보는 양생지도(養生之道)인 국선도이다.

비록 수도의 길이 고행(苦行)이라 하나 마치 부모를 찾아가는 자(子)의 심정으로 우주의 본원(本源)으로 심신(心身)이 갈 뿐이다. 가다가 쓰러지면 다음은 부모의 손길, 나아가 우주의 손길이 닿아 끌어 당길 뿐이다.

딴 길과 딴 일은 생각할 틈도 없다. 오직 우주 정신에 살고 우주 정신을 따라 통일을 계속할 뿐이다.

이것이 국선도의 최종 목표요, 그러한 정신이 이 땅에도 이루어지게 하려는 것을 천명(天命)으로 삼는 것이다.

그리고 우주와 또는 천지인(天地人)의 묘합(妙合)하는 묘령(妙靈)은 선천적으로도 타고나야 되고 또한 후천적으로 인연이 있어야 된다는 것이다.

그러므로 선서(仙書)에

「眞人 伍拾時曉, 玉室和睦, 天人妙合, 造化仙境, 一切蒼民甘結
　진인 오십시효　옥실화목　천인묘합　조화선경　일체창민감결
하소서.」

하였으니 보통 인연으로는 선세계(仙世界)에 생활하기 힘든 것임을 알게 된다.
스스로 깨달아 사(死)와 생(生)을 분(分)할 뿐이다.

제 5 절 성품(性品)과 식사(食事)

　자연을 되찾으려 자연을 회복하기 위한 전세계적인 운동은 자연에서 태어난 생명체의 본능적 욕구이기에 당연하고도 필요한 당위적 행동이다.
　가공 식품을 즐겨 먹고 사는 현대 문명 사회에서는 병사(病死)나 사고사(事故死)가 대부분이고 노쇠(老衰)한 나머지 죽음에 이르는 자연사(自然死)는 보기 드물다. 자연에서 생하여 자연식(自然食)을 하고 자연수(自然壽)를 향유하다가 자연사(自然死) 하는 것이 자연을 순종하는 건강자의 생활이다.
　인류 학자들의 조사에 의하면 동서 고금을 통하여 세계적 위인과 장수자들은 자연식을 주로 하고 있었음이 밝혀졌다. 육식(肉食), 다식(多食)이 아니고 곡식과 채소 위주의 소식(少食)이다.
　자연식을 하는 사람은 통찰력이 총명하고 무병 장수한다는 것이다. 야생 동물에는 질병이 없다. 그 이유는 대자연의 법칙대로 자연수(自然水)나 자연초(自然草)를 자연식으로 생식(生食)하기 때문이다.
　인류 역사 과정에서 자연식(自然食)에서 가공식(加工食)으로 전환해 가게 된 것은 불을 발견한 때부터이고 이때부터 미각(味覺)의 혁명은 미식주의(美食主義)로 변화된 것인데 이렇게 유구한 역사 속에서 굳어진 인간의 체질은 점차로 균형을 잃게 된 것이다.

이제 인류가 이 균형 상실에서 오는 피해는 인류의 사고(思考)나 제도(制度)나 건강 할 것 없이 멸망의 기로에까지 오게 된 바 이 식생활이 인류에 미치는 영향은 막대한 것이며 실례(實例)로 들면

초식(草食)을 위주로 하는 동물 즉 사슴, 코끼리, 소, 염소, 양과 같은 종류는 이를테면 선(善)한 성품을 지닌 어진[인(仁)] 동물이고,

열매〔과실(果實)〕를 주로 먹는 까치, 새, 다람쥐 등의 동물은 간사(奸邪)한 동물이어서 타동물(他動物)에 비해 꾀(智)가 발달하였고,

육식(肉食)을 주로 하는 호랑이, 독수리 등의 종류는 용맹(勇)이 있고 악(惡)한 종류의 성품을 지닌 동물이다.

이렇게 식품에 의하여 지인용(智仁勇)의 뚜렷한 성품의 구분을 볼 수 있는 것으로 이것을 사람에게 적용시킨다면 지(智)만 발달하면 남을 속이는 악지(惡智)의 소유자일 것이요, 인(仁)만 발달하면 순(順)한 자로서 무능(無能)한 사람으로 여겨 사회 활동력을 상실하여 현실에서 소외되기 쉽고, 용(勇)만 발달하면 만용(蠻勇)의 소유자로서 사회에서 자기 생명을 유지하는 데 균형을 잃게 된다.

이상과 같이 우리 인간은 자연을 따르며 자연식(自然食)을 하여야 하는데 자연식과 부자연식(不自然食)이란 어떻게 분류하는가?

인간의 식사를 대별(大別)하면 자연식(自然食)이란 자연의 계절적 변동과 더불어 대지에서 생산 공급되는 성분이 파괴되지 않은 상태, 즉 자연 그대로의 음식물, 다시 말해서 생명이 깃든 식품을 생식(生食)하거나 동양식(東洋食)으로 기후와 풍토와 체질을 고려하여 조리한 생명식(生命食)을 말한다.

반대로 부자연식(不自然食)이란 기후와 풍토, 신체의 건강 및 체질에 미치는 영향은 별로 고려치 않고 눈, 코, 혀만 만족시키는 미식(味食)으로 식도락가(食道樂家)나 미식가(美食家)들이 좋아하는 화식 요리(火食料理) 및 화공 식품(化工食品)을 말함인데 특히 영양식(營養食)의 미명하에 즐겨 먹고 있는 동물성 지방과 단백질의 편식(偏食) 그리고 '칼로리' 위주의 고단위(高單位) 식품을 포식(飽食)함을 말하며 본연(本然)의 생명을 잃은 식품들을 무질서하게 섭취하는 식사법을 말한다.

이상과 같이 우리들은 영양 물리학적인 기후와 풍토, 전통적 체질에 맞는 식품의 물리적 성질의 식사법을 망각하고 지난 날의 구미 각국 영양 화학(營養化學)에만 치우친 육식 편중(肉食偏重)의 식성(食性)을 이상적인 것으로 착각하여 이를 성급히 모방하고 추종만 하는 그릇된 우리의 식생활을 깊이 반성하며 이런 오류에서 탈피하여 우리 고유의 영양 식사를 되찾고 바르고 향토적(鄕土的)인 식사도(食事道)를 확립해야 하며 이것이 행공자(行功者)의 식사법이라 하겠다.

제 5 장   국선도와 경락(經絡)

제1절 경락(經絡)의 정의(定義)
제2절 인체(人體)의 삼관(三關)
제3절 육경(六經)의 위치
제4절 수육경(手六經)의 위치
제5절 12경(十二經)의 순환(循環)
제6절 15락(十五絡)
제7절 팔기경(八奇經)
제8절 인체경락도(人體經絡圖)
제9절 경락(經絡) 수기법(手氣法)
제10절 절진법(切診法)

국선도의 진기단법(眞氣丹法)부터 임독 자개법(任督自開法)을 수련(修煉)하게 되며 이 경락(經絡)이 자개(自開)치 않고는 마치 문(門)을 닫고 들어 오라는 것과 같기 때문에 경락유통(經絡流通)없이 대기(大氣)와 상통(相通)할 수 없는 것이며 특히나 도통(道通)은 바라볼 수도 없는 것이다.

경락(經絡)에는 팔기경(八奇經)과 12경(十二經), 365락(三百六十五絡)이 유(有)하다 하나 더 많은 경락(經絡)이 있는 것으로 본다. 왜냐하면 경락(經絡)이란 몸 전신(全身)에 안 미치는 곳이 없기 때문이다.

그러므로 직지(直指)에 왈(曰)

「醫書之任督二脈은 此元氣之所由生이요, 眞息之所由起라.
　의서지임독이맥　　　차원기지소유생　　　　진식지소유기
脩丹之士가 不明此竅하면 則眞息이 不生하고 神化無基」
　수단지사　　불명차규　　　즉진식　　불생　　　신화무기

라 하였으니 차규(此竅)는 하단전(下丹田)을 말하는 것이니 관원(關元), 명문(命門), 현규(玄竅), 현관(玄關), 현빈(玄牝), 지봉뢰처(地逢雷處), 기해(氣海), 무하유향(無何有鄕), 천지지시(天地之始), 소장 모혈 중심(小腸募穴重心) 등의 명칭이 있으나 이는 다 하단전(下丹田)을 일컬은 명(名)이며 단전(丹田)을 내관(內觀)하고 정심 정좌(靜心 靜座)로써 행공(行功)하여 조식(調息)으로 축기(蓄氣)가 되면 통기법(通氣法)으로부터 경락 유통법(經絡流通法)을 수련하여 응신 취기(凝神 聚氣)하면 임독맥(任督脈)이 자개(自開)하여 정기(精氣)가 통(通)하고 계속하여 12경(十二經), 팔맥(八脈)과 365락(三百六十五絡)이 차제(次第)로 모두 통하는 것을 자각 자인(自覺 自認)한다.

경락(經絡)이 모두 개(開)하면 혈액 순환이 잘 되고 전신의 생리 작용이 모두 원만하여 병사(病邪)가 체내(體內)에서 유착(留着)하지 못하고 각병(却病)이 되며 또 정기 유통(精氣流通)이 항상 현실화하여 체내 각 세포 조직의 활동이 항상 활발하며 퇴축 노화(退縮 老化)가 없다. 이것이 장수(長壽)의 본(本)이다.

'임(任)'쇠신사(衰身死)하고 '독(督)'허신망(虛身亡)이니 임독(任督)이 쇠허(衰虛)하면 전신 기쇠(全身氣衰)하여 생리 조직(生理組織)이 모두 위축(委縮)하고 활동이 쇠약(衰弱)하고 종내(終乃)는 파괴 허무(破壞 虛無)로 된다.

이것이 즉 노쇠 현상(老衰現狀)이다. 일반인은 임독(任督)이 폐색(閉塞)되어 있다.

「恬憺虛無하면 眞氣從之하고 精神內守하면 病安從來라」.
　염담허무　　　진기종지　　　정신내수　　　병안종래

이것이 각병술(却病術)의 기초 도법(基礎道法)이다.

단전(丹田)에 정신(精神)을 내수(內守)하고 고요히 원기(元氣)를 모으는 것이 정지우정(靜之又靜)하여 진기(眞氣)가 종입(從入)하면 축기(蓄氣)로 임독(任督)이 자개(自開)하여 무병체(無病體)가 된다. 염담 허무(恬憺虛無)는 정신(精神)을 내수(內守)할 때에 잡념(雜念)없이 전일(專一)하여 허무경(虛無境)이 된 연후에 진기(眞氣)가 종입(從入)하여 불사(不死)의 원기(元氣)가 단전(丹田)에 생(生)한다는 것이다.

이 원기(元氣)를 진음 진양(眞陰眞陽)의 단결(丹結)이라 한다.

오충허 진인(伍沖虛 眞人)이 운(云)하되

「達觀往昔 千千聖 呼吸分明了却仙」
달관왕석 천천성 호흡분명료각선

이라 하였으니 단전 호흡 조식(丹田呼吸 調息)이 정신 내수(精神 內守)의 초공(初功)이 되며 조식(調息)이 순숙(純熟)하여 출입을 구망(俱忘)하면 염담 허무(恬憺虛無)의 경(境)이 된다. 연후에 수중 화발(水中火發)이 되고 임독맥(任督脈)이 자개(自開)한다. 이것이 선(仙)의 기초학이다.

국선도는 상고(上古) 우리 민족의 장수(長壽)하기 위한 장수(長壽)에 관한 단리(丹理)이니 인류 역사속에 극치(極致)의 고상(高尙)한 학문이다. 국선도는 종교가 아니기 때문에 사후(死後)에 신선이 된다는 엉터리 해석도 성립될 수 없다. 자신이 무병하고 장수하여 구경(究竟)에 가서 영생(永生)을 목적으로 한다.

국선도의 지식은 음양(陰陽)이 아니요, 음양의 진리를 근거로 하는 현실상의 행동이며 무슨 미신적 행위나 허무(虛無)한 사기(詐欺)로 말하는 것이 아니다.

고로 동양 의학(東洋醫學)의 유래는 이 국선도 단리(丹理)의 각병 연년술(却病延年術)로부터 나온 것이며 따라서 건강 위생법(健康衛生法)과 임독 경락 연년술(任督 經絡 延年術)이 모두 국선도에 속한다.

단 일체의 미신(迷信) 설명과 행사는 모두 음양 점법(陰陽占法)에 속하는 유(類)이니 도법(道法)이 아니다. 국선도에서 제일로 하는 주의 사상(主義思想)은 정선(正善)이니 정선심(正善心)은 장수(長壽)의 원(源)이요, 악심(惡心)은 요절(夭折)의 본(本)이 되기 때문이다.

자고로 악심(惡心)으로 타(他)를 해하고 탐욕(貪慾)으로 치부(致富)하는 선인(仙人)은 없다. 국선도의 수도자는 성도후(成道後)에는 세수(世壽)를 거쳐 자기 본향(自己 本鄉)으로 가므로 종적이 묘연하다.
　그러므로 세인(世人)이 혹 국선도를 부인하기도 하나 이상과 같은 의약(醫藥), 위생(衛生), 연년(延年), 단리(丹理) 내에서 나온 학설(學說)이 국선도의 자산(資産)으로 상전 불궁(相傳不窮)하니 선(仙)의 생체(生體)를 알 수 있는 것이다. 인도(人道)는 순(順)이요, 선도(仙道)는 역(逆)이니 음양의 상대성원리(相對性原理)다.
　자연히 인류를 구활(救活)한다.
　사(死)가 있으니 불사(不死)가 있고, 유형(有形)이 있으면 무형(無形)이 있고, 멸(滅)함이 있으면 생(生)이 있으니, 국선도는 불사방(不死方)을 연구하고 실행하는 것이니 불사(不死)를 알려면 먼저 생(生)을 알아야 한다.
　음양이 합실(合實)하면 생(生)이요 분리(分離)하면 사(死)이니 분리의 원인은 음정(陰精)이 모손(耗損)하고 양신(陽神)이 쇠약(衰弱)하여 경락(經絡)의 문(門)이 닫히고 합실체(合實體)를 장구(長久)히 보전치 못 하기 때문이다.

제 1 절 경락(經絡)의 정의(定義)

경락(經絡)이라 함은 음양이기(陰陽二氣)가 체내외(體內外)를 통행하는 기운을 말한다. 혹자는 혈액(血液)의 순환으로 인식하여 경맥(經脈) 또는 경혈(經血)이라 하고 경(經)은 대혈관(大血管), 낙(絡)은 소혈관(小血管)으로 해석하나 경락은 혈관(血管)도 혈액순환(血液循環)도 아니다.

경(經)은 종(縱)으로 통하고 낙(絡)은 횡(橫)으로 통하여 경(經)과 경(經)간을 연락(連絡)한다는 뜻이며 신체 내외를 적지적소로 통로(通路)를 정하여 일종의 지층 위치(地層位置)가 된 것이다. 이와 같이 통로가 정해져 있는 경락은 혈액순환과 직접 감응(感應)이 되어 있다.

그러나 무슨 물질이 경락의 선(線)을 형성한 것은 아니라 경(經)은 도로(道路)의 뜻이다. 경락은 동양(東洋)의 선법(仙法)과 의학(醫學)에서 생리상(生理上)의 중요한 음양론법(陰陽論法)의 하나로 되어 있다. 중경 상한(仲景傷寒)의 육경병리론(六經病理論)과 침구(針灸)에 전용(專用)하는 경락, 경혈(經穴) 등은 모두 경락을 위주(爲主)하며 잡병(雜病)에도 음양 경락(陰陽經絡)을 수(隨)하여 치료한다.

태양두통(太陽頭痛), 양명두통(陽明頭痛), 소양증(少陽症), 삼양경(三陽經), 각기(脚氣) 등이 그 일례(一例)다. 양경(陽經)은 수지(手指)로부터 두면(頭面)으로 두면(頭面)에서 배표(背表)를 통하여 족(足)으로 강하(降下)하고, 음경(陰經)은 족지

(足趾)로부터 복리(腹裏)에 승입(昇入)하고 복리(腹裏)에서 다시 수지(手指)로 거(去)한다.

양경(陽經)은 강(降)하고 출산(出散)을 주(主)하며 음경(陰經)은 승(昇)하고 흡입(吸入)을 주(主)하여 양강 음승(陽降陰昇)으로 주신 내외(周身內外)를 순환(循環)하여 통기(通氣)를 작용(作用)으로 한다. 마치 혈액 순환과 방불(彷彿)한 동작(動作)이다.

경락은 순환계(循環系)에 속하는 음양의 통기 작용(通氣作用)이다. 태양(太陽), 양명(陽明), 소양(少陽)은 양(陽)의 표(表)를 주(主)하고 태음(太陰), 소음(小陰), 궐음(厥陰)은 음(陰)의 리(裏)를 주(主)한다.

이와 같이 음양이 통기(通氣)하는 경락은 피표(皮表)로부터 경(經)을 통하여 병사(病邪)가 침입하고 또 내리(內裏)에서 병사(病邪)를 체외(體外)로 구출(驅出)하기도 한다.

양경(陽經)은 두면(頭面)에서 족(足)으로 강하(降下)하므로 중어면(中於面)하면 양명경(陽明經)으로 하(下)하고, 중어항(中於項)하면 태양경(太陽經)으로 하(下)하고, 중어협(中於頰)하면 소양경(少陽經)으로 하(下)하며, 음경(陰經)은 족지(足趾)에서 복리(腹裏)로 승입(昇入)하므로 족각(足脚)의 중사(中邪)는 입복(入腹)한다.

가령 족랭(足冷)이 심하면 냉한(冷寒)이 수경 입복(隨經入腹)하여 음양의 불화(不和)를 일으켜서 장(腸), 위(胃), 간(肝), 신(腎) 등의 질환(疾患)을 야기한다. 경락은 이와 같이 우주의 천지 기후(天地氣候)와 촉감(觸感)하여 소위 풍(風), 난(暖), 습(濕), 열(熱), 조(燥), 한(寒)의 육기(六氣)를 통(通)하는 생리(生理)이다.

다시 말하면 장부(臟腑)는 몸 안에서 생명의 근원이 되고 경락은 전신 표리(全身表裏)에 벌려 있으며, 장부와 유기적인 관계에서 생리적(生理的)인 생활현상의 중추가 되는 것이다.

그러므로 사람의 삶이란 몸 안에 있는 각 기관과 기관에 근원을 두고 체표리(體表裏)를 주신(周身)하는 경락에서 기혈(氣血)이 영위(榮衛)하는 현상을 삶[생(生)] 또는 존재라 말하는 것이다.

그런데 주의할 것은 기혈이 유통하는 노선(路線)이 경락이라는 것이 아니라 기혈이 유통함으로 인하여 일어나는 영위(榮衛)의 반응 노선임을 알아야 한다는 것이다.

즉 정혈(精血)의 본질(本質)에 의한 기질적(機質的)인 형(形)을 영양(榮養)하는 혈(血)의 생활 상태인 영(榮)과 신기(神氣)의 자성(自性)에 의한 성능적(性能的)인 상(象)을 호위하는 기(氣)의 생활 현상인 위(衛)가 일정한 위치로 반응하는 노선의 경로(經路)와 낙로(絡路)를 의미하는 것이다.

또한 경혈(經穴)이 있는데 경혈이라 함은 경락에 존재하는 공혈(孔穴)이라는 뜻인데 기혈의 영위 현상이 반응하는 경락의 노선 가운데에서도 특정한 위치에 생리적 반응이 현저하게 출현하는 곳을 경혈이라고 하는 것이다.

선(仙)의 통기법(通氣法)에서 경락의 임독(任督) 자개법(自開法)과 팔기경(八奇經) 등 일체(一切) 경락(經絡) 유통법(流通法)을 단전 행공(丹田行功)에서 중요시하는 것이다.

그러나 경락(經絡)은 점법(占法)에 속하는 운기설(運氣說)이 있고 또 생리(生理)에 관한 경락학(經絡學)이 유(有)한 관계로 이것을 분별(分別)치 못하면 미신(迷信)으로 들어간다.

「道生一 一生二 三生萬物」
　도생일 일생이 삼생만물

이라는 것이니 삼(三)은 생물(生物)의 초(初)를 표현한 것이다. 일(一)이 있으면 이(二)가 상대로 있는 것이니 일(一)은 양(陽)이요, 이(二)는 음(陰)이다. 음양(陰陽)이 교합(交合)하여 삼물(三物)이 생(生)한다.

이것이 음양의 본능(本能)이다. 생물뿐이 아니라 형질(形質)의 구성체(構成體)도 삼(三)으로 구분한다.

천인지(天人地), 상중하(上中下) 등 일양(一陽)이 상(上)에 있고 이음(二陰)이 하(下)에 있으며 일양 이음(一陽 二陰)이 상교(相交)하여 음양의 중간 위치가 또 있게 된다.

이것을 삼재(三才)의 도(道)라 하는 것이니 즉 삼위 일체(三位一體)가 되는 원리다.

이 삼위 일체는 촌관척 삼부(寸關尺 三部)를 작성(作成)하여 육맥(六脈)이 표현하며 또 인체(人體)의 전후(前後)와 표리(表裡)에도 모두 삼위(三位)로 되어서 음양의 통로가 되었다. 태양(太陽), 양명(陽明), 소양(少陽)은 표(表)의 삼위(三位)요, 태음(太陰), 소음(少陰), 궐음(厥陰)은 이(裡)의 삼위(三位)다.

표삼위(表三位)는 소양(少陽)이 반음 반양(半陰半陽)이요, 이삼위(裡三位)는 궐음(厥陰)이 반음 반양(半陰半陽)이며 전복(前腹)과 후배(後背)에는 측협(側脇)이 반음 반양(半陰半陽)의 중위(中位)다.

대저 양(陽)은 화(火)요, 음(陰)은 수(水)이니 음양은 수화(水火)의 명칭(名稱)이다. 수(水)는 하(下)에 있고 화(火)는 상(上)에 있는 것이지만 수화(水火)가 교합(交合)하면 수상화하(水上火下)로 되어 위치가 교역(交易)한다. 교역 교합(交易交合)하면 수화 양기(水火兩氣)는 일기(一氣)로 단결(團結)이 되고 비상 비하(非上非下) 반음 반양(半陰半陽)의 중기(中氣)를 형성하며 또 수화(水火)의 증기(蒸氣)로 인하여 수습(水濕)이 생(生)한다. 습(濕)은 중기(中氣) 토(土)의 기운이요, 수습(水濕)을 생하는 장(臟)은 위(胃)다. 위(胃)는 위액(胃液)을 분비하며 분비 수액(分泌水液)이 과다(過多)하면 습염(濕痰)이 되기도 한다.

요컨대 형신(形身)은 수화(水火)의 합실물(合實物)이니 내장(內臟)이 모두 윤습(潤濕)하며 체내 수습(體內 水濕)의 증기(蒸氣)는 호흡 기타 피부 등에서 많이 발산된다. 경(經)에는 삼관(三關), 육경(六經)과 팔기경(八奇經), 12경(十二經) 등이 있으며, 낙(絡)에는 15락(十五絡)이 있고 경락에는 상교점(相交點)을 혈(穴)이라 하며 많은 혈이 있다.

제2절 인체(人體)의 삼관(三關)

등에 삼관(三關)이 있으니 뇌(腦)의 뒤가 옥침관(玉枕關)이요, 척추 중앙(中央)이 녹로관(轆轤關)이요, 회음(會陰)과 장강혈(長强穴) 중간(中間)이 미려관(尾閭關)이라 한다.
 이 삼관(三關)은 모두 정기(精氣)의 승강(昇降)하는 혈로(穴路)로서 통(通)하는 것이다.

제3절 육경(六經)의 위치

1. 삼음경(三陰經)

삼음경은 이(裏)를 통한다. 이(裏)는 복막 내(腹膜內)의 복강(腹腔)안의 장부를 말한다. 표(表)는 양(陽)이요, 이(裏)는 음(陰)이니, 음선 양후(陰先陽後)로 보아 삼음경(三陰經) 다음이 삼양경(三陽經)이 된다.

(1) 태음경(太陰經) ; 태음경은 복막하(腹膜下)에 바로 양명경(陽明經)과 직대(直對)되는 위치다. 그래서 양명(陽明)과 태음(太陰)이 음양 상배(陰陽相配)되는 표리(表裏)가 되며 태음과 양명이 동기(同氣)로 응(應)하는 것이니, 태음은 비(脾)가 되고 양명은 위(胃)가 되어서 비위 동기(脾胃同氣)가 되는 것이다.

태음경은 양쪽 발 대지단(大趾端) 안쪽 은백혈(隱白穴)에서 기(起)하여 공손(公孫), 삼음교(三陰交)로 퇴각내측(腿脚內側)을 통(通)하며 음릉천(陰陵泉)으로 상(上)하여 흉부(胸部) 제6 늑골 하(第六肋骨下) 대포혈(大包穴)에 입(入)한다.

삼음경(三陰經)은 퇴각내측(腿脚內側)을 통하며 삼양경(三陽經)은 퇴각외측(腿脚外側)을 통하여 음내양외(陰內陽外)의 한계(限界)가 분명하게 있는 것이다.

(2) 소음경(少陰經) ; 소음경은 태음경보다 심하(深下)에 위치하며 등허리 겉에 태양경(太陽經)과 직대(直對)되는 곳이다. 그

래서 태양(太陽)과 소음(少陰)이 음양 상배(陰陽相配)되는 표리(表裏)가 되며 소음, 태양이 동기(同氣)로 응(應)하니, 소음은 신(腎)이요, 태양은 방광(膀胱)이므로 배설 동기(排泄同氣)가 된다.

양족심(兩足心) 용천(湧泉)에서 기(起)하여 연곡(然谷), 태계(太谿)를 통하고 음곡(陰谷)으로 상(上)하며 선기방 2촌(璇璣傍二寸)의 유부혈(兪府穴)로 입(入)하는 것이다.

(3) 궐음경(厥陰經) ; 궐음경은, 소음경 보다 심저(深底)에 위치하여 이지리(裏之裏)의 최하위(最下位)가 되는 것이다. 양측신(兩側身)을 통하는 소양(少陽)과 진대(眞對)되는 곳에 있는 궐음경은 소장(小腸)의 하단전(下丹田)과 생식기(生殖器)가 있는 하복리(下腹裏)의 최저(最低)이다.

소양(少陽)과 궐음(厥陰)이 상배(相配)하여 표리(表裏)가 되며 궐음과 소양이 동기(同氣)로 응(應)하니, 궐음은 간(肝)이요, 소양은 담(膽)이므로 간담 동기(肝膽同氣)로 되어 있다.

궐음경은 양발 대지 상(大趾 上) 삼모중(三毛中) 태돈(太敦)에서 기(起)하여 태충(太衝), 여구(蠡溝)을 통(通)하며 곡천(曲泉)으로 상(上)하고 양유 직하(兩乳 直下) 제2늑단(第二肋端)에서 외측(外側)으로 1촌반(一寸半)의 기문혈(期門穴)로 입(入)한다.

2. 삼양경(三陽經)

삼양경은 표(表)를 통(通)한다. 표(表)는 피표(皮表)로부터 복막상(腹膜上)에까지 피육간(皮肉間)을 말하는 것이며, 배후(背後)는 음(陰)이 되고 흉전(胸前)은 양(陽)이 되며 협측(脇

側)은 반음 반양(半陰半陽)이다.

　(1) 태양경(太陽經) ; 태양경은 신후 음지(身後陰地)의 표피상(表皮上)을 통하는 경로(經路)다. 양목내제(兩目內眥)에서 기(起)하여 두상(頭上)과 양배육상(兩背肉上)을 통과하고 괵중(膕中)으로 하(下)하며 족 소지단(足 小趾端)의 외측(外側) 지음혈(至陰穴)에서 지(至)한다.

　(2) 양명경(陽明經) ; 양명경은 신전양지(身前陽地)의 기육간(肌肉間)을 통하는 경로(經路)다. 태양경 밑에 양명경이 있다.
　몸의 앞부분의 양(陽)과 양경(陽經)의 양(陽)이 서로 합하여 양양(兩陽)이 병명(炳明)이라는 양명(陽明)의 명칭이 된것이다. 혈경(穴經) 가운데 가장 극열(極熱)한 열(熱)을 발(發)하는 것이 양명경이니 양양(兩陽)이 합세(合勢)하는 기육열(肌肉熱)이다.
　양명(陽明)의 열(熱)이 입리(入裏)하여 극(極)하면 위장(胃腸)의 진액(津液)이 고갈(枯渴)하고 혼수 상태에 들게 된다. 양쪽 이마 옆 부위에서 기(起)하여 지창(地倉), 유중(乳中)을 통하고 기충(氣衝), 삼리(三里)로 하(下)하며 족 차지단 외측(足 次趾端 外側) 여태혈(厲兌穴)에 지(至)한다.

　(3) 소양경(少陽經) ; 소양경은 측면(側面) 양협하(兩脇下)의 피육 하(皮肉下) 복막 상(腹膜上)을 통하는 경로(經路)다. 양명경 밑이요, 표지저(表之底)이니, 표(表)와 이(裏)의 중간(中間) 위치이므로 반표 반리(半表半裏)의 명칭이 있다.
　그리고 흉전 배후(胸前背後)의 중간(中間)이므로 반전반후(半前半後) 반음 반양(半陰半陽)이 된다. 양목외제(兩目外眥)에서

제 5 장 국선도와 경락(經絡)　151

기(起)하여 양이후(兩耳後)의 풍지(風池), 견정(肩井), 환도(環跳)등의 측신(側身)을 통하고 양릉천(陽陵泉)으로 하(下)하며 족사지(足四趾) 외측(外側) 규음혈(竅陰穴)에 지(至)한다.

[수기법(手氣法)의 경락혈(經絡穴) 참조]

◆ 육경과 장부표본 ◆

삼양(三陽)
·부(腑) { 태양경(太陽經)은 방광(膀胱)이 본(本)이요,
양명경(陽明經)은 위장(胃腸)이 본(本)이요,
소양경(少陽經)은 쓸개[담부(膽腑)]가 본(本)이요,

삼음(三陰)
·장(臟) { 태음경(太陰經)은 비장(脾臟)이 본(本)이요,
소음경(少陰經)은 신장(腎臟)이 본(本)이요,
궐음경(厥陰經)은 간장(肝臟)이 본(本)이다.

양경은 오부(五腑)가 본이 되고, 음경은 오장(五臟)이 본이 되어서 음양이 구별된다.

육경(六經)은 음양의 경(經)이 모두 족경(足經)으로 되어서 족(足)삼양과 족삼음으로 되고 수경(手經)은 없다.

족삼양은 머리로부터 발로 내리고 족삼음은 발 아래서 배와 가슴으로 오른다.

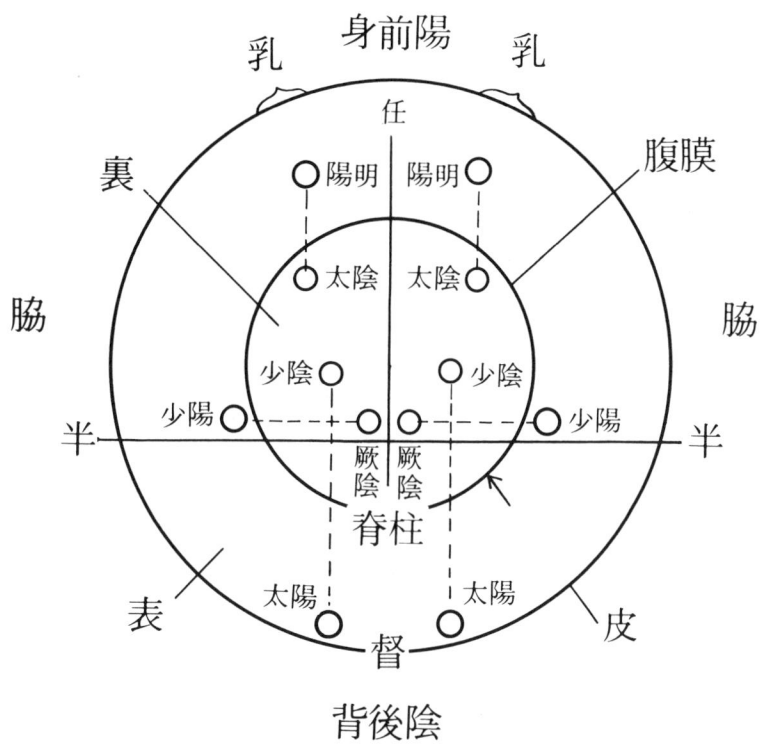

제4절 수육경(手六經)의 위치

족삼음(足三陰)과 족삼양(足三陽)에 수삼음(手三陰)과 수삼양(手三陽)을 합하여서 모두 12경(十二經)이 된다. 수경(手經)은 수비(手臂)을 통하므로 수(手)의 경(經)이라 명칭한 것이고 실은 육경(六經)의 연속인 것이다.

1. 수삼음경(手三陰經)
(1) 수태음경(手太陰經) ; 수태음경[폐(肺)]은 족태음경(足太陰經)[비(脾)]과 흉복(胸腹)에서 접(接)한다. 흉중(胸中) 유상(乳上) 2늑간(二肋間) 중부혈(中府穴)에서 기(起)하여 겨드랑이 아래 팔꿈치 안쪽을 통하고 척택(尺澤), 열결(列缺)을 지나서 엄지손가락 안쪽 소상혈(少商穴)에 지(至)한다.

(2) 수소음경(手少陰經) ; 수소음경[심(心)]은 족소음경(足少陰經)[신(腎)]과 흉복에서 접한다.
흉측(胸側) 겨드랑이 극천혈(極泉穴)에서 기(起)하여 소해(少海), 신문(神門)을 거쳐서 새끼손가락 안쪽 소충혈(少衝穴)에 지(至)한다.

(3) 수궐음경(手厥陰經) ; 수궐음경[심포락(心包絡)]은 족궐음경(足厥陰經)[간(肝)]과 흉복에서 접한다.

흉측 겨드랑이 아래 3촌(三寸) 유외측 1촌(乳外側 一寸) 정도의 천지혈(天池穴)에서 기(起)하여 곡택(曲澤), 내관(內關), 태릉(太陵)을 거쳐서 가운뎃손가락 중충혈(中衝穴)에서 지(至)한다.

2. 수삼양경(手三陽經)
(1) 수태양경(手太陽經) ; 수태양경[소장(小腸)]은 족태양경(足太陽經)[방광(膀胱)]과 안면(顔面)에서 접한다.
새끼손가락 바깥쪽 소택(少澤)에서 기(起)하여 팔꿈치 바깥쪽을 통하여 완골(腕骨), 소해(小海)를 거쳐서 어깨 위로 하여 귀의 양쪽 청궁혈(聽宮穴)에서 지(至)한다.

(2) 수양명경(手陽明經) ; 수양명경[대장(大腸)]은 족양명경(足陽明經)[위(胃)]과 안면에서 접한다.
둘째손가락 안쪽 상양(商陽)에서 기(起)하여 합곡(合谷), 양계(陽谿)를 거쳐서 곡지(曲池)를 지나서 안면(顔面)에 입(入)하고 코 옆의 영향혈(迎香穴)에 지(至)한다.

(3) 수소양경(手少陽經) ; 수소양경[삼초(三焦)]은 족소양경(足少陽經)[담(膽)]과 안면에서 접한다.
네째손가락 관충(關衝)에서 기(起)하여 양지(陽池), 외관(外關)을 거쳐서 천정(天井)을 지나서 머리의 귀 앞쪽 이문혈(耳門穴)에 지(至)한다.
음경(陰經)은 모두 손의 팔뚝 안쪽을 통하여 겨드랑이 아래로 내려가 손가락에서 지(至)하고, 양경(陽經)은 모두 손의 팔뚝 바깥쪽을 통하여 어깨 위로 하여 안면에 지(至)한다.

양경은 모두 안면에서 모여 연접(連接)하고 음경은 모두 흉복에서 모여 연접되어 있으며, 안면에는 양(陽)이 모이므로 안(顔)이 능히 찬 것을 견디어 풍한(風寒)을 당(當)하며 복흉(腹胸)에는 음(陰)이 모이므로 복(腹)이 능히 더운 것을 견디어 음식(飮食)을 소화(消化)한다.

제5절 12경(十二經)의 순환(循環)

12경이 각기 음양(陰陽)의 생리(生理)로 음(陰)은 승(昇)하고 양(陽)은 강(降)이 되며 족경(足經)과 수경(手經)이 서로 연접(連接)하고 주신(周身)으로 승강 상하(昇降上下)한다. 수화교합체(水火交合體)는 음승 양강(陰昇陽降)이 되고 수화(水火)가 분리(分離)하면 반시(反是)하여 서거(逝去)한다.

이것을 유주(流注) 또는 순환(循環)이라 한다. 그러면 무엇이 12경을 통행 순환(通行循環)케 하는가? 수화 음양(水火陰陽)의 물질(物質)은 기혈(氣血)이요, 수화 음양의 신성(神性)한 기운(氣運)은 신기(神氣)이니, 수화 음양이 교합(交合)하여, 합실(合實)하지 않으면 이 신기(神氣)는 없다.

수화 음양이 합실(合實)하면 이 신기(神氣)는 자연(自然) 성립(成立)하여 생(生)의 기운이 되니 이 기운이 12경을 순환하게 되는 것이다.

수화음양이 평등(平等)하여 기혈이 조화(調和)하면 12경 순환의 신기(神氣)가 이상이 없지마는 수화기혈(水火氣血)이 불화(不和)하면 수화(水火)의 정기(正氣)가 불순(不順)하여 기혈이 막히고 순환이 불리(不利)하며 생리작용이 제대로 되지 못 하는 데가 생기는 것이다.

이것이 질병(疾病)의 발생이라, 이 불순 부분(不順部分)을 표리 음양(表裏陰陽)으로 찾고자 하는 것이 경락(經絡)의 사용이다.

그리고 12경과 15락(十五絡)이 있으니, 경(經)은 종(縱)이요, 낙(絡)은 횡(橫)이니, 경(經)과 경(經)사이를 연락(連絡)하는 것이 낙(絡)이다.

낙(絡)은 12경락(十二經絡) 외에 임맥(任脈), 독맥(督脈), 비(脾)의 대락(大絡)을 합하여 15락(十五絡)이 된다.

제6절 15락(十五絡)

- 수태음(手太陰)은 열결혈(列缺穴)이니, 수양명(手陽明)을 낙(絡)하고,
- 족태음(足太陰)은 공손혈(公孫穴)이니, 족양명(足陽明)을 낙(絡)하고,
- 수소음(手少陰)은 통리혈(通里穴)이니, 수태양(手太陽)을 낙(絡)하고,
- 족소음(足少陰)은 태종혈(太鍾穴)이니, 족태양(足太陽)을 낙(絡)하고,
- 수궐음(手厥陰)은 내관혈(內關穴)이니, 수소양(手少陽)을 낙(絡)하고,
- 족궐음(足厥陰)은 여구혈(蠡溝穴)이니, 족소양(足少陽)을 낙(絡)하고,
- 수태양(手太陽)은 지정혈(支正穴)이니, 수소음(手少陰)을 낙(絡)하고,
- 족태양(足太陽)은 비양혈(飛陽穴)이니, 족소음(足少陰)을 낙(絡)하고,
- 수양명(手陽明)은 편력혈(偏歷穴)이니, 수태음(手太陰)을 낙(絡)하고,
- 족양명(足陽明)은 풍륭혈(風隆穴)이니, 족태음(足太陰)을 낙(絡)하고,
- 수소양(手少陽)은 외관혈(外關穴)이니, 수궐음(手厥陰)을 낙(絡)하고,

・족소양(足少陽)은 광명혈(光明穴)이니, 족궐음(足厥陰)을 낙(絡)하고,

・임맥지별(任脈之別)은 회음혈(會陰穴)이니, 임독충 삼맥(任督沖 三脈)의 기혈(起穴)이요,

・독맥지별(督脈之別)은 장강혈(長强穴)이니, 족태양(足太陽)과 임맥(任脈)을 낙(絡)하고

・비지대락(脾之大絡)은 대포혈(大包穴)이니, 음양경락(陰陽經絡)을 총통(總統)하고, 조화(調和)한다.

제7절 팔기경(八奇經)

음유, 양유, 음교, 양교, 충, 임, 독, 대를 팔기경이라한다.
· 음유(陰維)는 족소음경(足少陰經)의 축빈혈(築賓穴)에서 기(起)하여 소복(小腹)의 부사혈(府舍穴)로 가서 태음(太陰), 소음(少陰), 궐음(厥陰)이 모여 합하고 또 족태음경(足太陰經) 복애혈(腹哀穴)을 거쳐서 족궐음경(足厥陰經) 기문혈(期門穴)을 지나서 천돌(天突), 염천혈(廉泉穴)에서 임맥(任脈)과 모여 이마 앞에 가서 종(終)한다.
· 양유(陽維)는 족태양(足太陽) 금문혈(金門穴)에서 기(起)하여 족소양(足少陽) 양교혈(陽交穴)을 거쳐서 소복(小腹) 족소양경(足少陽經) 거료혈(居髎穴)을 지나서 팔뚝 수족태양(手足太陽)과 수양명경(手陽明經)과 모이고 다시 견정혈(肩井穴)에서 수족소양(手足少陽), 족양명(足陽明)과 모이고 위로 올라 귀의 위의 본신혈(本神穴)에서 지(止)한다.
음유는 제음(諸陰)의 교혈(交穴)을 취(取)하여 음기(陰氣)가 연통(連通)이 되고 양유는 제양(諸陽)의 교혈(交穴)을 취하여 양기(陽氣)가 연통이 되는 중간경(中間經) 들이다.
· 음교(陰蹻)는 족소음(足少陰)의 별락(別絡)이니 족근중(足跟中)에서 기(起)하여 조해혈(照海穴)을 지나서 교신혈(交信穴)에 지(至)하여 음고 내(陰股內)로 직상(直上)하여 복흉(腹胸)을 통하고 목내제(目內眥)로 상(上)하여 수족태양(手足太陽), 족양명(足陽明), 양교(陽蹻)의 오맥(五脈)이 정명혈(睛明穴)에 모여

상행(上行)하여 정명혈에 입(入)한다.

· 양교(陽蹻)는 족태양(足太陽)의 별락(別絡)이니, 족근중(足跟中)에서 기(起)하여 신맥혈(申脈穴)을 지나서 부양(跗陽)에 지(至)하여 외고 측(外股側)으로 직상(直上)하고 노유혈(臑兪穴)에서 수태양(手太陽), 양유락(陽維絡)과 모이고 거골혈(巨骨穴)에서 수양명(手陽明)과 모여 지창혈(地倉穴)에서 수양명(手陽明)과 임맥(任脈)을 회(會)하고 다시 상행(上行)하여 목내제(目內眥)에서 수족태양(手足太陽), 족양명(足陽明), 음교(陰蹻)의 오맥(五脈)이 정명혈(睛明穴)에서 모여 합하고 정명(睛明)으로부터 상행(上行)하여 귀 뒤 풍지혈(風池穴)에 입(入)하여 종(終)한다.

· 충맥(衝脈)은 임맥(任脈)과 같이 소복하(小腹下) 포중(胞中)에서 기(起)하여 기충혈(氣衝穴)을 근(根)하고 복내 중(腹內中)을 통하며 상(上)하여 흉중(胸中)에서 산(散)한다.

· 대맥(帶脈)은 장문혈(章門穴)에서 기(起)하여 유도혈(維道穴)에서 산(散)한다. 대맥(帶脈)은 모든 경맥(經脈)을 총속(總束)하고 조절(調節)하여 망행(妄行)이 없게 한다.

· 임맥(任脈)은 회음혈(會陰穴)에서 기(起)하여 음포(陰胞)를 통하고 복중앙선(腹中央線)을 통하는 기운이니, 음맥(陰脈)의 총령(總領)이 되며 여성 임신(女性姙娠)과 관계되는 맥이다.

· 독맥(督脈)은 명문혈(命門穴)에서 기(起)하여 회음(會陰)으로 강(降)하고 장강혈(長强穴)로 승(昇)하여 두상(頭上)의 백회혈(百會穴)을 지나서 인중(人中), 수구혈(水溝穴)로 하(下)하여 임맥(任脈)과 접한다.

독맥(督脈)은 제맥(諸脈)을 독령(督領)하는 중추(中樞)이니 중요한 맥이다.

제 8 절　인체경락도(人體經絡圖)

1. 누진도(漏盡圖)

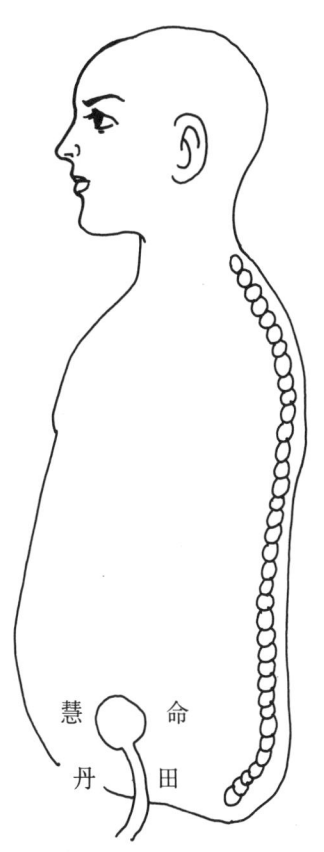

勤造烹蒸慧命根

時將眞我隱藏居

慾成漏盡金剛體

定照莫離歡喜地

慧命　命
丹田

2. 임독이맥도(任督二脉圖)

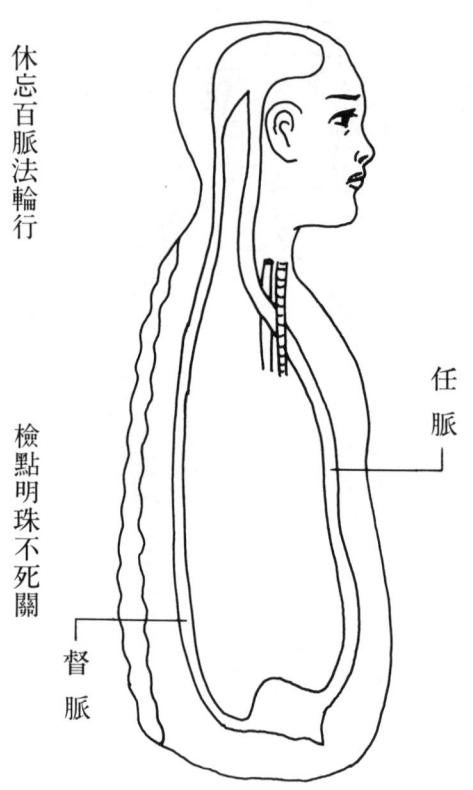

3. 14경(十四經)

(1) 임맥(任脈)

회음(会陰) 시(始) 승장(承漿) 종지(終止)

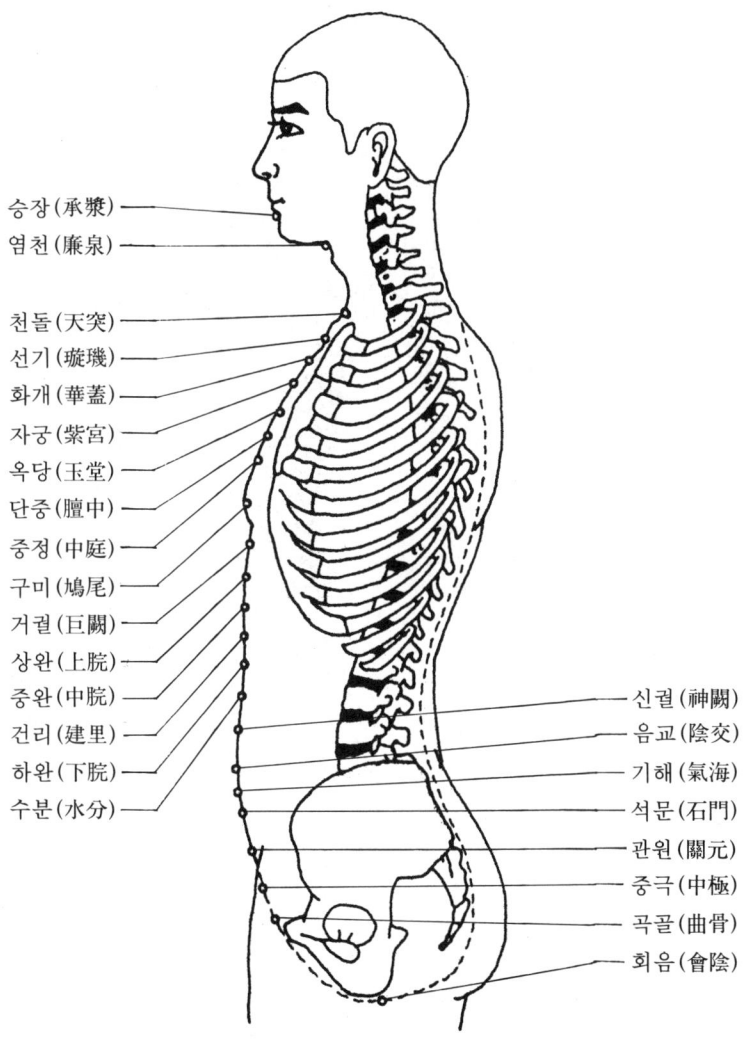

(2) 독맥(督脈)

　　장강(長强) 시(始) 은교(齦交) 종지(終止)

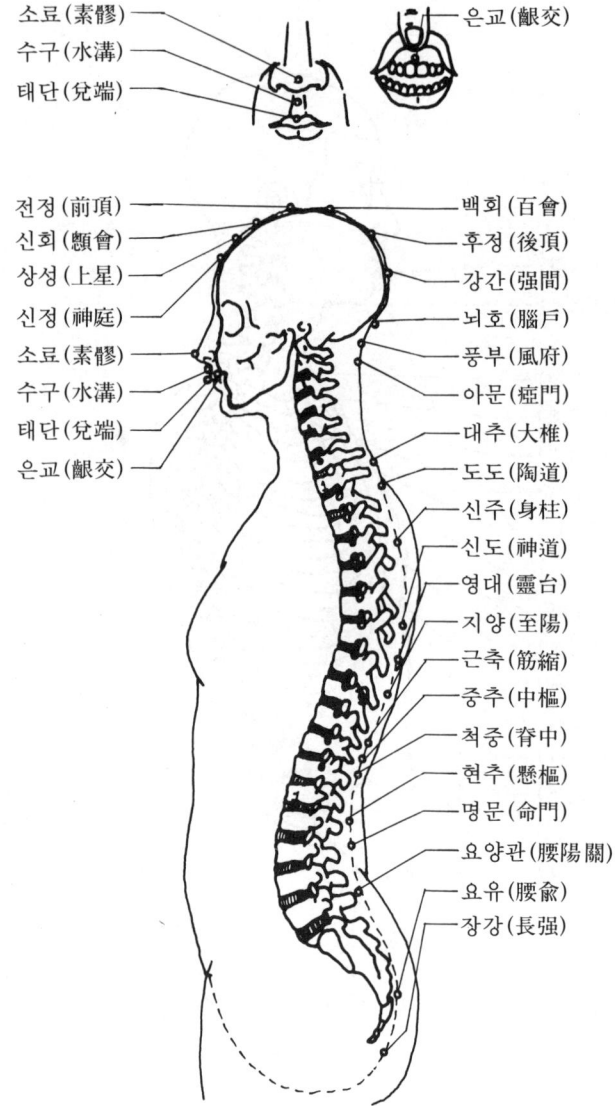

(3) 수태음폐경(手太陰肺經)/좌우 각 11혈
   중부(中府) 시(始) 소상(少商) 종지(終止)

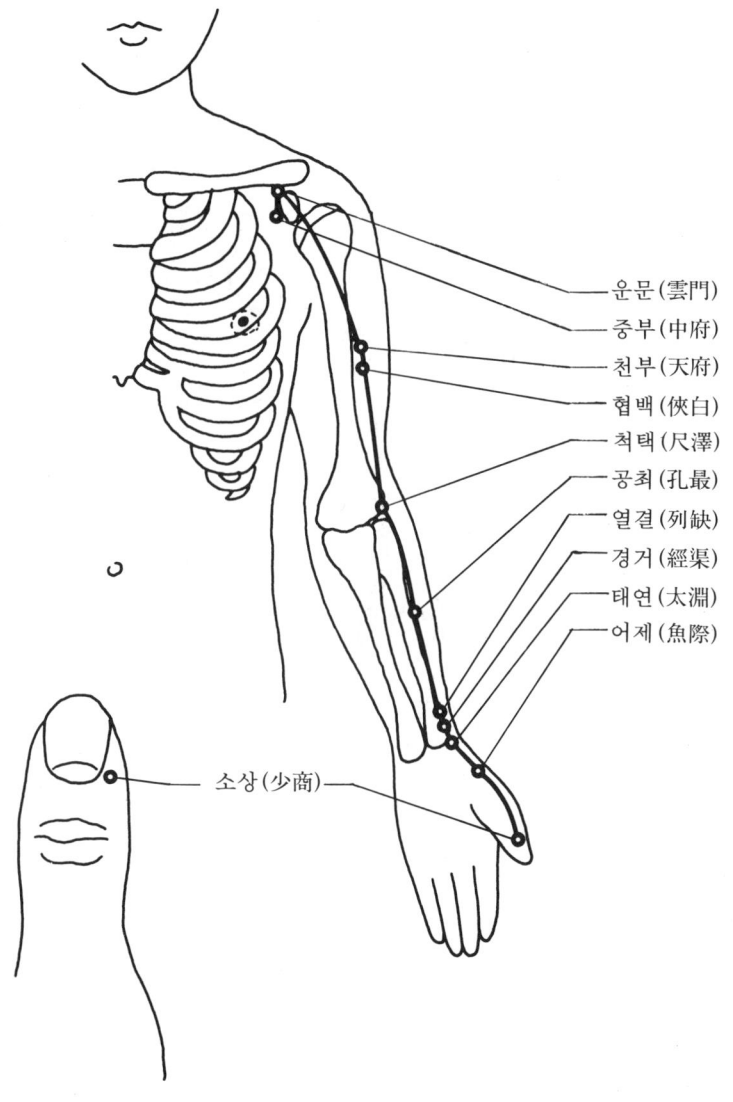

(4) 수양명대장경(手陽明大腸經) /좌우 각 20혈
    상양(商陽) 시(始) 영향(迎香) 종지(終止)

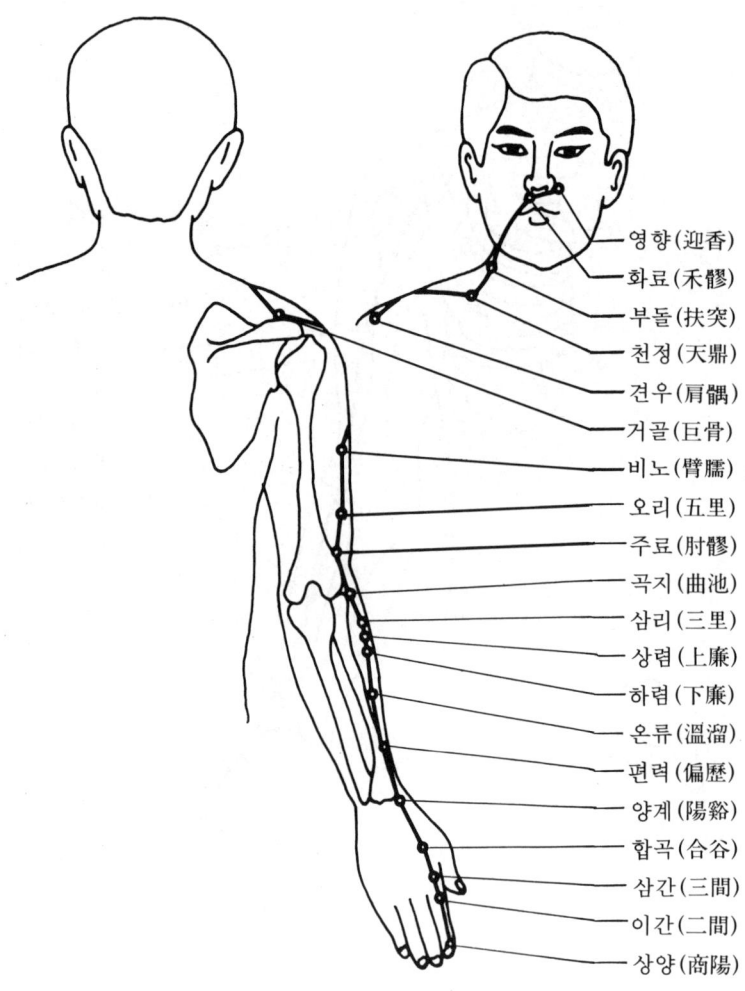

(5) 수궐음심포경(手厥陰心包經) /좌우 각 9혈
천지(天池) 시(始) 중충(中衝) 종지(終止)

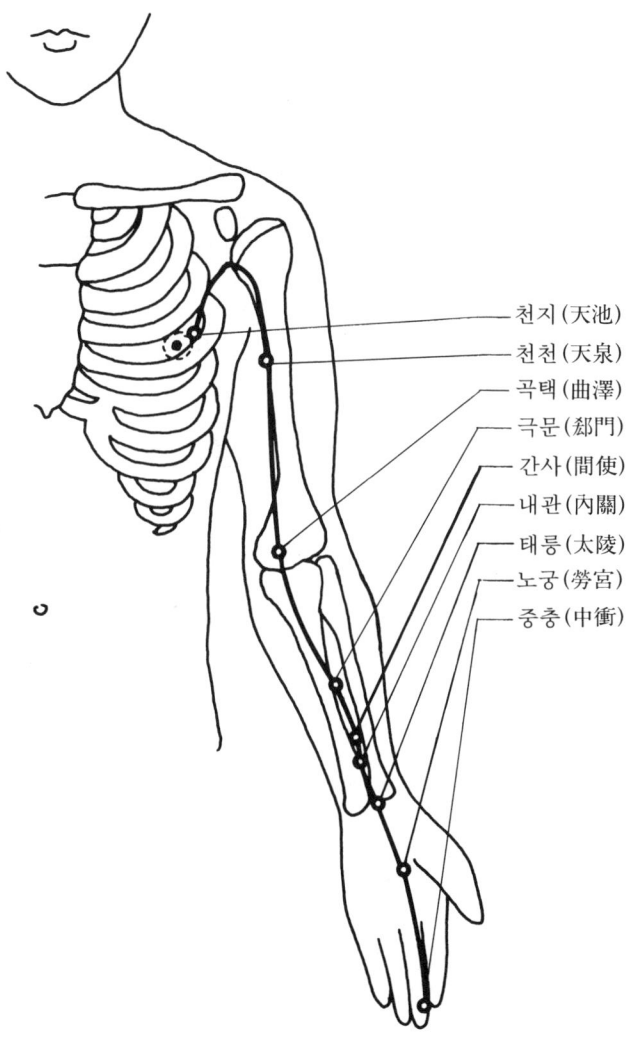

천지(天池)
천천(天泉)
곡택(曲澤)
극문(郄門)
간사(間使)
내관(內關)
태릉(太陵)
노궁(勞宮)
중충(中衝)

(6) 수소양삼초경(手少陽三焦經) /좌우 각 23혈
관충(関衝) 시(始) 사죽공(絲竹空) 종지(終止)

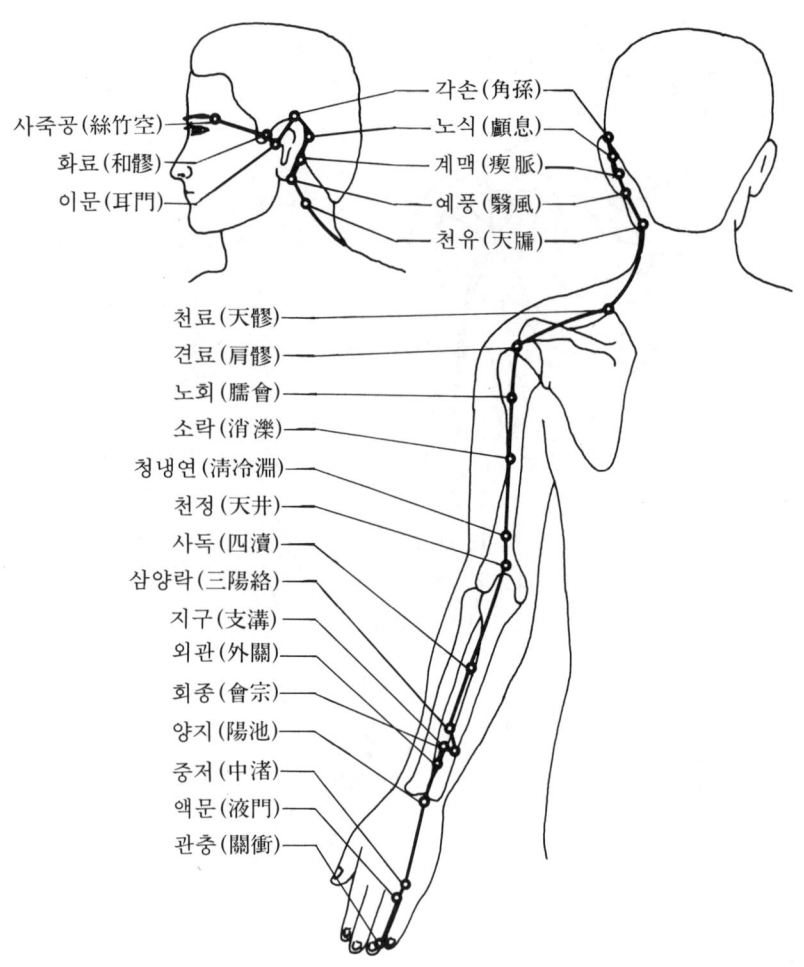

(7) 수소음심경(手少陰心經)/좌우 각 9혈
　　극천(極泉) 시(始) 소충(少衝) 종지(終止)

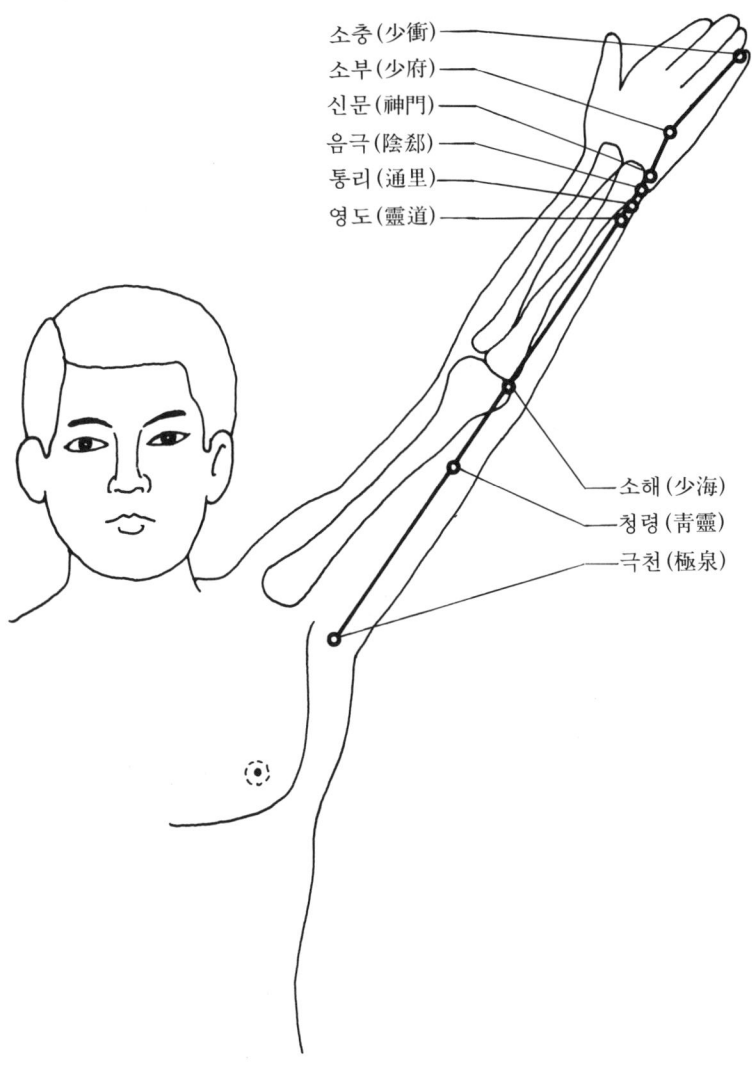

(8) 수태양소장경(手太陽小腸經)/좌우 각 19혈
  소택(少澤) 시(始) 청궁(聽宮) 종지(終止)

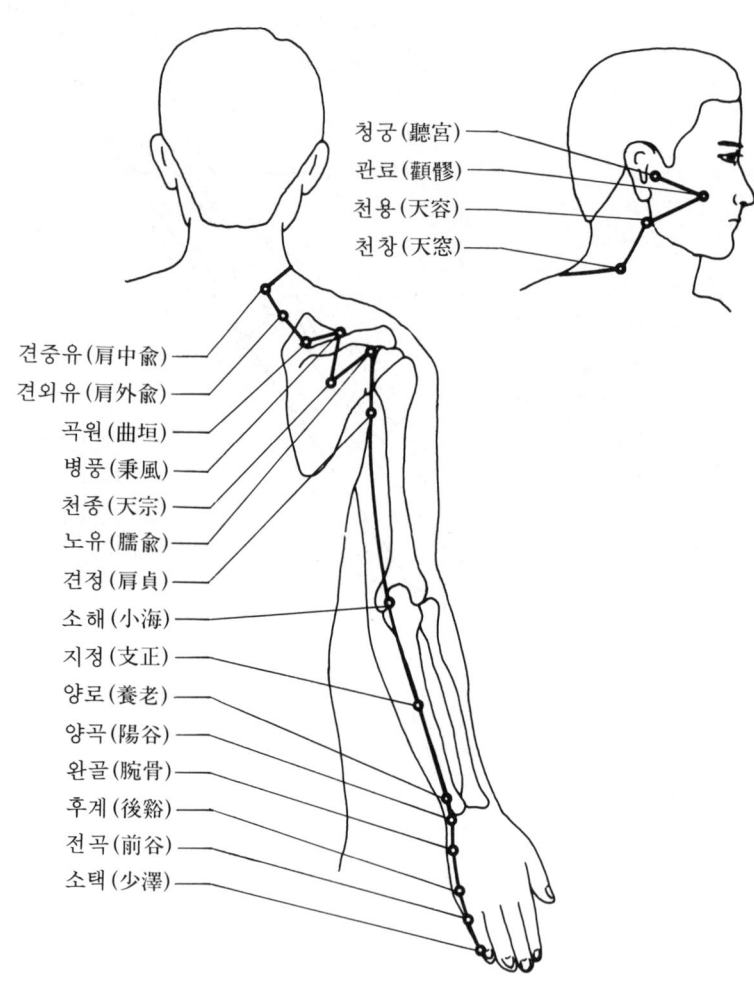

(9) 족소양담경(足少陽膽經)/좌우 각 44혈
   동자료(瞳子髎) 시(始) 족규음(足竅陰) 종지(終止)

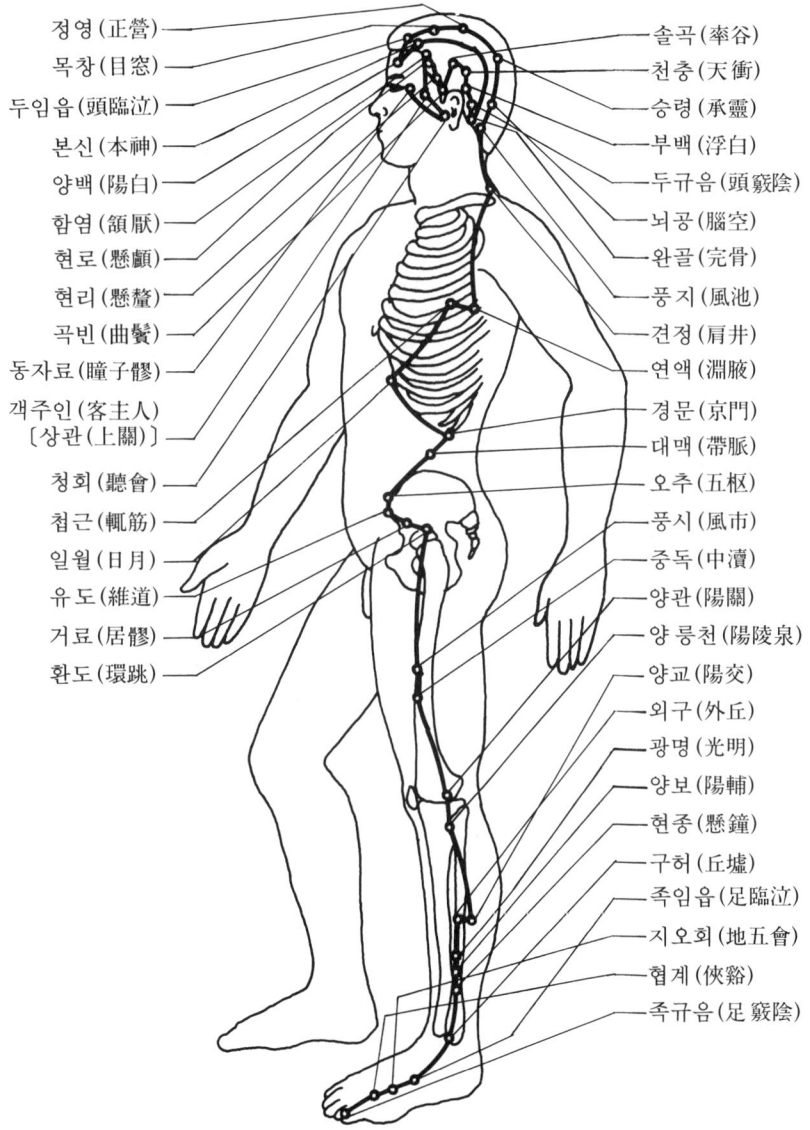

제 5 장 국선도와 경락(經絡)

(10) 족궐음간경(足厥陰肝經)/좌우 각 14혈
   태돈(太敦) 시(始) 기문(期門) 종지(終止)

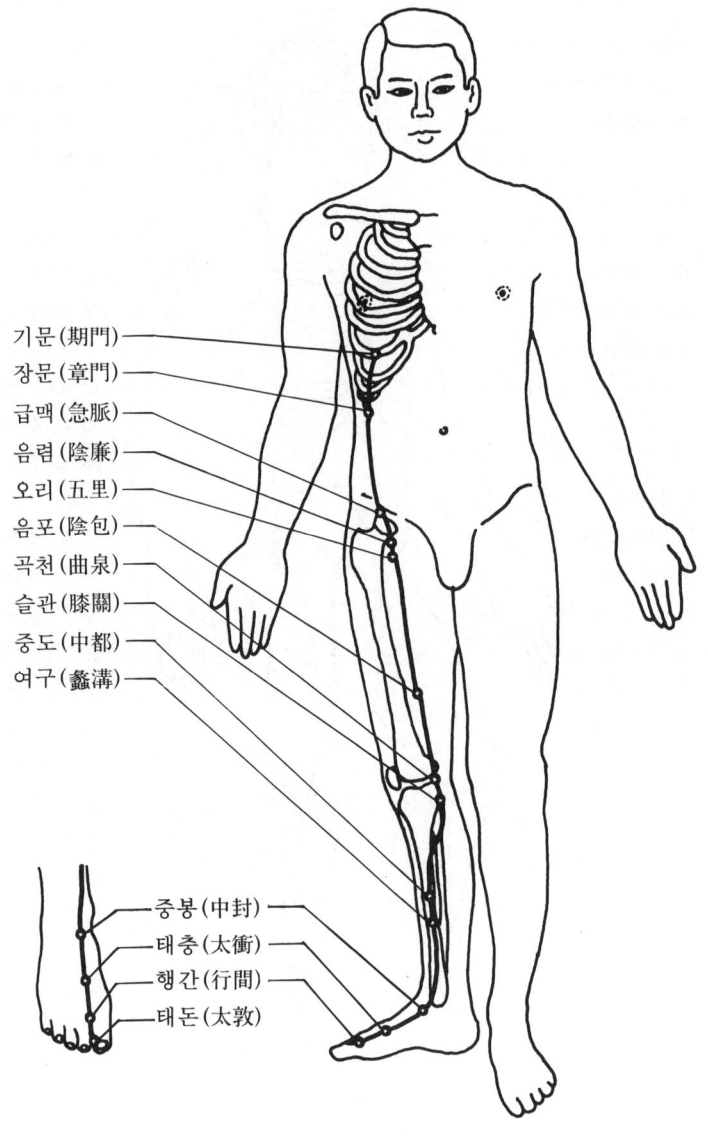

(11) 족양명위경(足陽明胃經)/좌우 각 45혈
　　승읍(承泣) 시(始) 여태(厲兌) 종지(終止)

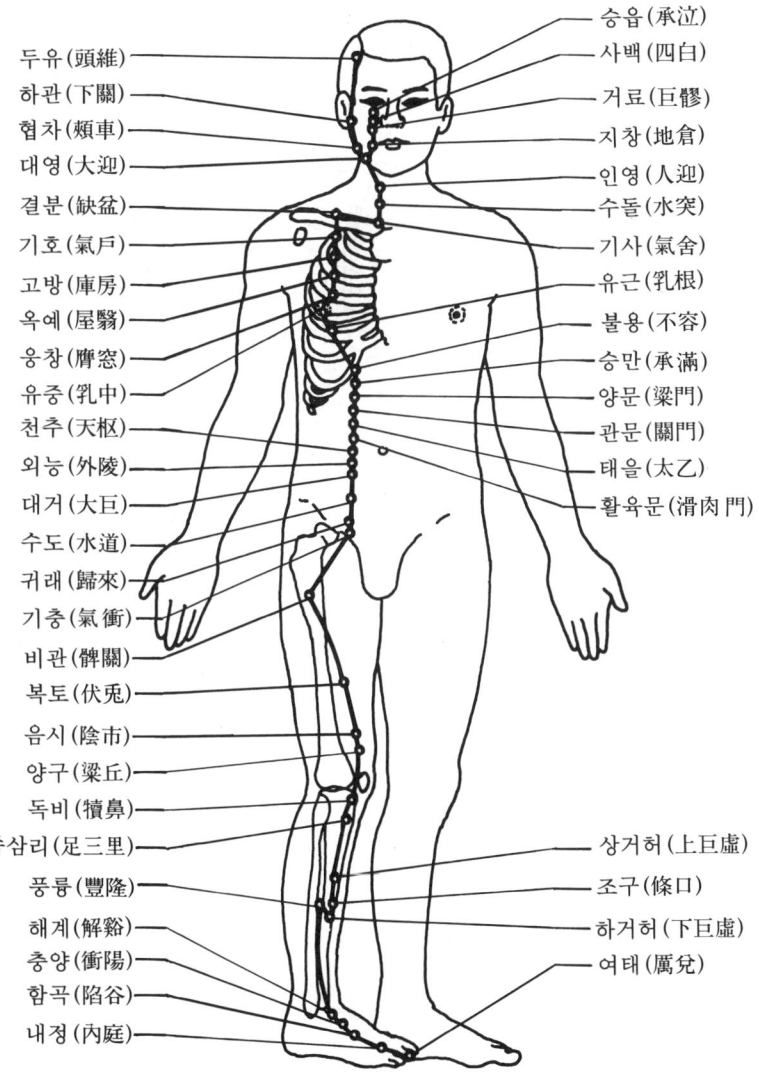

(12) 족태음비경(足太陰脾經) /좌우 각 21혈
은백(隱白) 시(始) 대포(大包) 종지(終止)

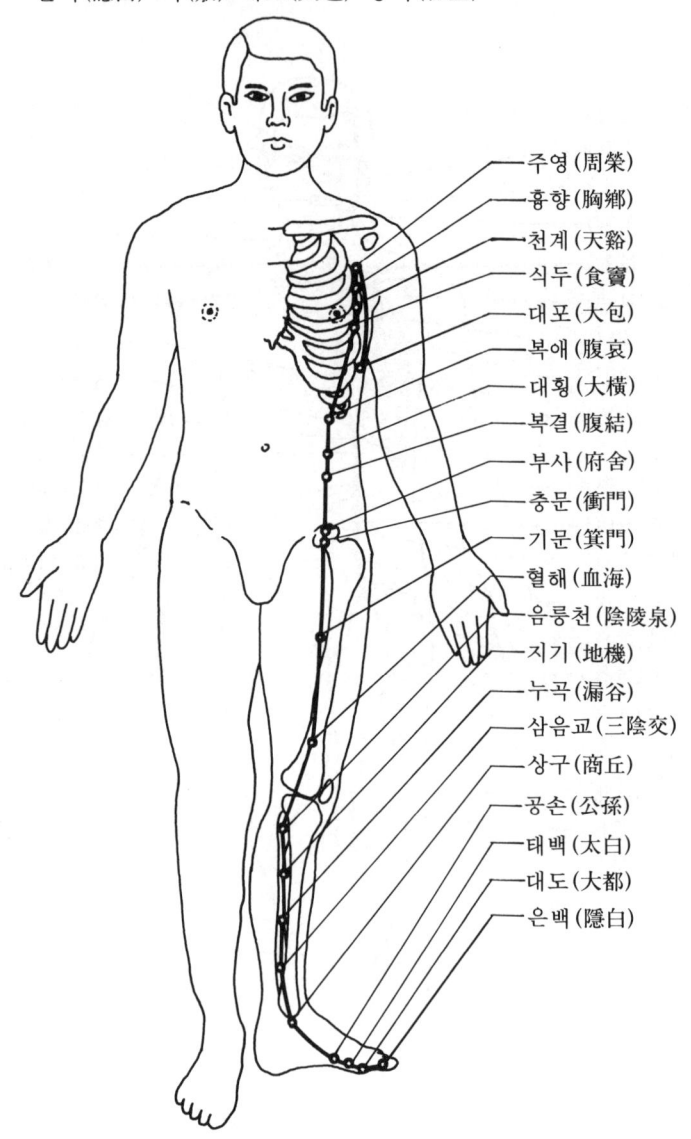

(13) 족태양방광경(足太陽膀胱經) /좌우 각 67혈
    정명(睛明) 시(始) 지음(至陰) 종지(終止)

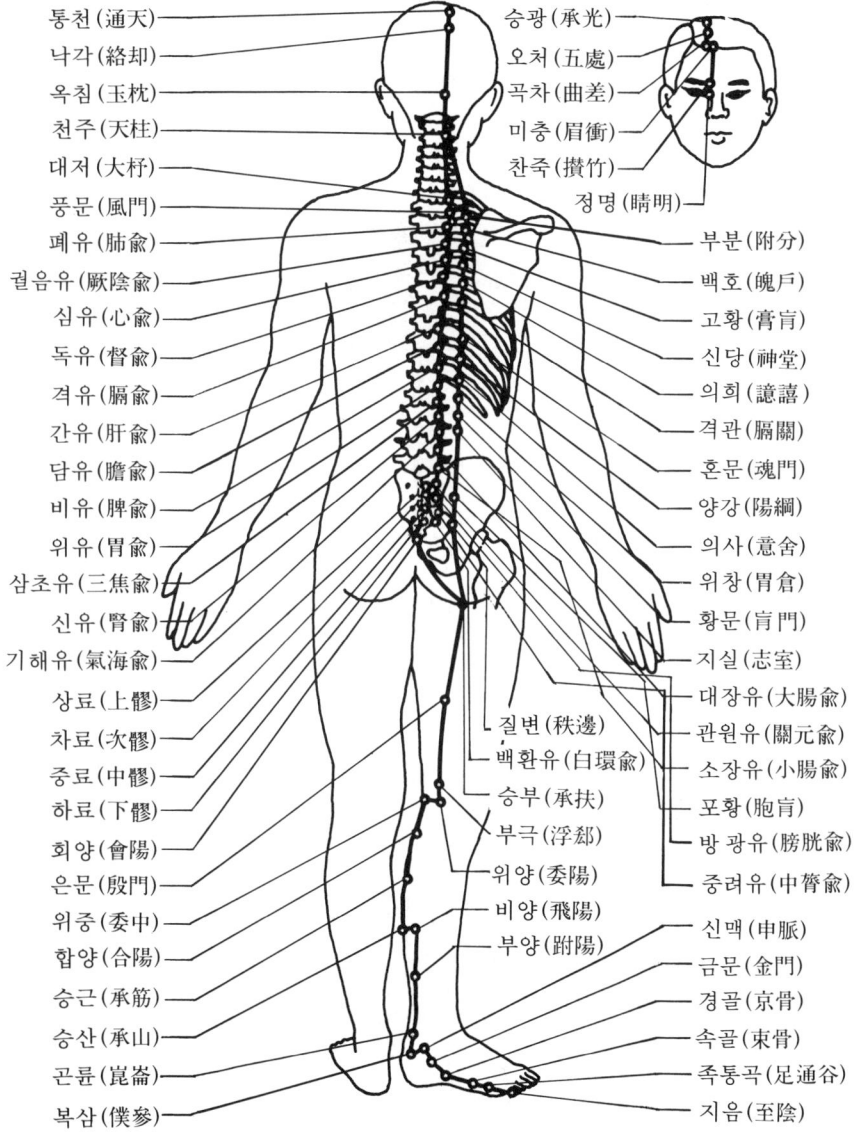

제 5 장 국선도와 경락(經絡)

(14) 족소음신경(足少陰腎經) /좌우 각 27혈
용천(湧泉) 시(始) 유부(兪府) 종지(終止)

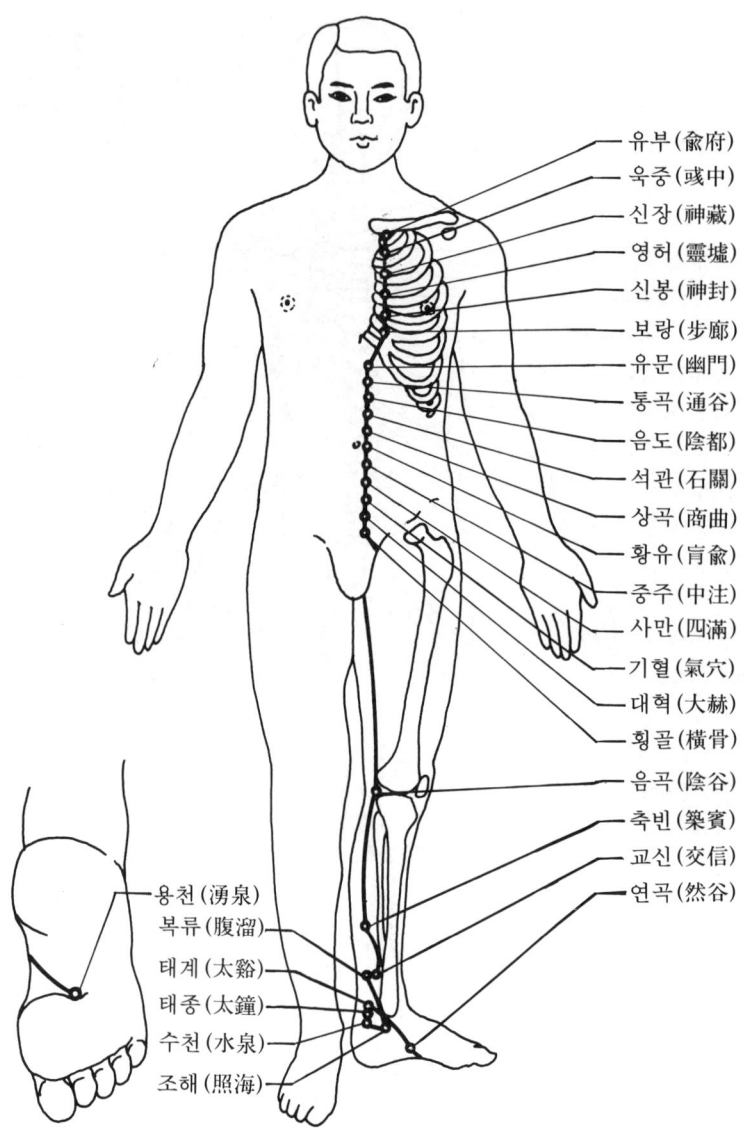

4. 기경팔맥도(奇經八脈圖)
(1) 양교맥(陽蹻脉) /좌우 24혈

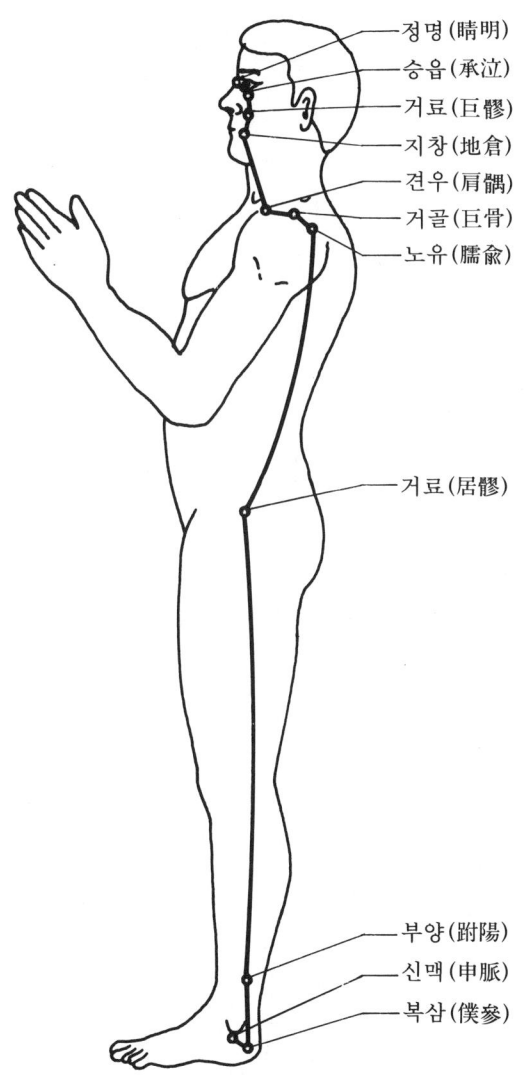

제 5 장 국선도와 경락(經絡)

(2) 음교맥(陰蹻脉)/좌우 8혈

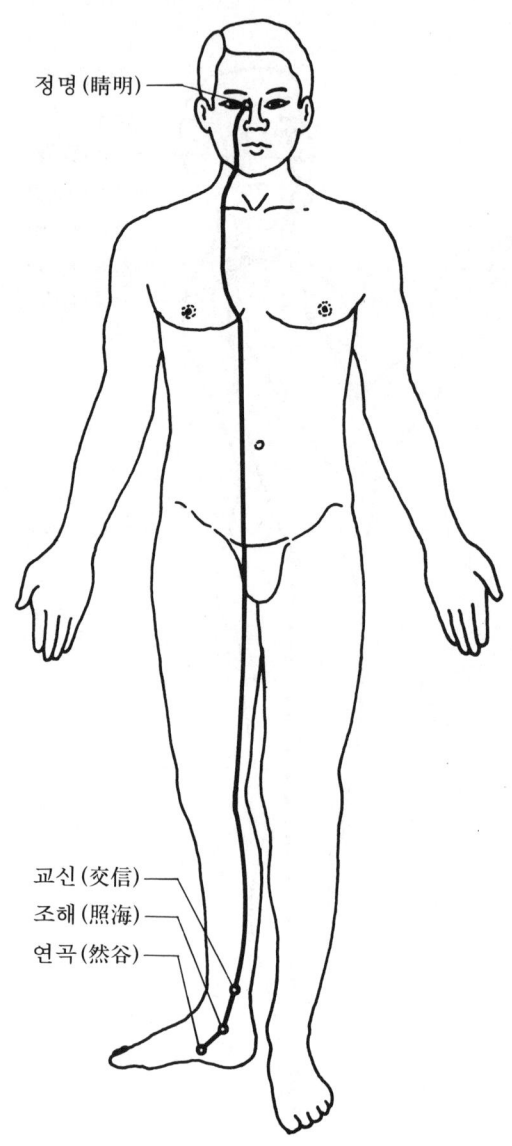

(3) 양유맥(陽維脉)/좌우 34혈

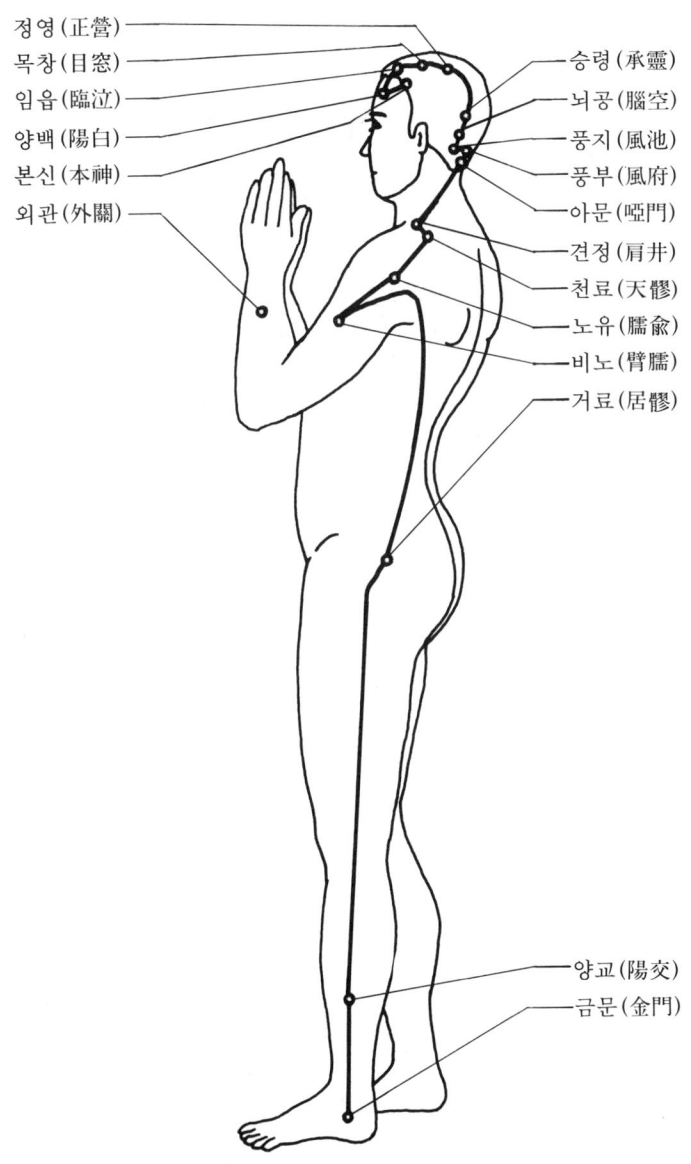

제 5 장 국선도와 경락(經絡)

(4) 음유맥(陰維脉)/좌우 14혈

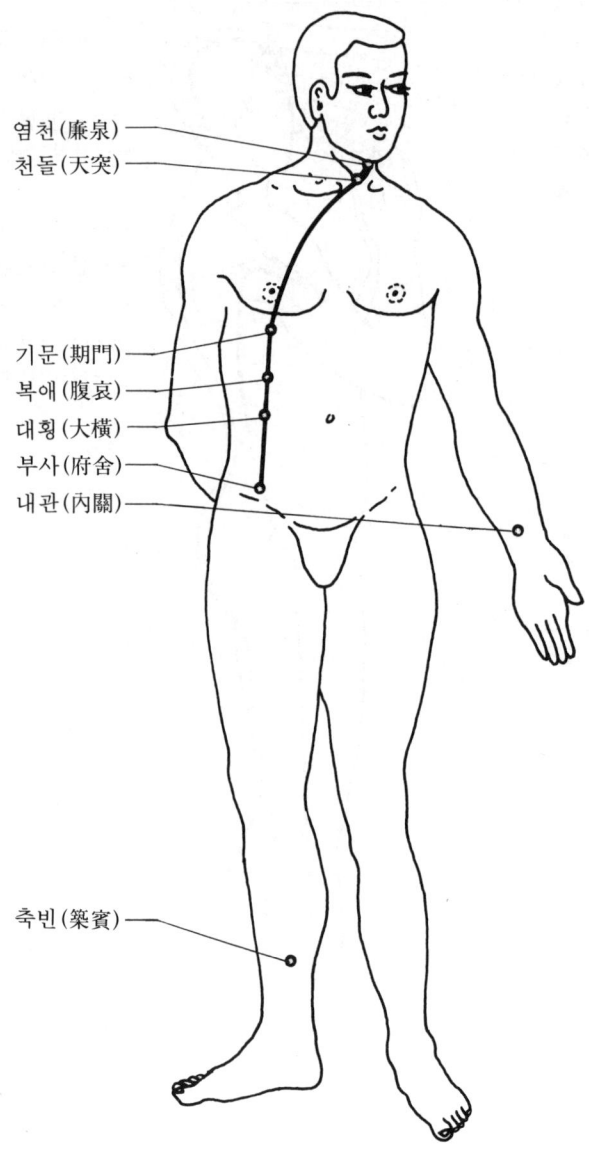

(5) 대 맥(帶 脉)/좌우 10혈

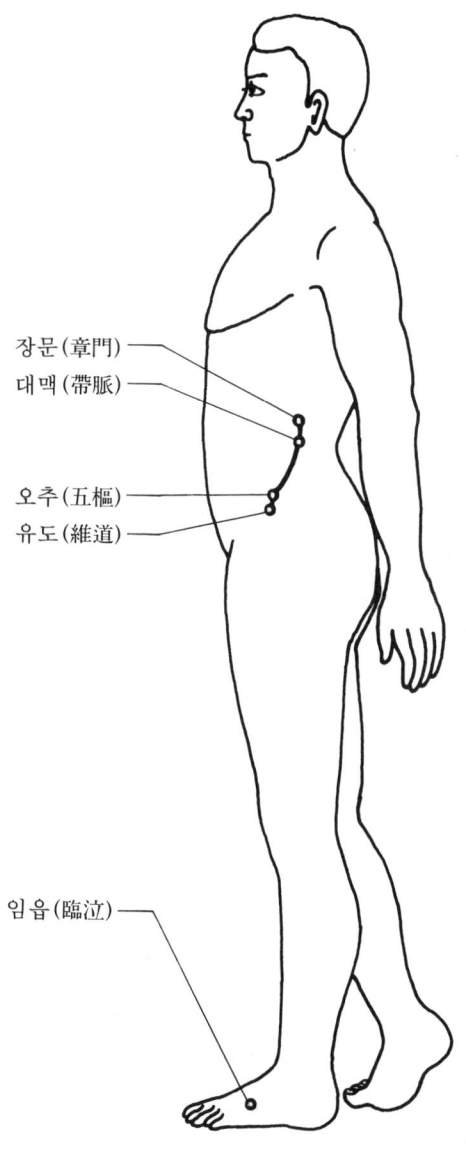

(6) 충 맥(衝 脉)/좌우 28혈

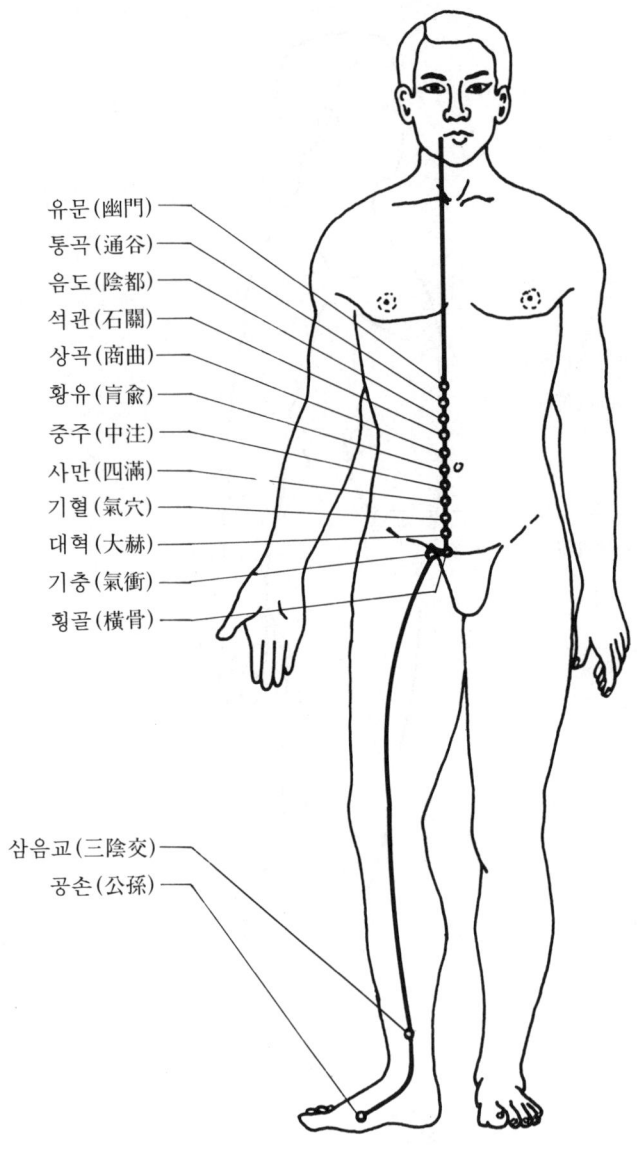

(7) 임맥(任脉)/정중 24혈

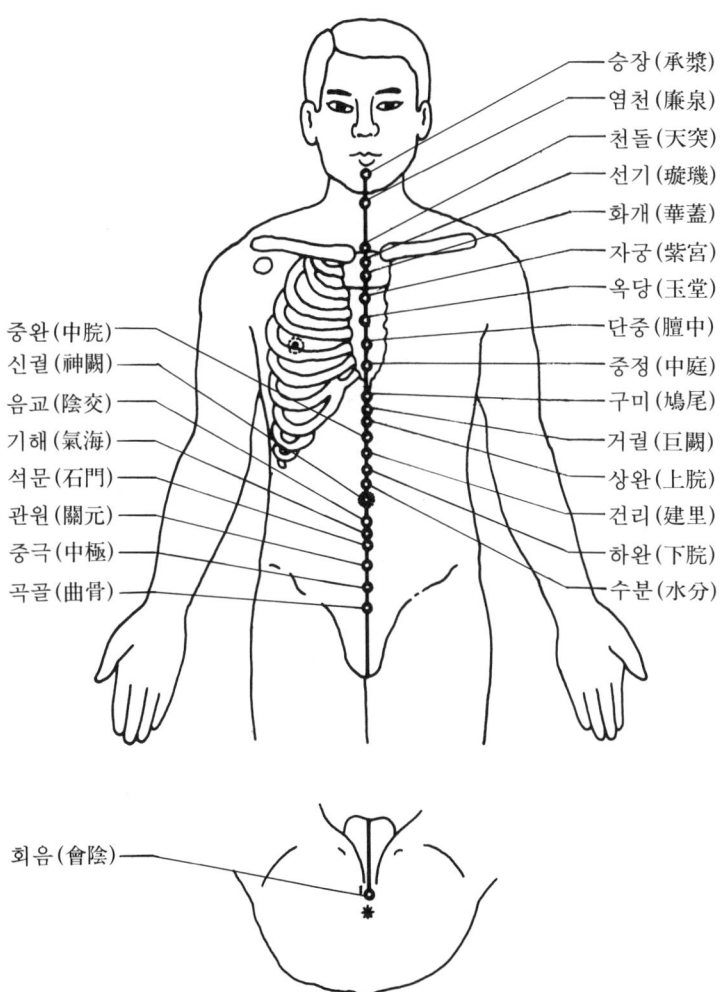

(8) 독맥(督脈) /정중 28혈

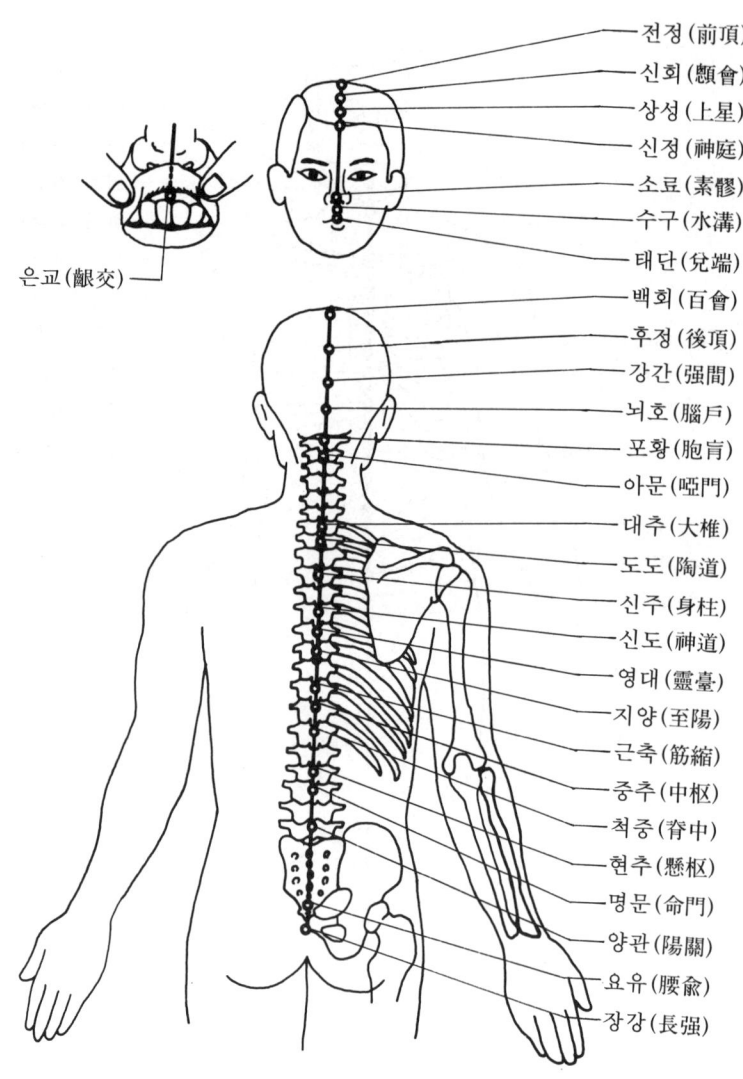

제 9 절   경락(經絡) 수기법(手氣法)

　인체에는 경락(經絡)이 있고 많은 혈(穴)이 있으니 경락혈(經絡穴)에 이상이 있으면 질병이 발하므로 전신 각혈(全身 各穴)이 수련하여서 자개(自開)하여 유통(流通)하되 유통이 되기 전에 치병(治病)으로서 혈(穴)을 수(手)로 압(壓)하여 기(氣)를 유통(流通)케 하는 유기법(流氣法)을 국선도에서는 수기법(手氣法) 또는 수기압법(手氣壓法)이라 한다.
　그러므로 장부 기혈(臟腑氣穴)에 고장(故障)이 있을 시는 그 고장부를 맥진(脈診)하여 고장난 혈(穴)을 압(壓)하여 유통시켜야 하며 특히 수련 중 변화 과정(變化過程)에서 이상이 생(生)하는 수가 있으므로 이때는 잠시 수기법으로 단기(丹氣)를 유통(流通)시켜야 되는 것이다.
　경락혈에 대하여는 앞에서 밝힌 바 있는 것과 같이 음양 이기(陰陽二氣)가 체내외(體內外)를 통행하는 기운을 말한다.
　음수기(陰水氣)와 양화기(陽火氣)가 수승 화강(水昇火降)이 잘 이루어 지다가 수화기(水火氣)가 균조(均調)하지 못 하면 질병(疾病)이 발(發)하므로 이때에 한의(韓醫)에서는 침이나 뜸으로 음양 이기(陰陽二氣)를 균조하게 하는 것이며 때로는 손으로 자극을 주어 치료의 효과를 내기도 하여 지압(指壓)이라 하는 것이며 경혈(經穴) 마찰이라고도 한다.
　그러나 국선조의 수기법(手氣法)은 마찰이나 지압(指壓)과 비슷하나 내리(內裏)는 전혀 다른 심오한 법임을 알아야 한다.

그 이유는 다른 모든 것은 경혈을 누르거나 마찰을 하면 되지만 수기법은 단기(丹氣)를 축기(蓄氣)시키고 유기(流氣)할줄 알아야 하고 육경(六經)의 형(型)을 알아야 하며 맥진(脈診)을 할 줄 알아야 비로소 수기법을 할 수 있기 때문이다.

거기에 진심(眞心)과 성심(誠心)이 깃들어 있어야 효과가 빨리 나타나는 것이다.

유기법(流氣法)은 국선도를 수도(修道)하는 자는 알 것이며 육경(六經)의 형(型)은 여기에 밝히며 맥진법(脈診法)은 다음 절에 밝히겠다.

1. 육경(六經)의 형(型)

육경형(六經型)은 병체(病體)가 본래 육경(六經)의 형(型)으로 되어서 발병(發病)이 되는 유(類)이다.

예를 들어 말하면 일반 감기 표증(表症)은 태양형(太陽型)이요, 전염성 열병류(熱病類)는 양명형(陽明型)이요, 일반적 발열 한증(發熱 寒症)은 소양형(少陽型)이다.

그리고 감기 들고 복통 하리(腹痛下痢)가 있으면 이것은 태양(太陽)이 태음(太陰)을 겸한 형이요. 혹은 신혼 욕매(神昏欲寐)하고 하리(下痢)하면 태양형(太陽型) 감기가 소음(少陰)을 겸한 것이요,

혹은 한열(寒熱)이 있고 하복통(下腹痛)하며 또 생식선(生殖腺)에 이상이 있으면 이것은 태양형(太陽型)이 궐음(厥陰)을 겸한 유(類)이다.

이와 같이 분별되고 치료법은 인경(引經)하는 약(藥)과 침, 뜸, 지압 등이 있으나 이러한 것을 아는 자는 극히 드물다. 한의(韓醫)를 제외하고는 말이다. 한의는 이 모든 것을 알고 치료

에 임하나 허가 없는 지압이나 안마사는 믿지 말아야 할 것이다.

그 이유는 많으나 한마디로 요약하면 자기의 생명체(生命體)를 아무에게나 맡겨서는 안되는 것이기 때문이다. 다시 육경(六經)을 살펴보면 다음과 같다.

(1) 태양형(太陽型) ; 모든 병이 피표(皮表)에 있는 것이니, 해표발한(解表發汗)이 주치(主治)이며 경(經)은 신후 배요(身後背腰)를 통한다. 증(症)은 유한(有汗) · 무한(無汗)이 있고 배오한발열(背惡寒發熱), 정상두통(頂上頭痛), 후두통(後頭痛), 항통(項痛), 요통(腰痛), 사지골절 신경통(四肢骨節神經痛), 해수(咳嗽), 천식(喘息) 등이 있다.

장부의 소속은 허파이니 허파는 피모(皮毛)를 주(主)한다. 일반 감기가 태양형(太陽型)이다. 태양경(太陽經)의 내부(內腑)는 방광(膀胱)이지만 생리(生理) 구조는 폐금(肺金)의 피표(皮表)가 태양(太陽)을 통한다.

그러므로 피표(皮表)에 풍한(風寒)이 촉상(觸傷)하면 폐의 기관지는 분체(噴嚏)와 해수(咳嗽)가 기(起)한다. 폐(肺)를 치(治)하는 것이 즉 치표(治表)로 된다.

(2) 양명형(陽明型) ; 모든 병이 기육(肌肉)에 있는 것이니, 청열 해기(淸熱解肌)가 주치(主治)이며 경(經)은 몸 앞에 가슴을 통한다.

증(症)은 장열(壯熱), 자한(自汗), 목적통(目赤痛), 면열(面熱), 비건색(鼻乾塞), 전두통(前頭痛), 기육통(肌肉痛) 혹은 갈음(渴飮), 두통여파(頭痛如破)다.

장부의 소속(所屬)은 밥통이니, 위토(胃土)는 기육(肌肉)의

제5장 국선도와 경락(經絡) 189

기맥(氣脈)을 주(主)한다. 시행열병(時行熱病), 전염성(傳染性) 독감(毒感)이 양명형(陽明型)이다. 일반 감기도 양명을 겸한 것이 있다.

(3) 소양형(少陽型) ; 모든 병이 반표 반리(半表半裏)의 막간(膜間)에 있는 것이니, 청울화해(清欝和解)가 주치(主治)이며 경(經)은 신측이협(身側耳脇)을 통(通)한다.

병증(病症)은 왕래 한열(往來寒熱), 조열(潮熱), 구고(口苦), 이롱(耳聾), 협늑통(脇肋痛), 측액통(側額痛), 구역(嘔逆), 혹은 열 장재(熱長在)한다. 형신(形身)의 소속은 삼초(三焦)이니, 삼초는 열(熱)을 주(主)한다.

열을 주하므로 초(焦)자를 쓰는 것이다. 잡병의 발열(發熱)은 대부분 삼초의 열이요, 또 온 몸의 발열도 삼초열(三焦熱)이다.

이상의 삼양경(三陽經)은 발열뿐이요, 한(寒)이 없으며 소속된 장은 간(肝)이다.

(4) 태음형(太陰型) ; 모든 병이 복리 상부(腹裏上部), 소화기(消化器)에 있는 것이니 이중온중(理中溫中)하여 소도(消導)함이 주치(主治)이며 경(經)은 복리상부(腹裏上部)의 위치다. 증(症)은 복만통(腹滿痛)하고 하설(下泄)하고 소화불량이다.

태음(太陰)은 소화를 주(主)하는 경(經)이요. 내장은 비장(脾臟)이 된다.

그러므로 혹자는 비주 소화(脾主消化)로 오인(誤認)하게 되었다.

그러나 소화가 되는 장은 비(脾)가 아니고 소장(小腸)이니 소장은 근본 소화를 주(主)한다.

소장이 식물(食物)을 완전 소화를 시켜서 그 소화된 진액(津

液)을 하단전(下丹田) [명문(命門)]에서 간으로 발송(發送)한다.

　복만시통(腹滿時痛), 하설(下泄)이 모두 소장의 소화불량증이다. 지라는 조혈 창고(造血倉庫)이니 중기(中氣)에 속한다. 태음은 중기(中氣)의 소화를 주(主)하는 관계로 위, 비, 소장이 모두 중기일원(中氣一圓)에 든다.

　(5) 소음형(少陰型) ; 모든 병이 복리 중심(腹裏中心) 순환계에 있는 것이니, 승수강화(昇水降火)하여 통기 행혈(通氣行血)이 주치(主治)이며, 경(經)은 뱃속 가운데 중심선(中心線)의 위치다.
　증(症)은 소변 불리(小便不利) 하리 하중(下痢下重), 신혼 욕매(神昏欲寐)다. 소음은 심신(心腎)이 상교(相交)하며 수화(水火)가 승강(昇降)하며, 기혈(氣血)이 순환하며, 정신(精神)이 운용(運用)하는 경(經)이니, 내장은 심신(心腎)과 뇌(腦)가 소속이다. 일신(一身) 중에서 가장 중요한 경(經)이다.

　(6) 궐음형(厥陰型) ; 모든 병이 복리 하부(腹裏下部) 단전(丹田)과 생식계(生殖系)에 있는 것이니, 화음 부양(和陰扶陽)하여 승양 달표(昇陽達表)가 주치(主治)이며, 경(經)은 복리 하부, 최저의 위치다.
　증(症)은 하복통(下腹痛)하고, 근축(筋縮)하고, 한열(寒熱)하고, 이롱(耳聾)하고, 수족 궐랭(手足厥冷)하고, 포궁 질환(胞宮疾患) 등이다. 궐음(厥陰)은 음진 양생(陰盡陽生)하고, 신구 대사(新舊代謝)하는 경(經)이니 즉 생생(生生)하는 생기(生氣)를 주(主)한다.
　음극(陰極)한 가운데서 양생(陽生)이 되지 않으면 수족궐랭

제 5 장 국선도와 경락(經絡)　191

(手足厥冷)하고 근축(筋縮)하는 위증(危症)이 있으며 하단전(下丹田)에서 승양(昇陽)이 되지 않으면 하복통(下腹痛)하고, 한열(寒熱)하고, 이롱(耳聾) 등이 있다.

하단전의 양생(陽生)은 간(肝)의 승발(昇發)이니, 간은 생생(生生)을 주(主)한다. 하부, 생식기도 궐음(厥陰)에 속한다.

육경(六經)은 장부(臟腑)와 표리내외(表裏內外)를 연결하는 생리(生理)의 일원(一圓)이다. 음양(陰陽)은 자연의 원칙이니, 자연(自然)으로 이루는 자연(自然)의 조화(造化)이고, 소허(少許)라도 인위(人爲)의 조작(造作)이 아니다.

음양의 원칙을 준(準)하여 연구하면 음양이 행동하는 결과를 알게 된다.

육경의 원리도 이러 하거니와 다음에 외음양(外陰陽)을 관찰하여 내음양(內陰陽)을 인식(認識)하는 진법(診法)이 있음을 말하고자 한다.

음양은 어느 특정한 물체에 한하여 있는 것이 아니고, 원래 지구를 형성한 그 원리가 음양이기 때문에 이 지구에서 생존하는 물체는 모두 똑같은 음양의 물체다.

또 유형(流形)·무형(無形)을 막론하고 유동(流動)하고 행동(行動)하는 것이 모두 무의식(無意識) 중에 음양으로 행동이 되는 것이니, 소위 음양 일리(陰陽一理)가 있을 뿐이라는 것이다. 이와 같은 원칙에서 환자의 동정(動靜)을 관찰한다.

내(內), 하(下), 폐(閉), 암(暗)은 음(陰)이요, 외(外), 상(上), 개(開), 명(明)은 양(陽)이니, 음양은 상대성(相對性)이다. 수장 내심(手掌內心)이 열(熱)하면 뱃속에 열이 있는 내상(內傷)이요, 수배 외면(手背外面)이 열(熱)하면 신외 피표(身外皮表)에 열이 있는 외감(外感)이다.

이것은 수장 내외(手掌內外)로써 외감(外感), 내상(內傷)을 분별(分別)하는 진법(診法)이다. 표(表)를 보아서 이(裏)를 알고 이의 병은 표에 보인다. 좌병(左病)이 우(右)에 응하고 우병(右病)이 좌(左)로 이동한다. 이와 같이 또 음양(陰陽)은 상교상우(相交相又)하여 상대성(相對性)으로 행동한다.

손과 발이 온열(溫熱)하면 양증(陽證)이요, 손과 발이 궐랭(厥冷)하면 음증(陰證)이다. 순구(唇口)가 붉고 헐으면 열이 극에 달함이요, 순구가 푸르고 검으면 한(寒)이 극에 도달함이다.

병 중에 눈을 뜨고서 사람 보기를 좋아하면 양증(陽症)이요, 눈을 감고서 사람 보기를 싫어하면 음증(陰症)이다. 잠이 많은 것은 양이 허(虛)하고 음이 성(盛)한 것이요, 잠이 안오는 것은 음이 허하고 양이 성한 것이니, 즉 잠이 많고 없는 것은 음양의 관계이니 양허(陽虛)는 기허(氣虛)요, 음허(陰虛)는 혈허(血虛)다.

그리고 잠잘 때 벽을 향하여 가까이 자는 것은 음성(陰性)이니, 원기(元氣)가 허한 것이고, 반대로 넓은 쪽을 향하여 자는 자는 양성(陽性)이니 원기가 실(實)한 것이다.

원기는 기혈(氣血)이 균조(均調)하여진 상태다. 기혈이 균조하면 음양이 합실(合實)한 것이니, 음양이 합실하면 중기(中氣)가 건실(健實)하고, 중기가 건실하면 정신(精神)이 장존(長存)하는 것이다.

이와 같이 모든 것을 알고 수기법(手氣法)을 행(行)하여 하는 것이며 수기법이란 본래 수도하는 가운데 여러 가지 이상이 생겨나 이를 균조하게 하여 주고자 하는 가운데 필요에 의하여 연구하여 낸 법이다.

그리고 수도를 하지 않는 자에게도 구활(救活)의 진의(眞意)로 치병(治病)에도 사용했다는 설(說)도 있는 것이다. 그러하니 수도자는 가족이나, 이웃 또는 수도자 상호간에 수기법에 임함에 있어 진기(眞氣)를 모아 성심(誠心)으로 유기(流氣)시켜야 하며 혈(穴)을 자세히 알아야 하는 것임을 명심하여야 하는 것이다.

2. 수기법 요령(手氣法 要領)

(1) 먼저 모든 혈(穴)을 정확하게 그 부위를 알아야 한다.

(2) 스스로 많은 체득(體得)이 있어야 한다.

(3) 수도자 상호간에 수기법을 행할 때는 상대의 변화 과정을 알아야 한다.

(4) 어떠한 증세에는 어느 혈(穴)과 관계가 있다는 것을 확실히 알아야 한다.

(5) 증세가 있는 자를 조용히 몸을 반듯하게 또는 엎드리게 옆으로도 증세에 따라 눕히되 몸을 반듯하게 하여야 혈(穴)을 정확히 짚을 수 있는 것이다.

(6) 반듯이 눕히고 난 다음 옆에 앉으되 상대의 오른쪽에 앉을 때는 오른발 무릎을 굽혀 세우고 왼발은 무릎을 굽혀 바닥에 대고 앉는다. 왼쪽에 앉을 때는 반대 동작을 취하면 되는 것이다.

(7) 시행할 때는 음(陰)의 좌수장(左手掌)과 양(陽)의 우수(右手)의 장(掌)과 마주 대고 흡지(吸止)하고서 양손 손가락 끝에 진기(眞氣)를 유기(流氣)시켜 비벼서 열이 나게 한 뒤에 필

요한 혈점(穴點)에 엄지손가락을 갖다 대고 강하게 유기시키되 힘주어 누르지는 말고 상대가 편안히 받아 들일 수 있도록 하는 것이 중요하다. 꾹 눌러서 상대가 아픔을 느끼면 이는 잘못된 것이다. 언제나 조용히 그리고 은은히 유기시키는 것이 중요하다.

(8) 특히 변화 과정에서 호흡이 잘 안되는 자도 있으니 이때에는 상대자의 양발을 어깨에 얹어 단전(丹田)에 압박이 가게 하며 견정혈(肩井穴)을 은은히 누르고 있다가 양발을 갑자기 놓으면 호흡을 정상적으로 한다. 심한 자는 한번에 안되는 수가 있으니 2~3차 하면 정상적으로 호흡한다.

3. 경혈(經穴) 확정법(確定法)
 (1) 경혈을 정(定)함에 상대의 자세가 삐뚜러져 있으면 결코 정확한 경혈을 찾지 못한다. 필히 신체(身體)를 정부(正趺), 정와(正臥), 정좌(正座)시키고 하여야 한다.

 (2) 경혈의 거리 촌법(寸法)을 정확히 알아야 한다. 그러므로 자신을 상대로 수십 번 수백 번 연구하여 체득이 필요하다.

 (3) 옷은 얇은 것을 입혀야 한다. 옷이 두터우면 정확한 경혈을 알아도 올바른 자극이 안 간다.

 (4) 경혈 가운데 나타나지 않은 사혈(死穴)이 있으니 이곳은 좌수(左手)만으로 하는가 우수(右手)로 하는가 하는 것을 알고서 음양 조화(陰陽調和)로써 다스리면 되나 그렇지 않을 때는

악화시키는 수도 있으므로 음좌수(陰左水), 양우화(陽右火)의 이치(理致)를 잘 알고 시행하여야 한다.
 특히 수기법(手氣法)을 여러 날 여러 곳을 하면 오히려 경혈에 지장을 주므로 한 혈(穴)에 6회 이상은 나쁘다. 6회를 하고 나서 며칠 지나면 다시 할 수는 있다.
 그러므로 한 번에 성(誠)을 다하여 이상이 없도록 하여 주는 것이나 그러자면 내공(內功)이 깊어야 하므로 수도하여 내공이 깊어져야 수기법도 임의로 하는 것이다.
 내공의 힘이 없는데 수기법을 하면 피차에 해(害)만 될 뿐이며 받는 자는 시원하겠으나 시행자는 진기(眞氣)가 떨어지는 것이다.
경혈(經穴)의 촌법도(寸法圖)

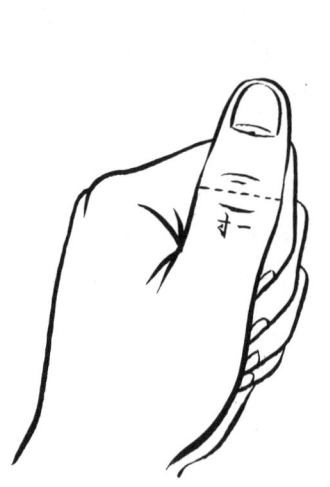
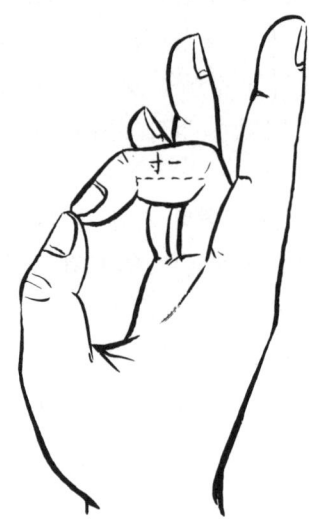

(5) 경혈 촌법(經穴 寸法)

머리 부위의 촌법(寸法)에 있어 앞 이마 가운데 머리가 나는 부위부터 머리 뒤의 털이 나는 부위의 사이를 1척 2촌(一尺二寸)으로 정하고, 그것을 12로 나눈 1을 1촌(一寸)으로 정하여, 머리와 얼굴 부위의 종(縱)의 촌법에 쓰는 것이다.

점선은 1척 2촌으로 보는 것이니 그림 참조.

양쪽 이마의 머리털이 난 부위부터 이마 사이를 9촌으로 정하고 그것을 9로 나눈 1을 1촌으로 정하여 횡(橫)의 촌법으로 쓰는 것이다.

그림의 점선을 참고하여 사용하기 바람.

촌법도(寸法圖)

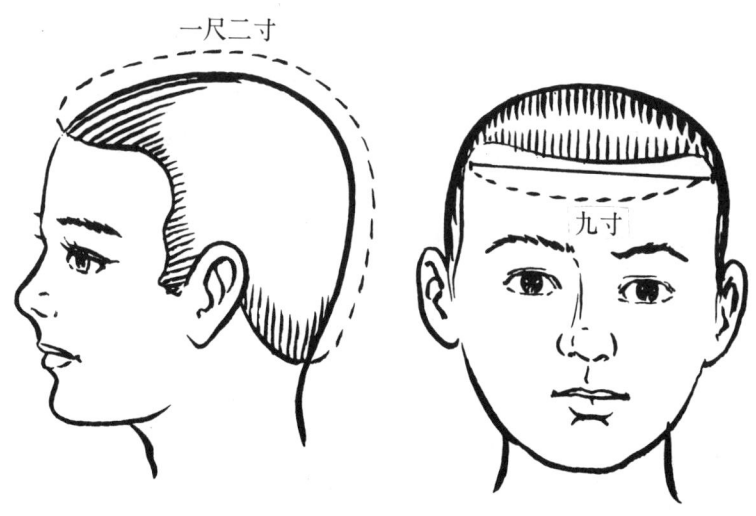

4. 수(手)의 사용법

수기법(手氣法)에는 주로 다섯 가지의 손쓰는 방법이 있으며 유기(流氣)시키기 좋은 자세로 임하여야 되는 것이다.

(1) 무지 유기법(拇指流氣法) ; 엄지손가락으로 그림 1번과 같이 사용하며 유기에 가장 많이 쓰이는 것이다.

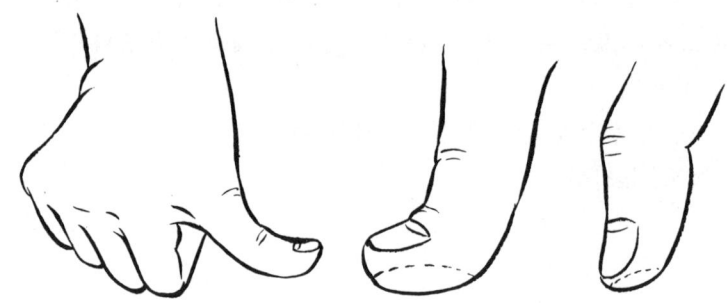

손톱은 항상 정결하게 되어 있나 살피고 손톱이 상대의 살을 찌르지 않도록 주의하며 좁게 또는 넓게 누르는 것이다.

(2) 수장 유기법(手掌流氣法) ; 손바닥 전체에 진기(眞氣)를 집중하여 유기(流氣)시키어 주는 것이다. 사용처는 앉혀놓고 한 손은 등 뒤를 받치고 한 손은 배에다 대고서 시행할 때 주로 사용하는 것이다.

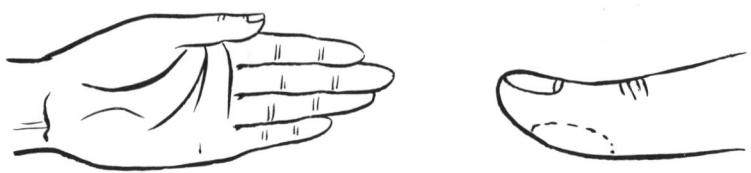

(3) 합쌍 유기법(合双流氣法) ; 양손을 그림과 같이 포개어 눌러주는 것으로서 척추, 배, 목덜미 등에 시행하는 것이며, 오른쪽에는 왼손바닥 왼쪽일 때 오른손바닥이 상대에 닿도록 하는 것이다.

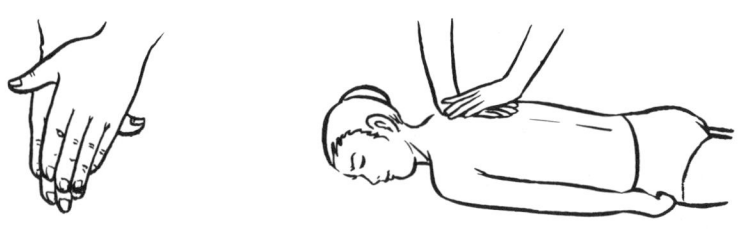

(4) 쌍무 유기법(双拇流氣法) ; 양손 엄지손가락을 그림과 같이 포개어 누르는 것이다. 혈(穴)에 따라 맞도록 시행하는 것이다.

이때는 양손 엄지에만 진기(眞氣)를 보내 주며 역시 음양에 맞추어 시행함도 잊지 말아야 되는 것이다.

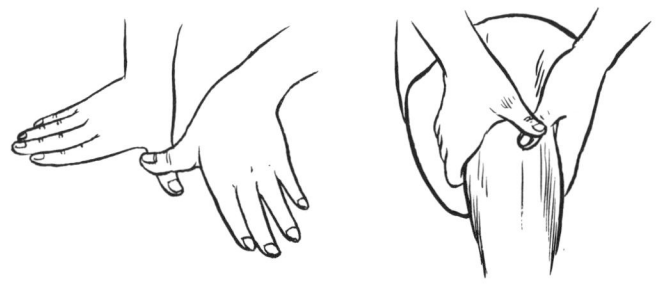

(5) 쌍장 유기법(雙掌流氣法) ; 양쪽 손으로 더불어 경혈을 누르는 것으로서 혈(穴)마다 달리 사용하게 되는 것이다.

척추에는 상하로 배에는 좌우로 좌수 우화(左水右火)의 원리로 음양의 이치를 따라서 시행하여야 하며 각 경혈에 따라서 맞게 조화하여 시행하는 것이다.

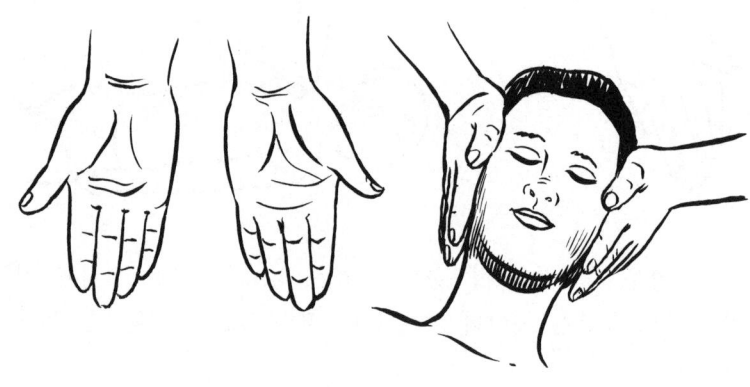

언제나 수기법으로 유기시킬 때는 손바닥을 마주 대고 비비어 열이 나게 한 다음 손에 진기를 보내며 동시에 세세흡입(細細吸入)하고 지(止)하여 상대에게 유기시키며 지긋이 누르고 있다가 호(呼)하며 서서히 손을 뗀다.

이때에 무리하게 지(止)를 길게 하면 안되는 것이니, 편안히 무리함이 없이 고요히 시행하여야 되는 것이다.

5. 금혈(禁穴) [사혈(死穴)이라고도 함]

인체에는 조금 강하게 손가락 하나로 툭 쳐도 힘 없이 사망하게 되는 혈(穴)이 있으니 심장(心臟)과 직접 관계가 있으며 전신혈(全身穴)이 전부 모였다가 거쳐가는 중요한 혈이 9혈이 있으니 혈을 잘 모르고 아무데나 누르다가 아까운 인명(人命)을 해(害)하는 수가 있으니 모르는 혈은 건드리지 않는 것이 현명하다.

사혈은 많은 보호체(保護體)를 가지고 있기 때문에 주먹이나 큰 물체에 어느 정도 맞아서는 생명에 지장이 없으나 가는 물체나 손가락으로는 올바른 사혈에 타격을 주면 직사(直死)도 되고 또 가벼운 타격에는 경혈에 이상이 생겨 오래 가지 못하고 사망 내지 병이 생기는 수가 있으니 함부로 몸을 만질 수 없다는 것을 명심하여야 한다.

또한 몸을 아무에게나 맡겨 지압(指壓)을 하여 달랠 수도 없는 것이다. 올바른 혈을 못잡고 여기저기 각 혈을 만지면 처음은 낫는 듯하나 나중에는 반드시 더 무서운 병을 얻게 되는 수가 있는 것임을 알아야 한다.

또 지압을 자꾸 받으면 습관성이 되어 나중에는 지압으로 경혈이 파손되어 사망 내지 득병(得病)하게 되는 것이다.

6. 생혈(生穴)

(1) 몸의 피로를 푸는 혈은,

피로를 푸는 제일 좋은 경혈은 우선 척근(脊筋)의 상부(上部)로부터 다음의 그림과 같이 대추(大椎)와 좌우 각 1촌 5푼(一寸五分)의 풍문(風門), 폐유(肺兪), 격유(隔兪), 간유(肝兪), 담유(膽兪)의 11개 혈과 족삼리(足三里) 좌우 2개 혈 합 13개 소를 은은히 10여 차 자극을 주면 피로가 풀린다. (그림 참조)

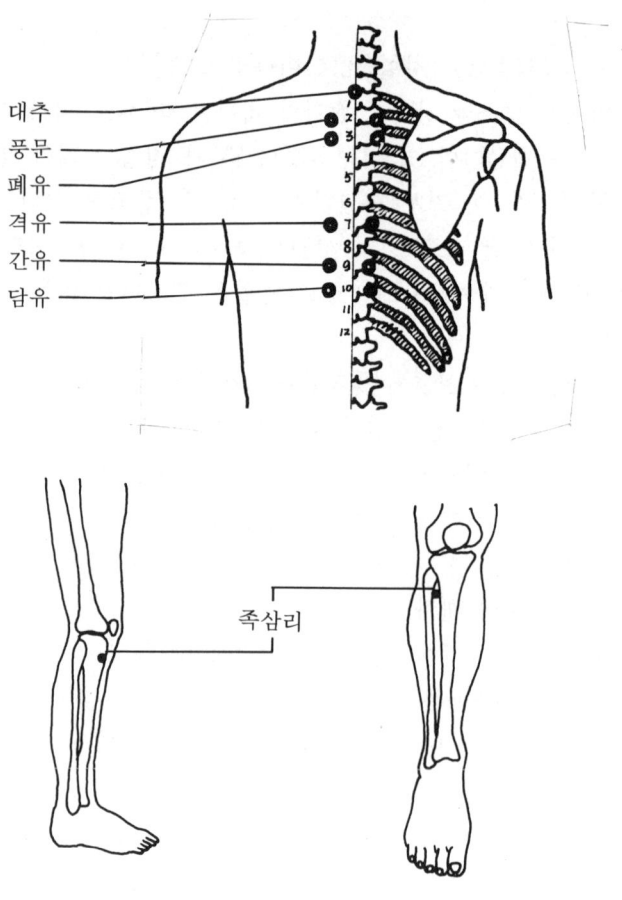

(2) 수련 중 온도 변화로 감기가 들면 대추혈(大椎穴)을 20여 차례 호흡을 상대와 맞추어 하면 낫는다. 심한 것은 대추(大椎), 견정(肩井), 신주(身柱), 족삼리(足三里)에 20여 차 며칠 계속하면 낫는다. 모든 열병(熱病)에도 잘 듣는 혈이다. (그림 참조)

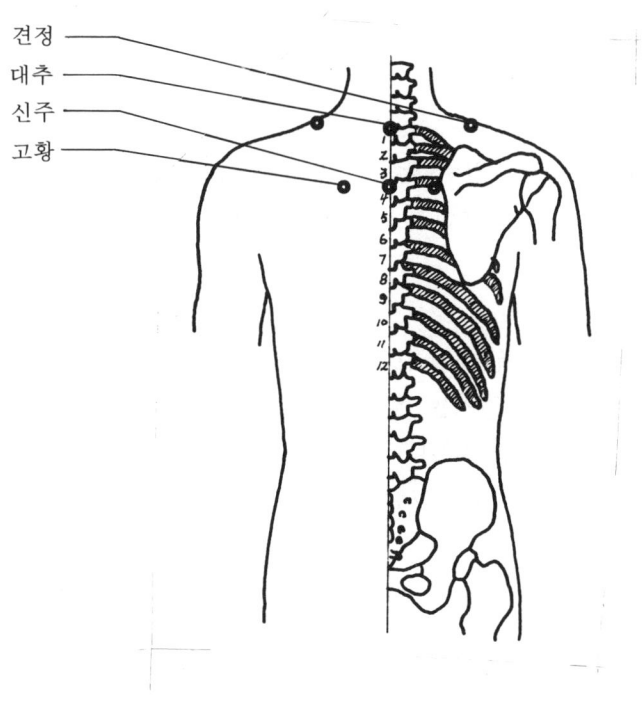

(3) 호흡기병(呼吸器病) 일체

수련을 하면 완치(完治) 못 본 모든 병이 변화 과정에서 전부 노출하는 것이니 과거에 폐병(肺病), 천식(喘息), 기관지염 등도 다시 앓는 수가 있으니 이때에 상대의 변화를 보아 폐렴(肺炎)에는 곡지(曲池)와 대추혈(大椎穴)을 며칠간 10여 차 자극을 주고 심한 자는 견정(肩井), 풍문(風門), 족삼리(足三里)에 20여 차 자극을 은은히 주면 낫는다. (옆면 그림 참조)

(4) 수련 중 목이 아프면,

풍부(風府), 천주(天柱), 풍지(風池), 염천(廉泉), 결후(結喉), 천돌혈(天突穴)을 4~5차 수압(手壓)하면 낫는다.

(옆면 그림 참조)

(5) 후두결핵(喉頭結核)에는,

과거 후두결핵자는 예풍(翳風), 천용(天容), 수돌(水突), 천돌(天突), 인영(人迎), 곡지(曲池), 풍문(風門)을 20여 차 며칠 하면 낫는다. (옆면 그림 참조)

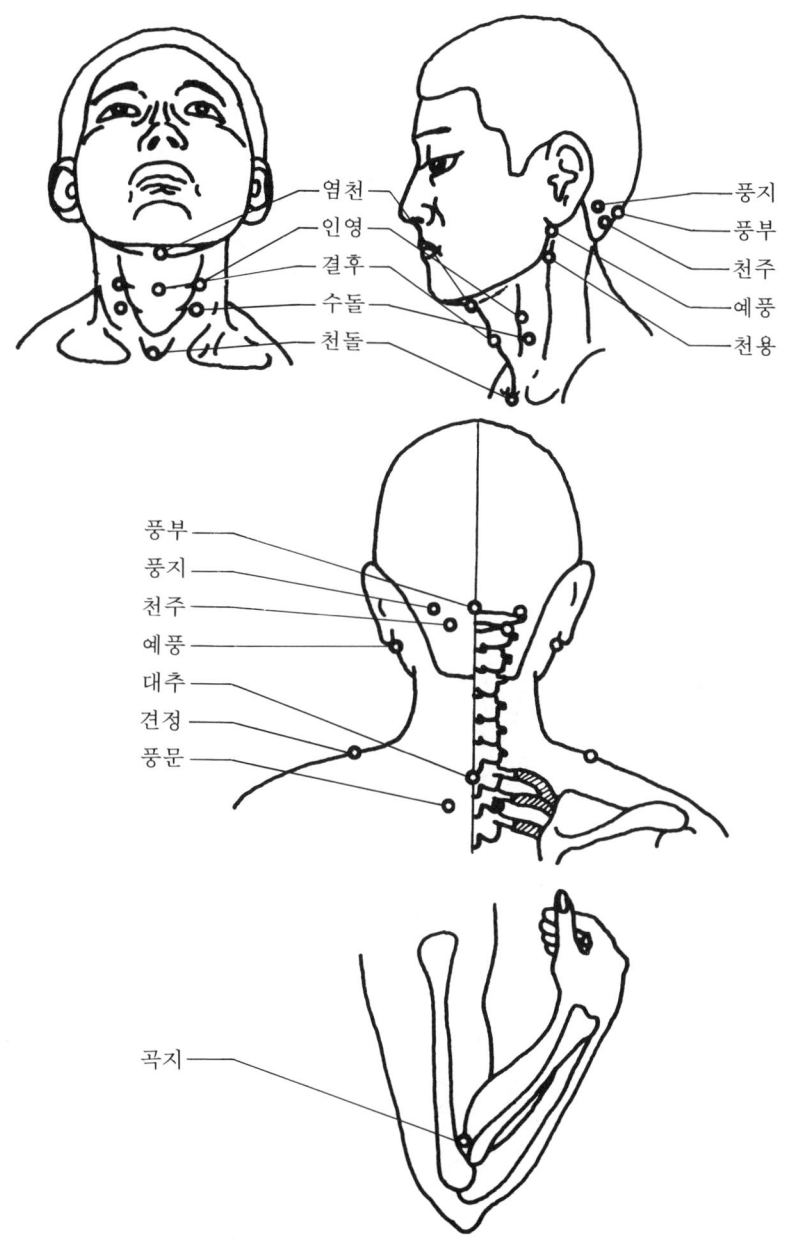

제 5 장 국선도와 경락(經絡)　205

(6) 기관지(氣管支)와 천식(喘息)에는,

과거 기관지 질병에 풍지(風池), 아문(瘂門), 천돌(天突), 천정(天鼎), 대추(大椎), 견정(肩井), 대저(大杼), 풍문(風門), 폐유(肺兪), 수삼리(手三里), 기호혈(氣戶穴)을 10여 차 수압(手壓)을 10여 일 하면 낫는다. 심한 자는 청지(靑池), 협백(俠白), 곡지(曲池), 족삼리(足三里)를 같이 자극 주면 낫는다. (그림 참조)

천식(喘息)에는 운문혈(雲門穴)을 가(加)하라.

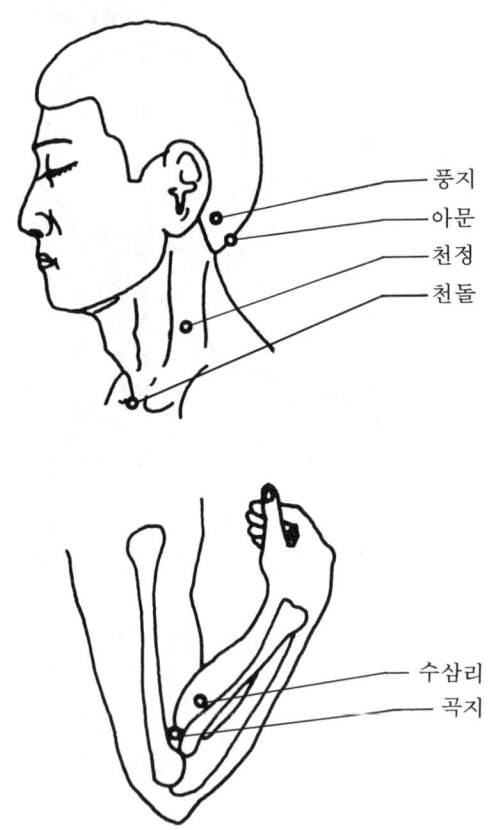

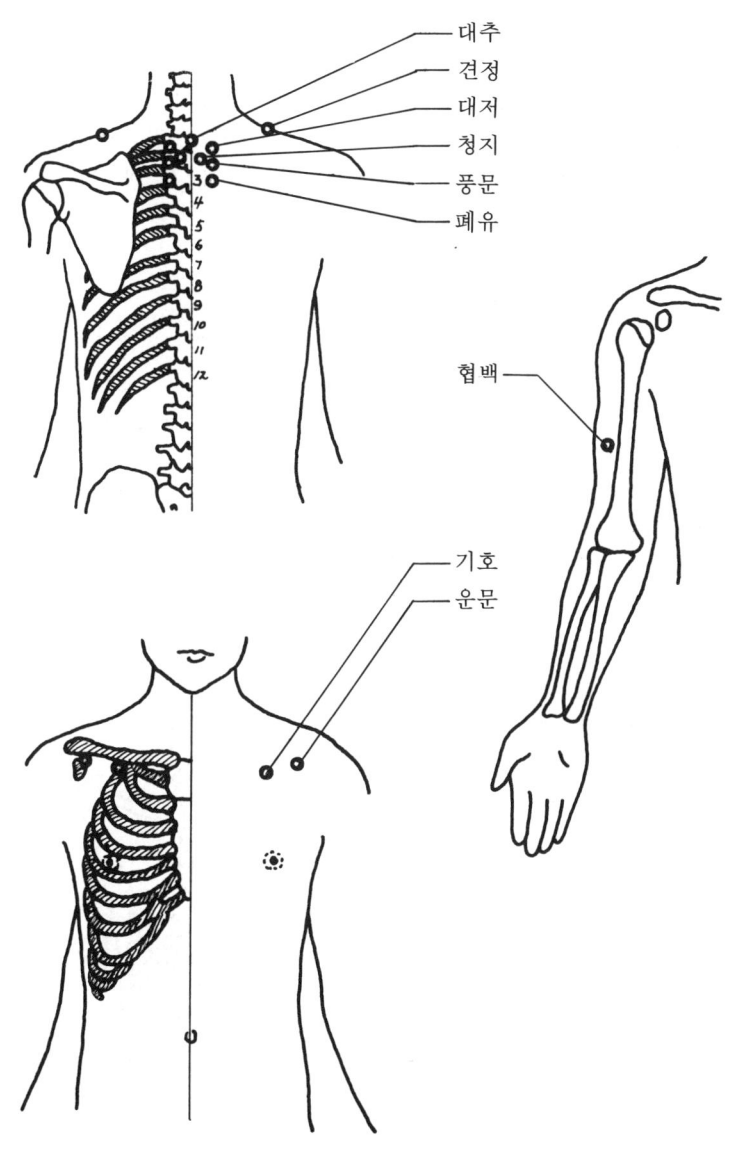

(7) 신경 과민과 신경 쇠약

신경 과민과 신경 쇠약에는 같은 혈을 하면 된다. 백회(百會), 천주(天柱), 풍지(風池), 견정(肩井), 대추(大椎), 대저(大杼), 신주(身柱), 폐유(肺兪), 고황(膏肓), 심유(心兪), 격유혈(膈兪穴)을 수압(手壓)하면 된다. 10여 일간 한 혈에 10여 차 하라. (그림 참조)

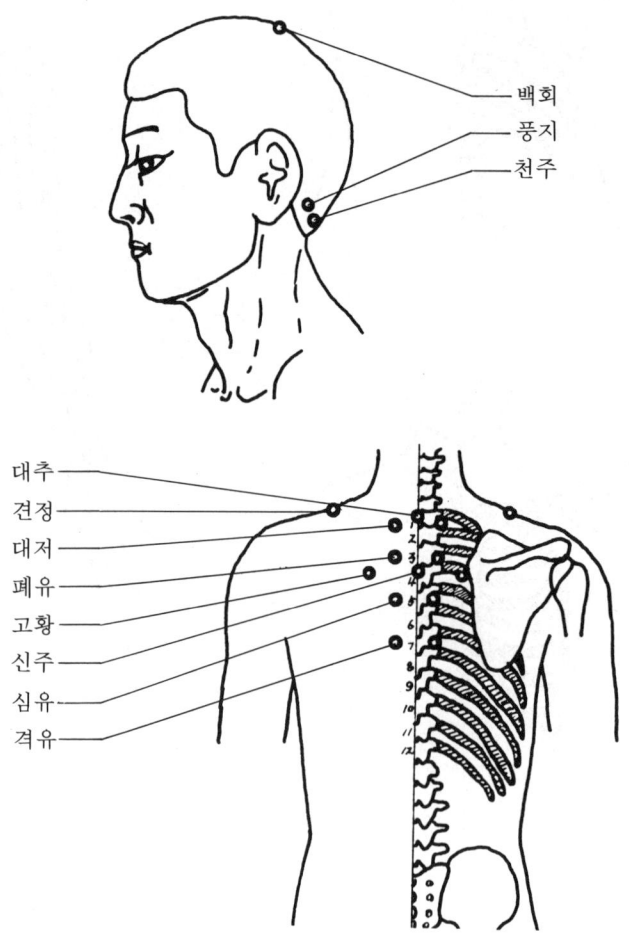

(8) 안병(眼病)에는,

수련자 중 본래 눈이 나빠서 신경을 조금만 써도 눈에 피로가 오며 눈병에 잘 걸리는 자는 수련 중 단열(丹熱)을 받아 안병(眼病)이 재발 하는 수가 있으니 이것은 백회(百會), 아문(瘂門), 천주(天柱), 상각(上角)[사죽공(絲竹空)], 양백(陽白), 임읍(臨泣), 현리(懸釐), 곡지혈(曲池穴)을 10여 차를 며칠 하여 주면 낫는다. (그림 참조)

단, 근시안(近視眼)은 사백(四白), 정명(睛明), 각손(角孫), 곡차(曲差), 찬죽(攢竹), 합곡(合谷)을 가(加)하여 수압(手壓)하라.

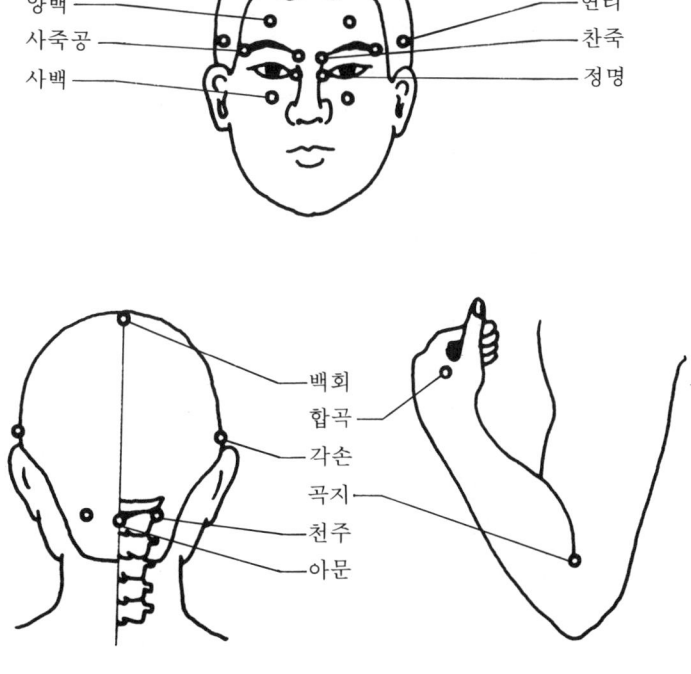

(9) 두통(頭痛), 편두통(偏頭痛)의 혈

수련자 중에서 과거 이런 병이 있는 자는 재발 시에는 백회(百會), 솔곡(率谷), 현로(懸顱), 청궁(聽宮), 풍부(風府), 풍지(風池), 견정(肩井), 합곡(合谷), 수삼리(手三里), 족삼리(足三里)를 5~6차씩 며칠 하면 낫는다. 치통(齒痛)에는 아문(瘂門), 예풍(翳風), 협차(頰車), 대영(大迎)을 가하여 수압(手壓)하면 낫는다.

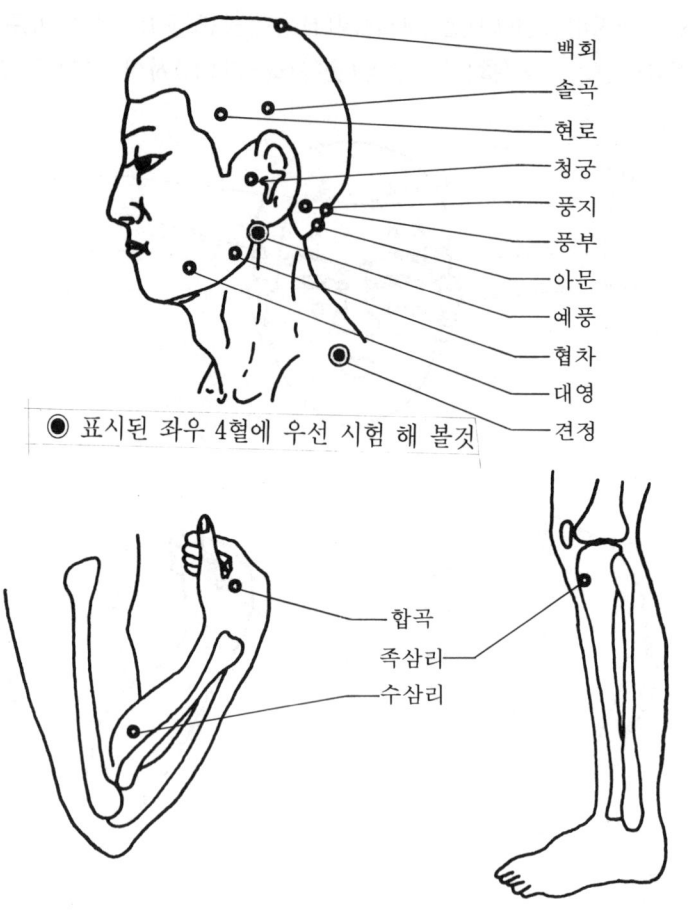

210 국선도

(10) 귓병(耳病)

　귀의 병 일체는 곡빈(曲鬢), 완골(完骨), 뇌호(腦戶), 아문(瘂門), 풍지(風池), 예풍(翳風), 청궁(聽宮), 객주인(客主人), 견정(肩井), 합곡혈(合谷穴)을 10여 차씩 10여 일 하면 낫는다. 심한 자는 오래 하여야 된다.

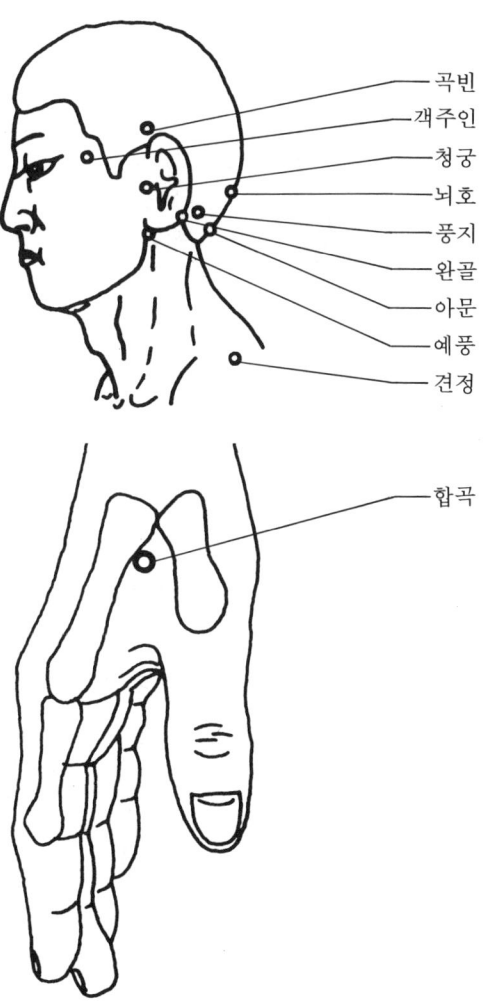

(11) 급성 편도선염(扁桃腺炎)에는,
　완골(完骨), 풍지(風池), 천주(天柱), 찬죽(攢竹), 대저(大杼), 풍문(風門), 곡지(曲池), 합곡(合谷), 견정(肩井), 아문(瘂門), 수삼리(手三里)를 20여 차 수압(手壓)을 10여 일 하면 낫는다.

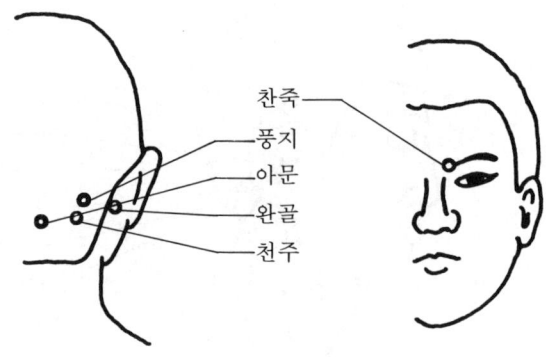

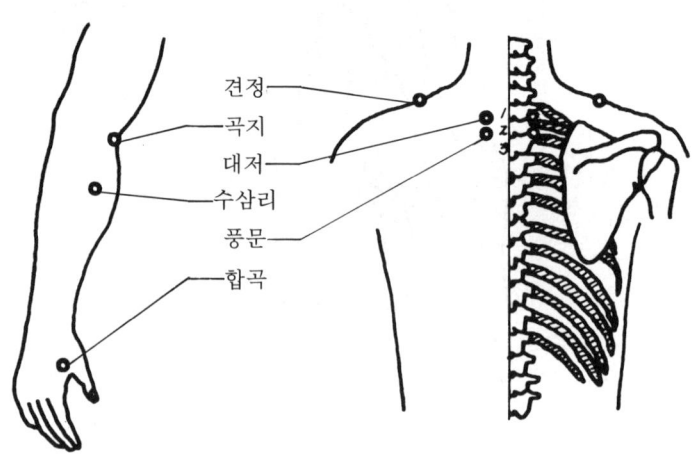

(12) 현기병(眩氣病)과 피부병(皮膚病)에는,

현기병에는 풍지(風池), 천주(天柱), 삼간(三間), 중저(中渚), 여태(厲兌), 차지혈(次趾穴)을 10여 차 수압(手壓)하면 낫고 피부병에는 신주(身柱), 대구(大灸), 격유(膈兪), 간유(肝兪), 담유(膽兪), 비유(脾兪), 위유혈(胃兪穴)을 가(加)하여 수압(手壓)을 10여 차씩 10여 일이면 낫는다. (그림 참조)

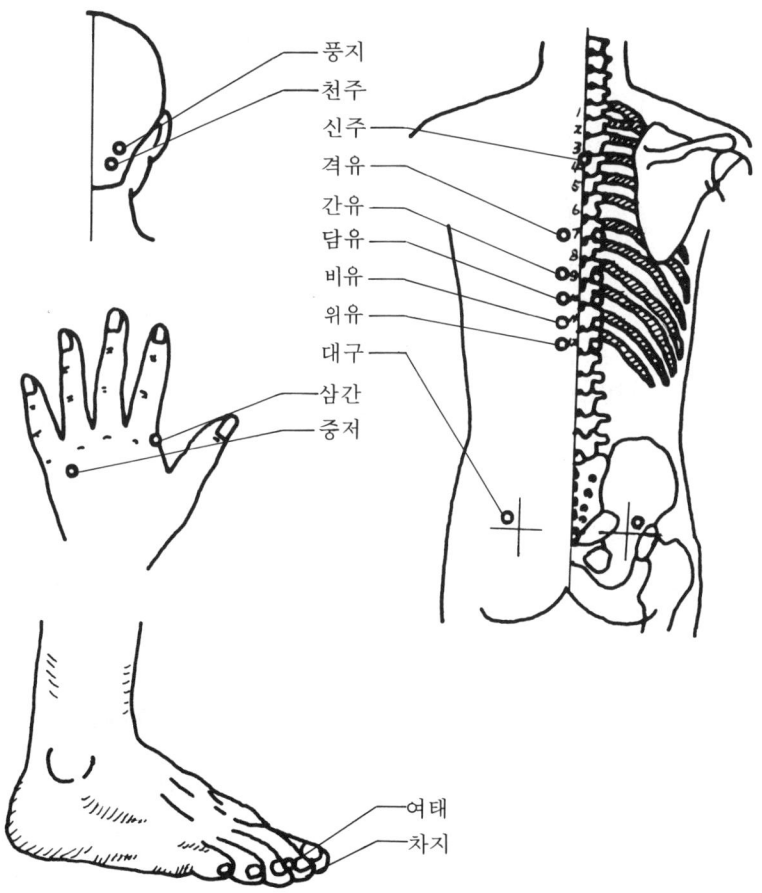

(13) 전간병(癲癇病, 일명 지랄병)

　수련자 중에서 과거 이런 병이 있던 자가 수련 중에 발생하면 전신총(前神聰), 신정(神庭), 본신(本神), 천주(天柱), 대추(大椎), 신주(身柱), 행간(行間), 용천혈(湧泉穴)을 수압(手壓)하면 낫는다. 10여 차씩 정도를 보아 시행한다.

　경풍(驚風)에는 미간(眉間)과 백회(百會)를 가(加)하라. (그림 참조)

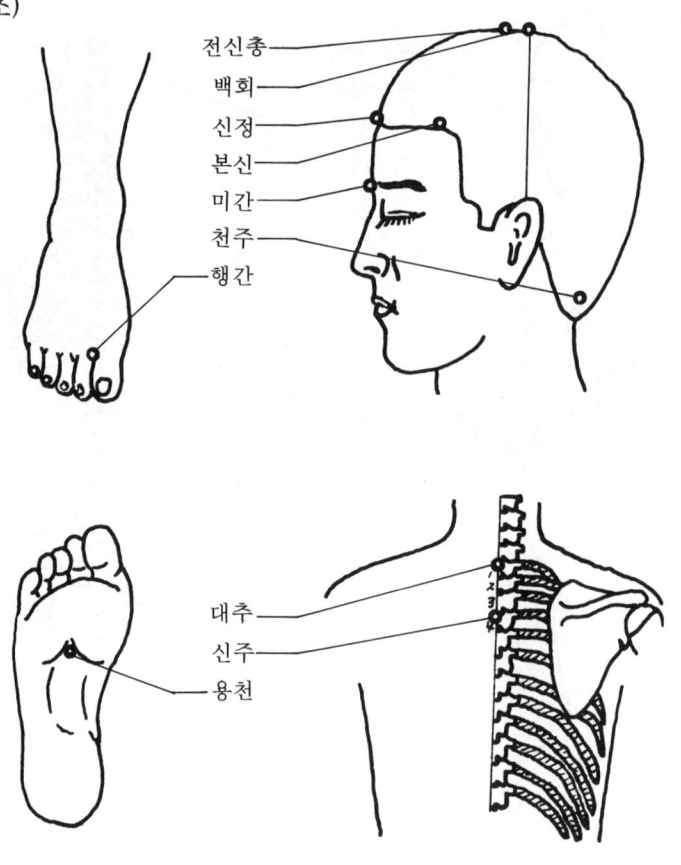

(14) 위산(胃酸) 과다증(過多症)

위산 과다증이 수련자 중에 있어 고통을 느끼면 천주(天柱), 격유(膈兪), 간유(肝兪), 비유(脾兪), 위유(胃兪), 삼초유(三焦兪)와 족삼리(足三里), 불용(不容), 거궐(巨闕), 상완(上脘), 천추(天樞)를 각각 10여 차씩 수압(手壓)을 며칠 하면 없어진다. (그림 참조)

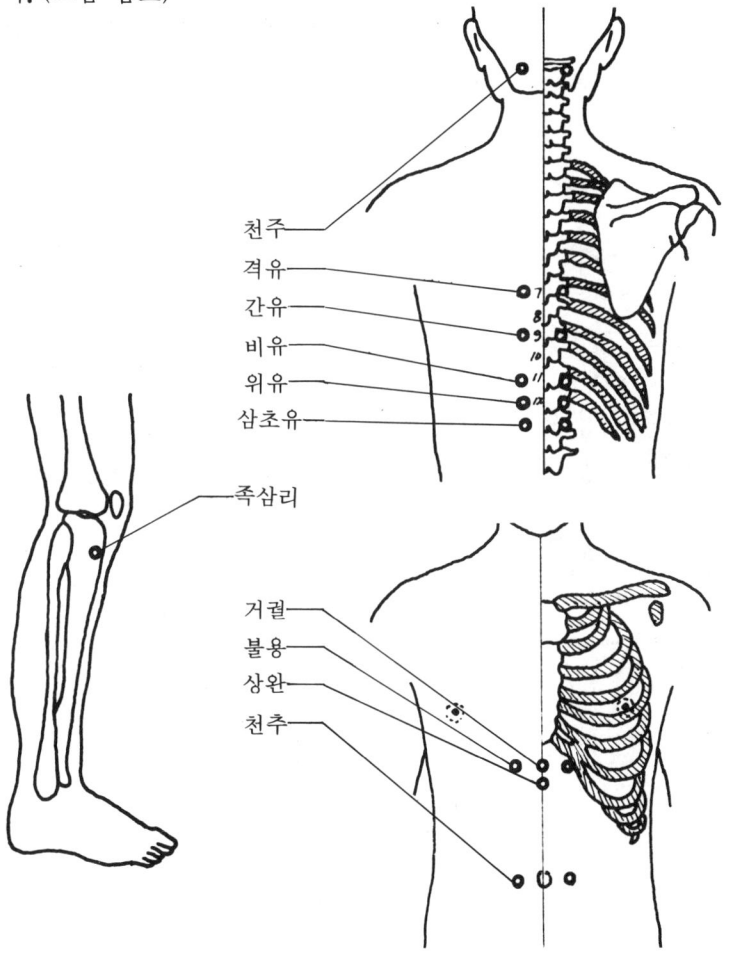

(15) 위궤양(胃潰瘍)과 위증(胃症) 일체

위궤양, 위신경(胃神經) 쇠약, 위확장(胃擴長), 위경련에는 격유(膈兪), 간유(肝兪), 비유(脾兪), 위유(胃兪), 삼초유(三焦兪), 신유(腎兪), 대장유(大腸兪), 소장유(小腸兪), 중료(中髎), 하료(下髎)와 유문(幽門), 거궐(巨闕), 상완(上脘), 하완(下脘), 황유(肓兪), 천추(天樞), 불용(不容), 수도(水道), 관원(關元), 음교(陰交), 족삼리(足三里)를 20여 차 10여 일 수압(手壓)하면 낫는다. (그림참조)

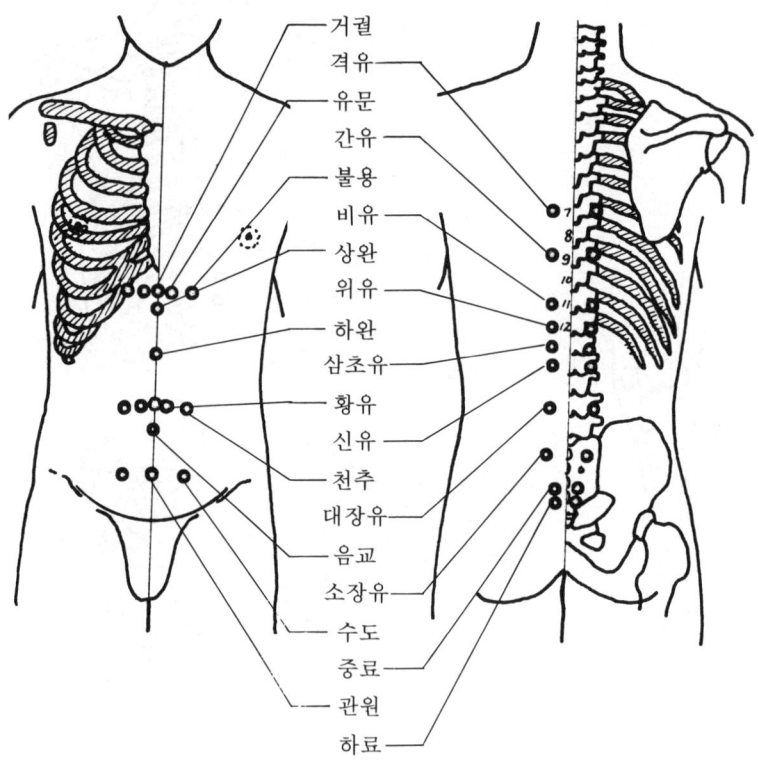

(16) 상습 변비(便祕)

　수련자 중 상습 변비로 고생하는 자는 전면(前面)의 황유(肓兪), 천추(天樞)와 후면(後面)의 대장유(大腸兪), 소장유(小腸兪), 중료(中髎), 하료(下髎)를 수일간 수압(手壓)하면 낫는다. (그림 참조)

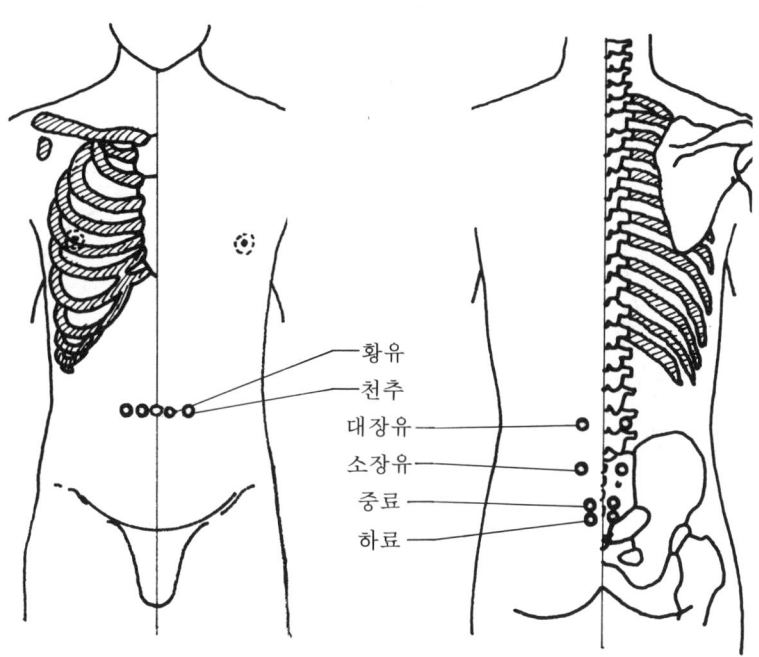

(17) 졸중풍(卒中風)과 혈압인하(血壓引下)에는, 그림의 각 혈을 20여 차씩 매일 계속하면 낫는다.

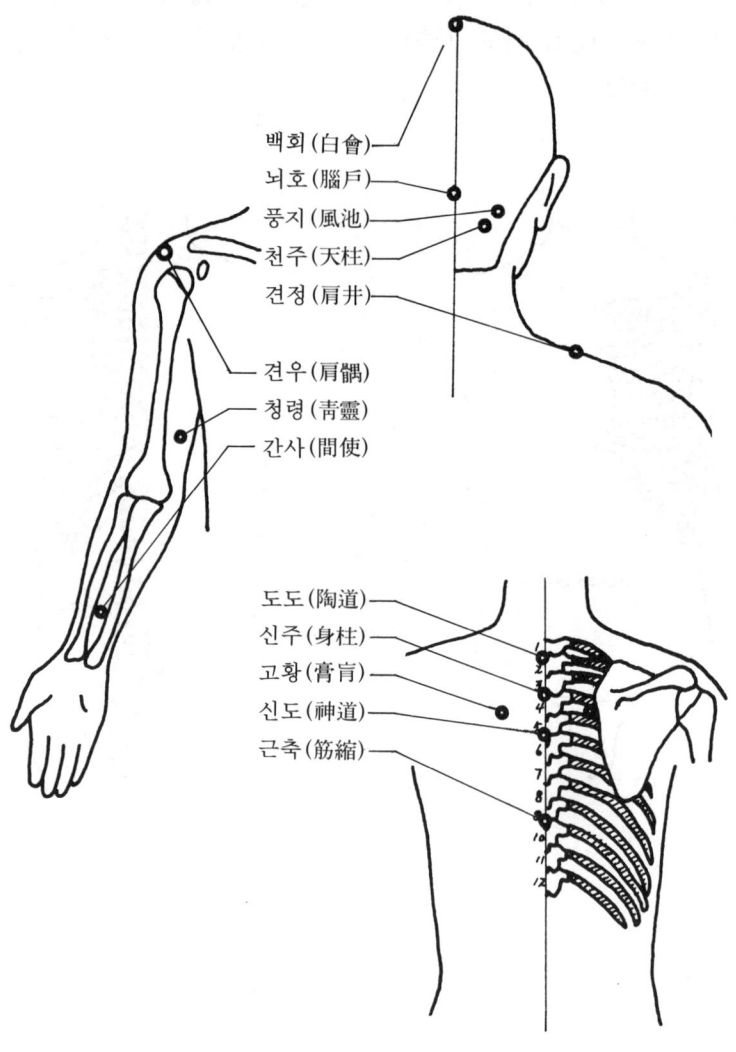

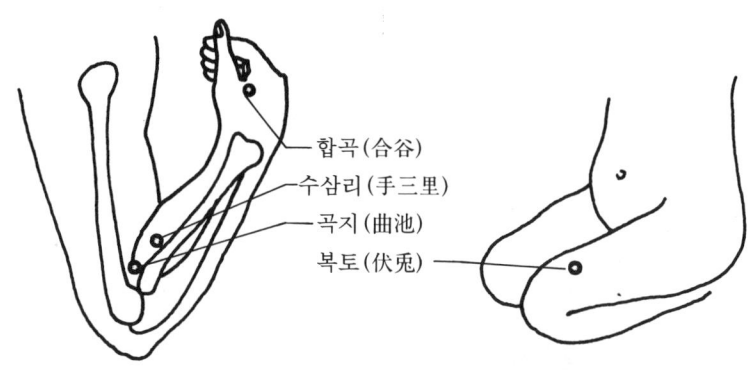

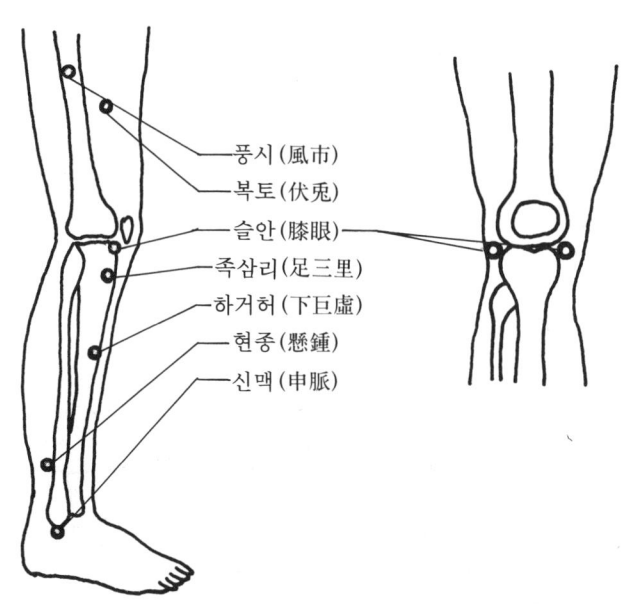

7. 경혈(經穴)의 확정도(確定圖)

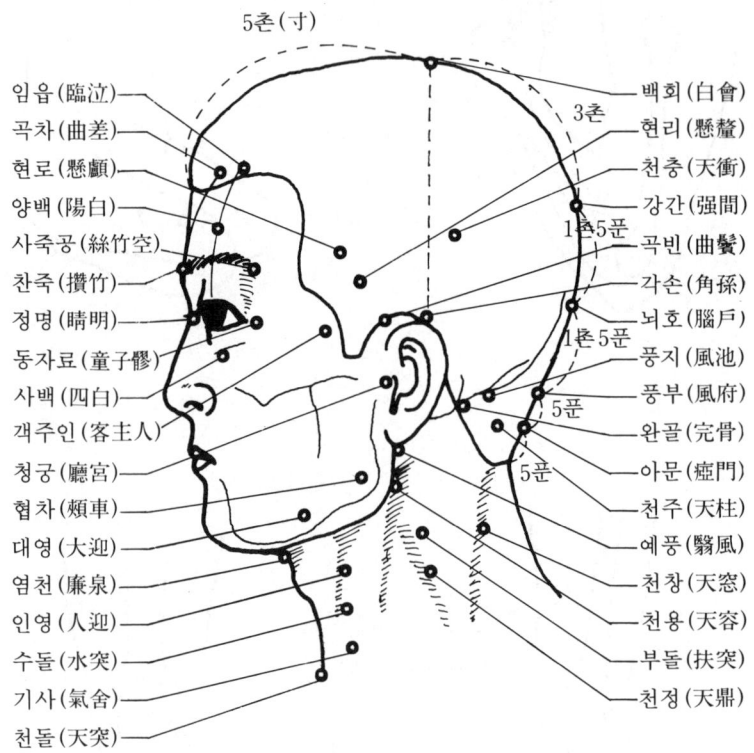

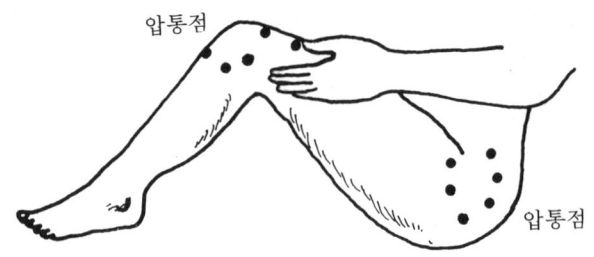

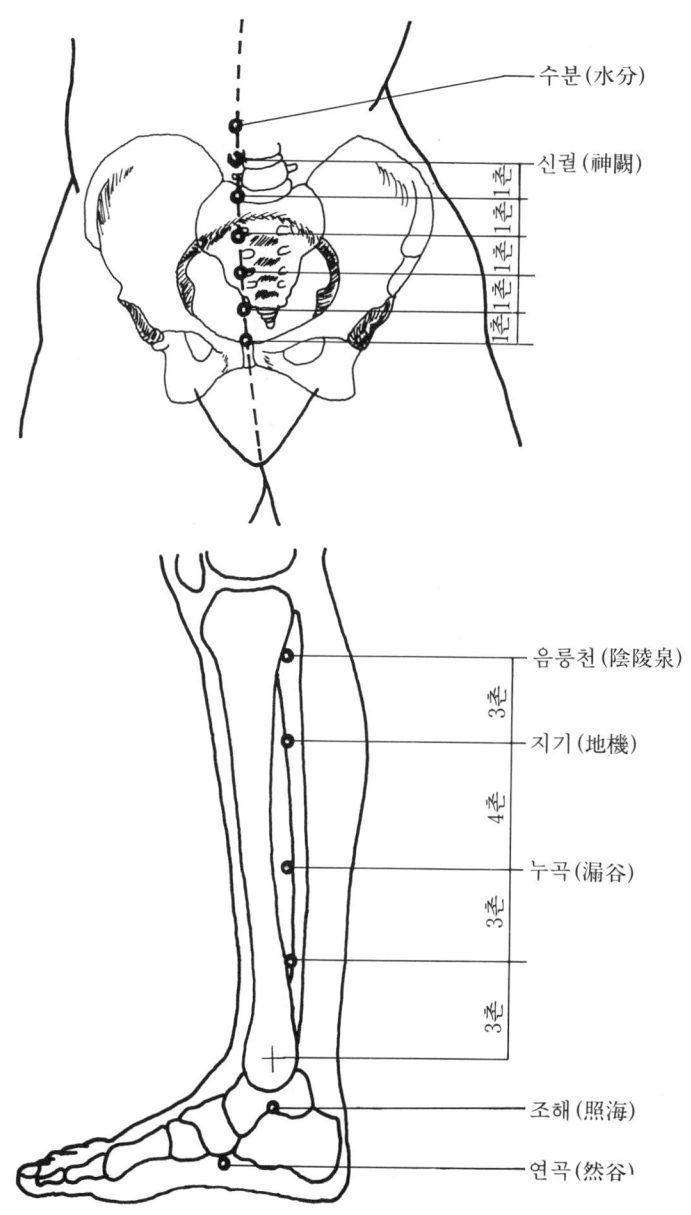

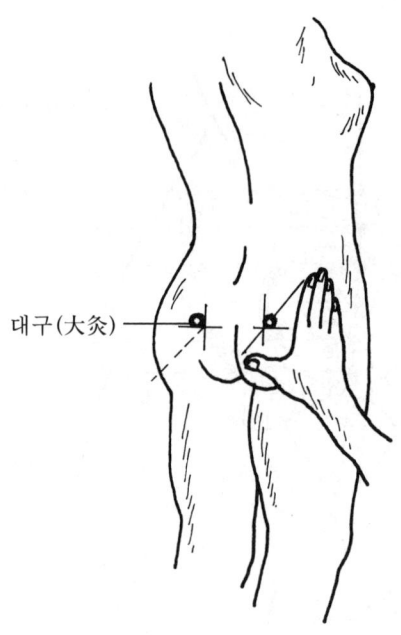

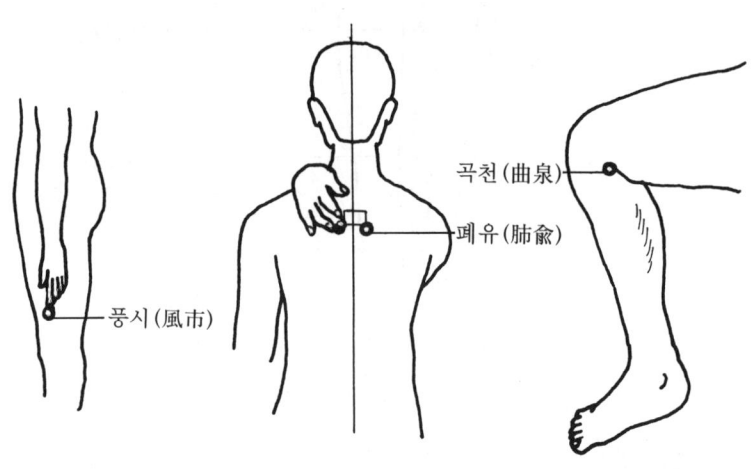

8. 기타

　수련자에 따라 변화 과정이 다르니 즉시 즉시 연락하여 지도를 받아서 실행할 것. 단독 수련은 위험함.

　수련 중 몸이 아픈 곳이 있으면 한 손을 아픈 곳에 대고 온전신의 정신을 아픈 곳으로 집중하고 단기(丹氣)도 동시에 보내면 얼마 안 가서 수차 하는 동안 없어진다. 이법을 유기법(流氣法)이라 한다. 타박이나 삐었을 때는 한약방에서 대황가루와 파뿌리를 짓찧어서 붙이면 부기가 사라지고 잘 낫는다.

　(1) 맥법(脈法)

　남(男)은 좌맥(左脈)을 주(主)하고 여(女)는 우맥(右脈)을 주(主)할 것. 외감(外感)은 좌촌(左寸), 내상(內傷)은 우촌(右寸), 임신맥(妊娠脈)은 여 우척맥(女 右尺脈)을 주(主)하는 것이니 오장칠부(五臟七腑) 중 심장이 뛰면 맥이 뛰므로 허실(虛實)을 보는 법임. 모든 원리를 알고 보아야 됨. 또한 오랜 체험이 필요하다.

　(2) 육기(六氣)의 병(病)

　궐음 풍목(厥陰風木)은 풍(風)이 병이고, 소음 군화(少陰君火)는 정신(精神)이 병이고, 태음 습토(太陰濕土)는 습(濕)이 병이다. 소양 상화(少陽相火)는 열(熱)이 병이고, 양명 조금(陽明燥金)은 조(燥)가 병이다. 태양 한수(太陽寒水)는 한(寒)이 질(疾)이다.

제10절 절진법(切診法)

절진(切診) 가운데 중요한 것은 맥을 보아 진찰하는 것과 배를 보아 진찰하는 것이다.

소위 한방(韓方)에서 맥진(脈診)과 복진(腹診)이다.

1. 맥진(脈診)을 보는 방법

한방의 맥진은 맥상(脈狀)이 제일 중요하다. 맥상을 획득하지 못하면 맥진이 불가능하기 때문이다.

맥은 수화 음양(水火陰陽)의 동태이므로 그 맥상이 또한 수화 음양의 양개 맥상밖에 없다.

맥진에 있어서는 여유있는 침착한 기분으로 진찰하지 않으면 안되는 것이다.

진찰을 받는 자도 식사의 직후, 운동의 직후 등은 피하여야 한다.

맥진은 그림과 같이 중지(中指), 시지(示指), 약지(藥指)를 대어 맥을 본다. 댄 손가락을 가볍게 눌렀다 꽉 눌렀다 해서 맥의 성정(性情)을 관찰한다.

맥진에는 예로부터 여러 가지 유파가 있어 맥을 보는 부위나 그 짚는 방법에도 이동(異同)이 있다.

그러나 여기에는 일반화된 곳을 그림으로 밝혔다.

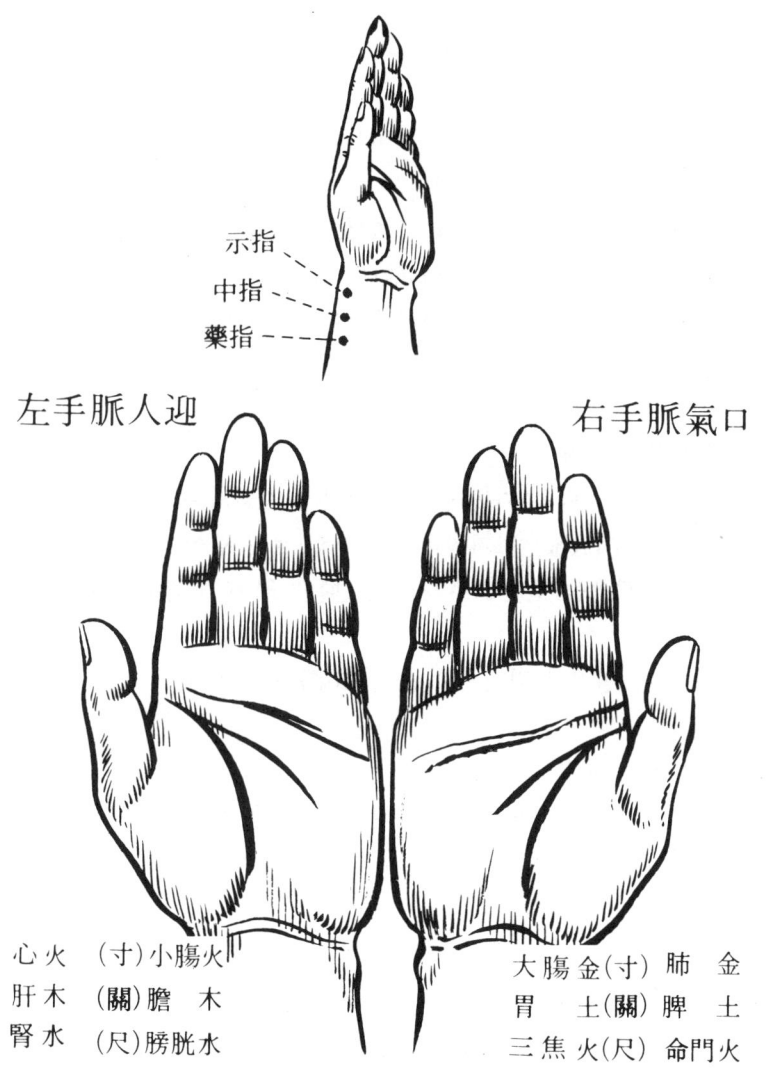

◆ 맥의 종류

· 부(浮), 규(芤), 활(滑), 실(實), 현(弦), 긴(緊), 홍(洪) 이 7종의 표맥(表脈)이요,

· 미(微), 침(沈), 완(緩), 색(濇), 지(遲), 복(伏), 유(濡), 약(弱)이 8종의 이맥(裏脈)이요,

· 장(長), 단(短), 허(虛), 촉(促), 결(結), 대(代), 노(牢), 동(動), 세(細)가 9도맥(九道脈)이요,

· 삭(數), 대(大), 산(散)의 3맥(三脈)이 있으니 합하여 27맥이 되는 것이다.

(1) 부맥(浮脈)

부맥은 손가락을 가볍게 대어서 즉각 포착되는 맥이며 강하게 누르면 저부(底部)에 저항이 없는 맥으로서 물에 널판쪽을 띄우고 이 널판쪽을 손끝으로 누르는 때와 같은 느낌이 있는 맥이다.

이 맥은 원기가 떨어지고 풍허(風虛)한 맥이다.

(2) 규맥(芤脈)

폭이 넓은 큰 맥으로서 혈관의 거죽 쪽은 단단한 촉감이 있으나 가운데가 공허한 느낌을 주는 맥이다. 피와 정액이 허하다.

· 규맥은 양맥(陽脈)이다.

(3) 활맥(滑脈)

이 맥은 미끄럽게 둥글둥글 구슬을 굴리는 듯한 것과 같은 촉감이 있는 맥이다.

혈(血)이 심하고 기(氣)가 허한 증세이다.

· 활맥은 양맥(陽脈)이다.

(4) 실맥(實脈)

이 맥은 힘이 있는 맥으로서 눌러도 강하게 뛰는 맥으로 눌러 없애 버릴 수 없는 맥을 말한다.

삼초의 기가 맑고 힘이 있다.

- 실맥은 양맥(陽脈)이다.

(5) 현맥(弦脈)

이 맥은 활의 줄을 당기어 이것을 만지는 듯한 느낌을 주는 맥으로서 상하로 움직이는 파장이 적고 팽팽한 맥을 말한다. 현맥은 간맥(肝脈)이 되는 고로 오장이 나빠진다.

- 현맥은 양맥(陽脈)이다.

(6) 긴맥(緊脈)

이 맥은 현맥과 비슷하나 줄을 꼬아서 드린 것이 힘차게 도로 풀릴 때 이에 손을 대는 느낌을 주는 맥으로 맥이 단단히 조여 있으나 좌우로 빙빙 도는 것같이 옮기는 것이 특징이다. 풍한 (風寒)으로 음식에 체하였을 때 나타난다.

- 긴맥은 양맥(陽脈)이다.

(7) 홍맥(洪脈)

이 맥은 좌우로 폭이 넓게 뛰는 맥으로서 크고 힘이 있는 경우의 맥이다. 홍대(洪大)라고 붙여서 일컫기도 한다. 열이 많다.

- 홍맥은 양맥(陽脈)이다.

(8) 미맥(微脈)

이 맥은 간신히 포착되는 맥으로서 주의하여 진찰하지 않으면 알기 어려운 맥이다. 혈기(血氣)가 모두 허한 맥이다.
- 미맥은 음맥(陰脈)이다.

(9) 침맥(沈脈)

이 맥은 손가락을 가볍게 대었을 경우에는 잘 알 수 없으며 강하게 눌러야 겨우 닿을 수 있는 맥이다.
음기가 거스르고 양기가 퍼지지 않는 맥이다.
- 침맥은 음맥(陰脈)이다.

(10) 완맥(緩脈)

이 맥은 박동수가 정상이며 순조로웁고 온화한 맥이다. 위기(衛氣)가 많고 영기(榮氣)가 부족한 것이다.
- 완맥은 음맥(陰脈)이다.

(11) 색맥(濇脈)

이 맥은 원활하게 움직이지 않는 맥이다. 작은 칼로 대나무를 깎을 때 손의 촉감과 같은 느낌을 주는 맥이다. 기(氣)가 많고 혈(血)이 부족하여 정혈(精血)이 고갈된 것이다.
- 색맥은 음맥(陰脈)이다.

(12) 지맥(遲脈)

이 맥은 박동수가 적은 맥을 말한다. 보통 어른의 경우 1분간 60 이하로 뛰는 맥을 지맥이라 한다. 음성 양허(陰盛陽虛)한 것이다.
- 지맥은 음맥(陰脈)이다.

(13) 복맥(伏脈)

이 맥은 잠긴 맥으로서 깊이 눌러야 겨우 맥박이 뛰는 것을 닿을 수 있는 맥이다. 음기와 양기가 잠기어 있는 맥이다.
- 복맥은 음맥(陰脈)이다.

(14) 유맥(濡脈)

이 맥은 극히 부드럽고 미세하여 손을 조용히 대고 있어야 감촉이 겨우 되는 맥이다. 혈기가 다 부족한 맥이다.
- 유맥은 음맥(陰脈)이다.

(15) 약맥(弱脈)

이 맥은 힘이 없는 약한 맥으로서 조금만 힘을 주어 누르면 꺼져 없어지는 맥이다. 노인에겐 순맥이고 젊은 사람에겐 양기 부족이다.
- 약맥은 음맥(陰脈)이다.

(16) 장맥(長脈)

이 맥은 넓고 크게 뛰는 맥으로 얼른 감촉을 느낀다. 힘이 있게 뛰는 맥이다. 기혈(氣血)이 충족하고 모든 병이 좋아질때 뛰는 맥이다.
- 장맥은 양맥(陽脈)이다.

(17) 단맥(短脈)

이 맥은 가냘프게 뛰는 맥으로서 손을 대면 댄 부분만 약간 촉감이 오고 양 옆은 감촉이 전혀 없는 맥이다.

심장에 복통이 오고 답답하고 위기(胃氣)가 없고 기가 병든

맥이다.
- 단맥은 음맥(陰脈)이다.

(18) 허맥(虛脈)
이 맥은 더디고 크게 뛰며 연하여 손을 대면 힘이 없고 들면 힘이 있는것 같이 따라 올라 뛰는 맥이다. 혈기(血氣)가 모두 허하고 더운 열이 많은 맥이다.
- 허맥은 음맥(陰脈)이다.

(19) 촉맥(促脈)
이 맥은 고르게 뛰지 않고 때로는 한 번씩 그쳤다가 다시 뛰고 눌러서 대면 또 뛰는 맥이다. 열이 많고 극히 노하기를 잘하고 노인과 병자에겐 나쁜 맥이다.
- 촉맥은 양맥(陽脈)이다.

(20). 결맥(結脈)
이 맥은 더디게 뛰며 가끔씩 맥이 끊기었다가 다시 뛰고 손을 대면 손에 모였다가 나가는 것 같은 느낌을 주는 맥이다. 음성(陰盛)하여 양기(陽氣) 부족이다.
- 결맥은 음맥(陰脈)이다.

(21) 대맥(代脈)
이 맥은 부정맥(不整脈)으로 고르게 뛰지 않고 빨리 뛰다 더디 뛰다 또는 강하게 약하게 뛰는 맥이며 위독한 때 뛰는 맥이다. 장기가 끊어지고 비장의 원기가 다한 것이다.
- 대맥은 음맥(陰脈)이다.

22. 노맥(牢脈)

이 맥은 힘이 있고 견고하게 뛰며 잠기는 깊이도 있는 맥이다. 몸에 한기와 허기가 서로 어우러지면 극(革)이 되니 정혈(精血) 부족이다.
• 노맥은 양맥(陽脈)이다.

(23) 동맥(動脈)

이 맥은 더디고 굵게 뛰나 파장의 넓이가 없으며 한 곳에서 밀어 올렸다 내렸다 하는 것과 같다.
양이 동하면 허하여 땀이 나고 음이 동하면 열통(熱痛)이 생긴다.
• 동맥은 음맥(陰脈)이다.

(24) 세맥(細脈)

이 맥은 폭이 좁은 맥으로 손끝에 실과 같이 가느다란 촉감이 있다. 세맥은 정혈이 부족하고 정갱이가 아프고 기가 부족하다.
• 세맥은 음맥(陰脈)이다.

(25) 삭맥(數脈)

이 맥은 박동수가 많은 맥으로 보통 어른의 경우에 1분간에 90 이상 뛰는 맥을 삭맥이라 한다.
삭맥이 있는데 잡다한 생각을 하면 힘이 없고 병이 발생한다.
• 삭맥은 양맥(陽脈)이다.

(26) 대맥(大脈)

이 맥은 홍맥(洪脈)과 같으며 횡폭이 넓고 크고 힘이 있는 경우의 맥이다. 이 대맥이 뛰면 병이 악화되고 혈허(血虛)한 것이다.
- 대맥은 양맥(陽脈)이다.

(27) 산맥(散脈)
이 맥은 누르면 흩어지는 것 같고 들면 뜬 것 같은 촉감을 주는 맥이다.
산맥을 눌렀다 놓아 모여 뛰는 것 같지 않으면 명이 위급한 것이다.
- 산맥은 양맥(陽脈)이다.

이상은 맥의 기본형을 들어 놓은 것인 바 실지로 병자에 있어서는 이들 맥의 몇가지가 합한 형태로 나타난다. 그러므로 일상 자주 대하게 되는 맥상에 대하여 밝히겠다.
- 부삭맥(浮數脈)

박동수가 많은 맥으로 상반신에 신진 대사가 항진되고 있으며 한방에서는 열이라 이른다.
이 경우 약하면 계지탕(桂枝湯)을 쓰고 힘이 있으면 갈근탕(葛根湯)이 좋다. 신진 대사가 안되면 진무탕(眞武湯)이 좋다.
- 부대맥(浮大脈)

맥이 부대하고 힘이 있으면 체력이 왕성하고 신진 대사가 성한 것이다. 이때 갈증을 느끼면 백호탕(白虎湯)이 좋고 만약 부대하고도 힘이 없으면 정력의 소모가 심한 것을 의미한다. 보중익기탕(補中益氣湯)이나 사역탕(四逆湯)을 쓰면 좋아진다.
- 침지맥(沈遲脈)

침지하고도 약하면 체력이 약하고 신진 대사가 쇠퇴하였음을 의미한다.
인삼탕(人蔘湯)이 좋고 만일 침지하고도 힘이 있으면 몸 안에

배설하지 않으면 아니 될 것이 있음을 의미한다. 대시호탕(大柴胡湯)을 쓰면 좋은 효과가 있다.

• 현소맥(弦小脈)

맥이 현소하면 토하도록 하여서는 안되며 시호탕(柴胡湯)을 쓰는 것이 좋다.

• 색현맥(濇弦脈)

맥이 색현이면 체액이 소모되어 근육이 메말라 당기는 것을 의미한다. 근육의 긴장을 완화하는 처방을 써야 한다. 소건중탕(小建中湯)을 사용하면 좋다.

• 긴현맥(緊弦脈)

맥이 긴현이면 수독(水毒)이 몸 안에 있어서 통증을 일으키고 있는 것이다.

이러한 때는 몸을 덥게 하고 대황부자탕(大黃附子湯)을 쓰면 좋다.

• 침긴맥(沈緊脈)

침긴맥은 역시 수독 때문에 호흡 촉박, 오줌의 양이 감소된다. 목방사탕(木防巳湯)이 좋다. 또는 영계출감탕(苓桂朮甘湯)이 좋다.

• 미소맥(微小脈)

맥이 미소하면 손발이 냉한 것을 의미한다. 당귀사역탕(當歸四逆湯)이 좋다.

• 침결맥(沈結脈)

침결의 맥은 어혈(瘀血)이 있음을 의미한다. 도핵승기탕(桃核承氣湯)이 좋다.

• 활삭맥(滑數脈)

활삭의 맥은 열이 있음을 의미한다.

소승기탕(小承氣湯)이 좋다.

• 소지맥(小遲脈)

  소지의 맥은 신진 대사가 잠기어 쇠한 것을 의미한다. 인삼탕(人蔘湯)이 좋다.

  이상의 한방에서 맥진의 목적은 주로 허(虛)와 실(實), 열(熱)과 한(寒), 진(進)과 쇠(衰)를 가리어 음양 조화를 맞추는 것이다.

2. 복진(腹診)을 보는 방법.

  복진은 절진(切診)의 하나로서 한방의 진찰법으로서는 맥진과 함께 중요한 것이다.

  복진을 행할 때 눕혀 놓고 두 다리를 뻗게 하고 손은 양옆에 편안히 놓게 하고서 한다. 복진하는 자는 좌측에 위치를 정하고 대개 진찰한다.

(1) 복벽(腹壁)의 후박(厚薄)

  배를 문지르거나 뱃가죽을 손가락 끝으로 잡아 올려 보면 복벽이 엷은 사람은 피하 지방이 적고 뱃가죽만을 근육과 분리해서 쥐어 볼 수도 있다.

  탄력이 없고 여위어 있다. 이는 허(虛)다. 노인과 다산부(多産婦)는 별도로 보아야 한다. 뱃가죽이 두껍고 탄력이 있으면 실(實)이다. 간혹 실한 듯하나 허증이 있으므로 맥이나 그 밖의 증상을 참작하여 허와 실을 가려야 한다.

(2) 복부 팽만(腹部膨滿)

  손이나 발 등이 여위어 있으면서 배만이 몹시 팽만해 있는 것은 허(虛)요, 또한 병이 깊이 있는 것이다.

또한 근육이 잘 발달되고 복부가 팽만해 있어도 배에 탄력이 없고 맥이 약하면 허증이다.

(3) 흉협 고만(胸胁苦滿)

명치로부터 배가 충만하고 심한 경우에는 이 부분을 손가락 끝으로 눌러도 통증을 느끼고 숨이 가빠진다.

흉협고만은 바른쪽만 또는 왼쪽만 그럴 적도 있다. 또 체격이 튼튼한 사람 체격이 튼튼치 못한 사람 등에도 흉협고만이 발생한다.

(4) 심하 비경(心下痞硬)

명치부분이 달리며 단단하고 호흡이 촉박하다.

(5) 복피 구급(腹皮拘急)

복직근(腹直筋)의 긴장으로 복직근이 피하(皮下)에 나무 몽둥이 모양 뻗치어 맥이 약하고 배꼽을 중심으로 아래에 걸쳐 팽만하고 긴장되어 있다.

(6) 소복 급결(小腹急結)

어혈(瘀血)의 급박적(急迫的)인 통증이 있는 것으로 통증이 있는 곳에 손을 대면 급히 무릎을 오그리며 급(急)히 통(痛)증을 느낀다. 흔히 여자에게서 볼 수 있다.

(7) 소복 경만(小腹硬滿)

하복부에 단단한 저항물이 만져지고 팽만감이 있고 어혈이 있는 경우에 흔히 나타난다.

그러나 임신이나 숙변으로 말미암아 단단한 저항물이 만져지는 수도 있으니 유의하여야 한다.

(8) 복부 동계(腹部動悸)

단단한 덩어리가 가끔 올라 왔다가 내린다. 건강하면 없고 약하면 간혹 나타나는 수가 있으나 강하게 느끼는 일은 없다. 배꼽 언저리에 동계가 강하게 포착되면 허(虛)증이다.

(9) 심하부 진수음(心下部 振水音)

위(胃)의 부분을 가볍게 두드리면 물소리가 나는데 이것을 진수음이라 한다.

명치부 위에서 물소리가 나면 허증이다. 건강한 위장에는 물을 많이 마신 직후에도 진수음은 없으나 위벽이 이완되고 복벽이 얇은 사람은 공복에도 진수음이 난다.

(10) 장 역륜동(腸 逆蠕動)

복벽이 이완되어 연약 무력하면 장이 심하게 움직이는데 장이 소리를 내든가 아프든가 토하는 수가 있다. 이는 허증이다. 하제(下劑) 사용은 금한다.

제 6 장   통기행공법(通氣行功法)

제1절 통기법 해설(通氣法解說)
제2절 진기단법(眞氣丹法)
제3절 삼합단법(三合丹法)
제4절 조리단법(造理丹法)

제1절 통기법 해설(通氣法 解說)

1. 해설(1)

이미 해설한 중기단법(中氣丹法), 건곤단법(乾坤丹法), 원기단법(元氣丹法), 이 삼자(三者)를 가리켜 정각도(正覺道)라고 하거니와 앞으로 해설하려는 진기단법(眞氣丹法), 삼합단법(三合丹法), 조리단법(造理丹法)을 가리켜 통기법(通氣法)이라고 한다.

정각도의 수련은 국선도 수련의 초입 도단(初入道段)으로서 정(精), 기(氣), 신(神)의 작용으로 심신(心身)의 통일과 원기(元氣)의 유통(流通)이 자연적으로 행공(行功)함에 따라 이루어져 새로운 체질이 소생(蘇生)하는 기분을 감득(感得)한다. 그러나 아직 뚜렷히 체내(體內)에 단화(丹火)를 생리적으로 감득하기 힘들다. 그 이유는 축기(蓄氣)가 되었다 하더라도 작용을 시작해야 단화가 생동(生動)하며 화력(火力), 기력(氣力)이 전신작용(全身作用)을 하여 줌으로써 자인자득(自認自得)의 체득이 되고 현실로 나타나기 때문이다.

아무리 축기(蓄氣)가 되어도 축기는 축기이지 단기화(丹氣火)는 아니다. 이것을 도(道)에서는 출태(出胎)라 한다. 곧 여성의 출산(出産)에 비유한 말이다. 그러므로 진기단법에서부터 십일고경(十日高境)이다. 10일마다 힘의 차원이 달라진다. 물론 성심(誠心)에 달려있고 지도하는 대로 하여야 된다.

통기법에서는 통기생생 절기사망(通氣生生 絶氣死亡)이니 아무리 진리를 정각(正覺)하여도 천지기(天地氣)와 나의 기(氣)가 상통(相通)되지 않으면 그것은 개인의 역(力)에 그치는 것이다. 그러므로 임독맥 자개(任督脈 自開)가 곧 도문(道門)을 열어 놓는 첫 층계이므로 도입(道入)이라 칭하거니와 도문도 열지 않고 천지기가 들어온다는 것은 상식적으로도 있을 수 없는 일인 것이다.

그러므로 진기단법에서는 필히 도문인 임독(任督)이 자개(自開)하여야 한다. 이러한 극치적 수련은 말보다 실행이 중요하며 마음가짐, 행동이나 모두 각 단법(丹法)마다 밝히겠거니와 정심정좌(靜心靜座)의 적적성성(寂寂醒醒)의 공진(空眞)이 합일(合一)하여야 되는 묘경(妙境)임을 알고 입문(入門)하여야 한다.

2. 해설(2)

통기법은 정각도를 수련하고 높고 넓고 깊은 대도(大道)에 입문하는 천지인(天地人)의 도(道)를 직접 체득하여야 하는 수련법인 것이다.

모든 단법(丹法)의 수련은 단리(丹理)에 대한 원리를 잘 알아야 하겠지만 통기법의 진기단법에 들어서게 될 때부터는 원리에 대한 인식이 가일층 높아지고 깊어져야 하는 동시에 도(道)와 나는 일체가 되지 않으면 아니 된다. 그러므로 이미 알고 있을는지 모르나 좀 더 인식을 깊게 하기 위하여 원리를 요약하여 해설코저 하는 바이다. 물론 원리의 해설은 단리(丹理)와 역리(易理)를 응용한 해설을 하려 한다. 그것은 부득이한 일이다.

국선도는 본래 우리민족 고유의 도법(道法)으로서 우리 선조의 유산이라 할지라도 전래한 문헌이 없이 구전(口傳)되어 오다가 비로소 삼국시대에 이르러 그 편모(片貌)가 드러나 있는 실정이나 선사상(仙思想)이 우리민족 고유의 것이라는 증거는 중국의 문헌 속에서는 많이 찾아 볼 수 있는 것이다. 물론 중국 문헌에도 선사상은 장자(莊子) 이후에 비로소 나타나지만 신선(神仙)에 대한 모든 설화(說話)의 중심지역은 중국 동방 우리민족이 살고 있는 한반도이었던 것이다.

한무제(漢武帝)가 신선을 동해(東海)에서 구하여 삼신산 불사약(三神山 不死藥)을 구하였다는 말이나 포박자(抱朴子) 글에도 황제(黃帝)가 청구(靑邱)를 지나다가 풍산(風山)에 이르러서 자부진인(紫府眞人)에게 삼황내문(三皇內文)을 받았다는 말이 있으니 이는 우리나라 청구에서 선인(仙人)을 만나 선도법(仙道法)의 비결문서(祕訣文書)를 받았다는 뜻이다.

이와 같은 말들은 우리민족 사상에 고유한 선법사상(仙法思想)이 있었음을 그 편모라도 밝혀주며 우리나라 역사 고증도 다소 앞에 밝혀놓았다. 그러나 현재로서는 우리에게 체계있게 해놓은 선도법의 도서(道書)가 없으므로 선법을 수련하는 우리로서는 우리 선조로부터 전래한 국선도의 비전(祕傳)을 그대로 수련하는 동시에 그 원리를 해명하려면 단리와 역리의 원리로 밝힐 수 밖에 없음을 수련자는 알기 바란다.

사실을 분명히 밝히면 본래 중국의 문화는 우리민족의 선조(先祖)인 은민족(殷民族)의 문화를 계승한 것이므로 현재의 중국적 문화는 동방민족의 문화라고 보아야 할 것이다.

깊이 생각하면 중국민족 특히 한족문화(漢族文化)의 선조는 동이민족(東夷民族)이므로 한족(韓族)은 한족(漢族)보다 앞섰던 민족임을 완전히 밝힐 날이 멀지 않았다. 특히 은의 갑골문자(甲骨文字)의 연구에서 더욱 밝혀지리라고 자신하는 바이다. 이러한 입장에서 우선 선진(先進)인 한국(韓國)이 후진(後進)인 중국문화의 역리(易理)를 들어 단리(丹理)를 해설한다는 생각을 버리고 역리와 단리가 우리 고유의 사상임을 알아야 한다. 역리 초개자(初開者)인 복희씨(伏犧氏)가 동이족(東夷族)의 한 갈래인 풍이족(風夷族)의 자손으로 태어났다는 사실을 알아야 한다. 그리고 태시기(太始記)에 보면

「伏犧氏 生於風族 以風爲姓故也」
　복희씨 생어풍족 이풍위성고야

이와 같이 기록이 되었으며, 조선 영조시대(朝鮮 英祖時代)의 숨은 학자인 북애자(北崖子)의 『규원사화(揆園史話)』에선

「아득한 옛적에 남북의 만주와 중국의 북부와 또 몽고의 일부가 이미 우리 겨레[한국(韓國)]의 농사짓고 짐승 먹이던 곳이다. 마침 이때에 태호 복희씨가 동이겨레의 한갈래인 풍이겨레의 자손으로 태어났다. 그가 수(數)에 의한 변하고 바꾸임의 이치[역리(易理)]를 익숙히 알고 서(西)녘 중토로 나아가 수인씨를 이어 임금이 되었다,

當時之時 遼潘幽燕之地 已爲我族 農耕遊牧之所而 伏犧氏 適以
당시지시 료반유연지지 이위아족 농경유목지소이 복희씨 적이
是時 生於風族之門 熟知倚數觀 變之道 乃西進中土 代隧人氏而
시시 생어풍족지문 숙지의수관 변지도 내서진중토 대수인씨이
爲帝 」
위제

하였으니 역력히 알 수 있을 것이다.
　그러나 국(國)을 따지자는 것이 국선도가 아니라 우리나라의 단리 설명을 왜 중국 역리와 응용하여 밝히는가 하는 질문을 받

지 아니하기 위하여 밝힌 것이다.

 우리민족은 이와 같이 옛부터 천도(天道)와 지도(地道)와 인도(人道)에 밝았으며 밝은 것을 취하여 백의민족(白衣民族)이니 지상천국(地上天國)이니 해동명국(海東明國), 해동성국(海東盛國), 광명도국(光明道國)이니 동이족(東夷族)이니 군자국(君子國)이니 해동조선(海東朝鮮)이니 백천국(白天國)이니 등등 국호(國號)가 무수히 많았다.

 본래 선사상은 천지의 이(理)와 인간의 생리, 심리를 대상으로 자연적 생태의 관찰과 수련과 체험과 체득에서 성립한 도이므로 이론보다 앞서있는 현실적 사실이며, 수련으로써 얻어진 도법이므로 수련으로써 체득될 것이나, 현대인은 행입(行入)보다 이입(理入)을 원하므로 부득이 이해의 접근으로 행입케 하기 위하여 역리와 단리로 해설을 시도하려 하는 바이다.

제2절 진기단법(眞氣丹法)

— 초(初) ; 일지(一智)=마음으로 되는 것~삼지(三智)~완(完) ; 십지(十智) —

　진기단법부터 많은 환상이 생기니 정심 정좌(靜心靜座)해야 한다.
　원기단법이 숙달되면 동좌서향(東座西向)하고 입단(立丹), 좌단(座丹), 공단(空丹)하되 공기가 잘 통하는 옷을 입고 하며 전단(跧丹), 와단(臥丹)에는 서두동족(西頭東足)하고 행공하되 흡지(吸止)를 길게 호(呼)를 몸이 요구하는 대로 하며 도입(道入)이니만치 주의사항과 모든 것은 수련 과정에 나오니 참작하고 흡지(吸止)한 것을 하단전에서 두어번 마는 듯하여 지기(地氣)와 합세하여 독맥(督脈)으로 올렸다가 임맥(任脈)으로 내려 하단전에서 호(呼)하고 다시 9번 정도 호흡하다가 다시 임독유통(任督流通)하고 또 다시 자꾸만 반복하다가 숙달되면 8번 호흡하고 임독유통하고 다시 숙달되면 7번 호흡에 임독유통… 이와 같이 자꾸 호흡을 하며 임독을 돌리어 끝에는 흡지에 임독을 돌리면 나중에 미려(尾閭)가 트이며 임독이 자개(自開)하는 것이며 자개 전에 진동이 오는 것이니 두려워 말고 더욱 안정하며 계속하면 임독이 완전 자개케 되는 것이며 자인자득(自認自得)은 물론 막강한 힘이 나며 몸이 날아갈 것같이 가벼워지며 머리가 총명하여진다. 이때 정신은 내관(內觀)하여 딴 생각은 두지 말고 상념(想念)으로 처음에는 하나 나중에는 체득으로 입증이 됨.

진기단법 도중에 분심법(分心法)과 투심법(透心法)이 있으나 이는 직접 지도 받아야 됨.[눈은 반개(半開)하고 할 것.]

(眞氣丹法圖)

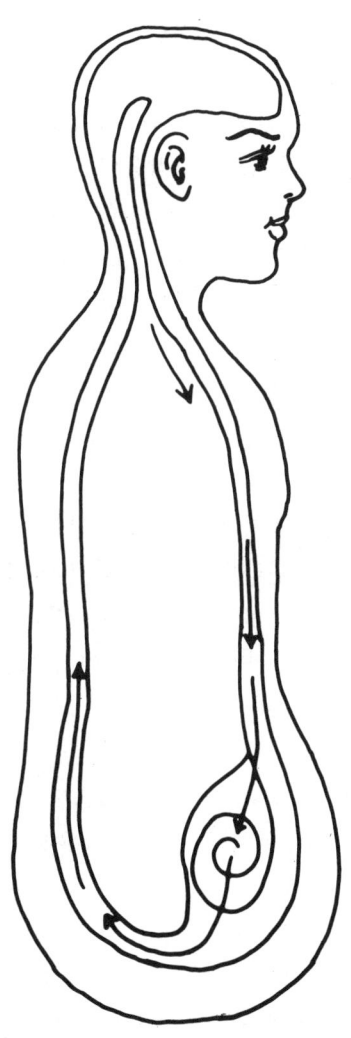

1. 진기단법(眞氣丹法)

수련자는 진기단법의 수련으로 선도법(仙道法)의 신묘성(神妙性)에 눈을 뜨게 되며 모든 의문이 사라지고 수도에만 전념하게 된다. 그것은 스스로가 도문(道門)에 들어서서 신묘성을 체험할 수 있게 된 까닭이다. 모든 질문은 사라지게 되고 수도에만 열중하게 된다.

구태여 그 원리를 밝혀 본다면 진기(眞氣)란 음양이 조화를 이루어 오운육기(五運六氣)적 작용이 일신(一身)중에서 순조로워서 내 몸 안에서 일어난 참된 기운이 다름아닌 진실한 기운이다. 이와 같이 음양이 합실하고 오운육기의 오토기(五土氣)는 진실한, 진기가 일신중에 단기(丹氣)를 받아, 축기(蓄氣)된 기운이 합세하여 임독(任督)이 자개(自開)하여 우주의 진기가 임독맥으로 유통(流通)할 때 진실한 기운이 생발(生發)하므로 항상 임독맥이 개(開)하여 있도록 인위적으로 제작하는(만드는) 도문(道門)을 개(開)하는 과정이다.

이 임독맥을 열어 놓지 않고는 천지인(天地人)의 진기가 상통(相通)되지 못한다. 만약에 일신의 진기가 전신 어느 한 부분이라도 파손되면 생명을 유지할 수 없는 것이다. 이런 중요한 진기 유통(眞氣流通)을 단리(丹理)의 정기신(精氣神) 작용으로 임독맥을 유통함으로 많은 양의 진기가 마음대로 흡입(吸入) 유기(流氣)할 때 그야말로 진건강(眞健康)을 맛보는 동시에 초인적 도력을 비로소 얻게 되는 것이다. 그러므로 진기단법은 운기행공(運氣行功)이 되는 동시에 진기 임독유통법(任督流通法)이 되는 것이다.

처음부터 알고 이해하고 깨닫고 믿고 풀이하고 생각하여서는 도저히 임독유통은 물론 도에는 들어갈 수 없는 것임을 알아야 한다. 오직 심신통일의 수련을 직접 행공하여 적적성성(寂寂醒

醒)한 가운데 체득하여야 되는 것이다. 적적(寂寂)은 공(空)이요, 성성(醒醒)은 진(眞)이다. 공과 진을 알고 체득적 선단(仙丹)의 수련을 하면 되는 것이다. 다시 말하면 정심 정좌(靜心靜座)의 수련으로 단전행공하여 통기(通氣)시키는 대법(大法)이다. 임독맥(任督脈)을 자개(自開)치 않고 수도함은 마치 도문(道門)을 닫고 수도하려는 것과 같다는 것임을 명심하고 임하기 바란다. 좀 더 구체적으로 말하면 진기단법의 수도자세는,

(1) 정좌(靜座)

몸은 마음을 담는 그릇이다. 몸이 정자(正姿)를 잃으면 마음의 정자(正姿)를 얻을 수 없다. 그러므로 정좌(正座)와 정좌(靜座)가 필요하다.

(2) 정심(靜心)

고요한 마음의 정심(靜心)이다. 모든 잡념을 버리고 아무 생각도 하지 않는 것이 지사(止思) 또는 무사(無思), 무념(無念)의 공심(空心)과 진심(眞心)을 포(抱)하고 도심(道心)에 들어갈 수 있는 자리다.

(3) 명심(明心)

정좌와 정심을 수련하는 가운데는 스스로 자연히 정신이 혼미하여지거나 가면(假眠)에 들어가기 쉽다. 그러므로 정심 정좌 수련에는 정심 정좌이면서도 정신은 항상 밝고 맑아 있어야 한다. 그것도 하나의 큰 공부다. 이것이 곧 명심 공부(明心工夫)다.

(4) 지식(止息)

호흡은 심호흡(深呼吸)[단전(丹田)]이 원칙이다. 그러나 진기단법부터는 세입 세출(細入細出)이 원칙이다. 정사(靜思)가 지사지사(止思之思)인 것처럼 지식(止息)이란 지식지식(止息之息)으로서 자연적인 상태의 호흡 또는 길고 가열된 그리고 깊은 호흡의 자세가 된다.

(5) 유통(流通)

이상의 정좌, 정심, 명심, 지식등은 도심(道心)을 받아들이고자하는 나의 심신의 수동적 자세이거니와 능동적으로 진기를 받아들이는 활동적 자세를 통털어 통기법(通氣法)의 진기유통(眞氣流通)의 공작(工作)이라 해본다. 기(氣)를 만들고 기(氣)를 받아 내 몸에 유통케 하기 위하여 스스로 임독맥을 열어 놓는 수련을 해야 하며 따라서 진기를 스스로 내 관념적으로 유통을 시켜 본다. 그러나 공부가 쌓이게 되면 현실적으로 뜨거운 기운의 축기를 체득케 되며 또한 임독맥을 통하여 상승 하강(上昇下降)하며 또한 사지백체(四肢百體)에 자유자재로 유통하는 체험을 가지게 되는 것이다. 이것을 임독(任督)의 자개수련(自開修煉)이라고 하는 것이다.

이와 같은 경험이 있은 연후에 비로소 천지인(天地人)의 삼합(三合)의 경지가 무엇인가를 해득(解得)한다. 말과 설명으로는 해득이 될 수 없으나 통기현상(通氣現象)의 체험과 체득으로써야 해득되는 득도(得道)의 초입묘경(初入妙境)인 것이다.

2. 진기단법(眞氣丹法) 수련방법(修煉方法)

진기단법의 행공부터는 눈을 감고 하는 것이 아니라 눈을 반개(半開)한다. 그리고 앉는 방법과 입단(立丹), 공단(空丹)은 동좌서향(東座西向)한다. 이것도 음양의 이(理)다. 동방(東方)은 목(木)이요 음이다. 나의 양기(陽氣)인 독맥기(督脈氣)와 상응(相應)하기 위함이다. 와단 행공(臥丹行功)시는 서두동족(西頭東足)한다. 잠을 잘 때도 역시 서두동족이 합리적이다. 그리고 임독 유통(任督流通)에도 음의 임맥(任脈)으로 하강(下降)하여 양의 독맥(督脈)으로 상승(上昇)시키는 것이 천지의 도리를 따름이니 명심하라. 그리고 수련시에 가져야 할 마음의 자세다. 마음속에는 언제나 정신적으로 돌아가신 인류원귀봉안(人類源歸奉安)의 선령(先靈)님을 모시고 있는 뜻을 지녀야 한다. 영기(靈氣)와 상통(相通)하는 정신이 없으면 정신적 고아를 면치 못하기 때문에 도(道)에는 반드시 효성(孝性)의 도근(道根)이 있어야 한다.

다음으로는 정심(正心)이 부족하여 잡념이 들어올 때는 '정(正), 심(心), 시(視), 각(覺), 도(道), 행(行)'을 마음속으로 고요히 암송할 것이며 때로는 소리를 내어 외우다가 잡념이 사라질 때 다시 행공하는 것이다.

다음은 호흡이다. 임독 유통을 위한 호흡은 무리가 없는 한도 내에서 흡(吸)과 그리고 중지(中止)를 고요히 길게 할 것이며 호기(呼氣)도 고요히 그 양(量)을 흡기(吸氣)보다 적게 생리적(生理的)으로 호출(呼出)할 것이니 호(呼)에는 관심을 두지 않아도 좋다. 중지(中止)에 있어 절대 무리하여서는 안된다는 것을 다시 강조하니 여유있는 중지라야 된다.

생리적 현상에 따라야 한다.

수련방법은 다섯 가지 동작의 단법이 있으니 입단법(立丹法), 좌단법(座丹法), 전단법(跮丹法), 와단법(臥丹法), 공단법(空丹法)이 그것이다. 도시(圖示)하면 다음과 같다.

1 立丹法		서서 兩手 팔장끼고 行功
2 座丹法		가부좌 姿勢로 앉아 兩手 丹田部位에 놓고 行功
3 跧丹法		徐徐히 平安한 姿勢로 엎드려 行功

4 臥丹法	조용히 누어서 行功
5 空丹法	無身行功
6 力法	行功이 끝난뒤 기지개를 强하게 켜는 動作

그리고 하단전(下丹田)에 단기(丹氣)가 일어날 때 진기(眞氣)를 흡(吸)하여 그 기(氣)가 하단전에서 잠시 머무는 듯하다가 서서히 회음(會陰)으로 하강시키고 장강(長強)으로부터 양관(陽關), 척중(脊中), 대추(大椎), 아문(瘂門), 백회(百會), 신정(神庭)의 독맥으로 올려 귀 뒤로 돌아 승장(承漿), 천돌(天突), 단중(膻中), 건리(建里) 신궐(神闕)을 거쳐 임맥을 따라 하단전에 이르게 한 후에 비로소 흡입하였던 공기를 서서히 호출하는 것이다. 처음에는 하단전 호흡을 성실하게 한 후에 임독 유통을 하여야 한다. 먼저 하단전 호흡을 9번 한 후에 임독 유통을 한다. 그리하여 수련에 따라 점점 숙달이 되면 마지막에는 흡(吸)하여 단전에 머무르는 듯하다가 임독이 유통되어야 한다. 물론 처음부터 진기가 현실적으로 유동(流動)하는 체험은 할 수 없으므로 처음 유통시는 관념적으로 정신적으로 임독을 열며 임독자개법을 수련하는 동안 차츰 진기를 얻고 또 감득(感得)이 되며 따라서 실지로 유통의 현상을 체득하게 되는 것이다.

　정확히 밝혀 말하면 공기(空氣)중에 공(空)은 기관지를 통해 폐(肺)내에 호흡작용밖에 안되나 진기는 하단전 깊숙히 내려 가는 것이다. 진기란 진실한 우주에 차고 넘쳐있는 기운(힘)이기 때문에 물체엔 관계없이 통과하는 기(氣)이다. 이 진기는 단전(丹田)의 수기(水氣)를 만나 단기(丹氣)로 변하는 정(精)이 되고 따라서 상단전(上丹田)의 기(氣)도 되며 중단전(中丹田)의 신(神)도 되는 것이니 하단전(下丹田)의 역할이 크다 하지 않을 수 없다.

　이 임독 유통의 과정에 있어 몇 가지 유의할 사항이 있으니 수도장(修道場)은 고요하고 의복은 정결하며 공기가 잘 통하는 도복(道服)을 착용해야 한다. 그리고 또 다시 유의할 점은 임독자개(任督自開)의 전증(前證)으로 심신의 변화이다. 즉 임독맥이 트이어 진기가 유통되려 할 때 몸에 극렬한 진동(震動)과 같은 현상이 일어난다. 그러나 이것은 당연히 일어나는 현상이므로 두려워 하거나 당황하여서는 아니된다. 이때에 지도가 필요하며 스스로도 안정(安靜)한 자세를 가지고 정상적인 단전호흡으로 행공을 하면 자연히 그 진기가 미려(尾閭)를 통하며 임독이 통하게 된다.

이러한 진동(震動)의 현상은 고무호스에 수도물이 강하게 흐르면 그 호스가 떨리는 현상과 흡사하다. 그러나 서서히 조절하면 되는 것이다. 그 뻗치는 기운을 잘 받아 들일 수 있는 길은 임독맥이다. 이때에 더욱 지도가 필요하다. 이 진기가 순리(順理)대로 통하면 전신(全身)은 무병(無病)은 물론이려니와 체력(體力)은 강장(强壯)하여 지며 따라서 머리는 총명해지고 지혜가 고차적(高次的)으로 트인다.

그러므로 옛 선인(仙人)은 말하기를

「久之則此動力　自能上下昇降　併可以意運之於全身　洋溢四達雖
　구지즉차동력　자능상하승강　병가이의운지어전신　양일사달수
指甲毛髮之尖　亦能感之　斯時全體皆熱　愉快異常」
지갑모발지첨　역능감지　사시전체개열　유쾌이상

이라 하고 말하였으며

「余所親歷　確有可信　古人所謂　開通三關者　卽指此」
　여소친력　확유가신　고인소위　개통삼관자　즉지차

라 하며 임독이 자개된 후는 일체 신병(一切身病)이 일조(一朝)에 진유(盡癒)하고 형신(形身)이 경쾌(輕快)하다 하였다. 임맥과 독맥은 기경팔맥(寄經八脈) 중의 중추(中樞)가 되는 경락(經

絡)이며 임맥은 24혈(穴)이 있으며 회음(會陰)에서 승장(承奬)까지며 독맥은 28혈이 있으니 장강(長强)으로부터 은교(齦交)까지다. 임맥독맥도(任脈督脈圖) 참조바람.

마지막으로 진기단법을 수련함에 있어 일반적으로 유의사항이 많다. 삼가하여야 할 말, 행동, 가려 먹어야 할 음식, 대인관계의 주의 등 허다히 많으며 또는 겸하여 수련할 분심법(分心法), 나중에는 분신법(分身法)까지 되게 하는 수련 등도 없지 않으나 수련시 지도를 받아야 한다.

그러나 가장 유의해야 할것은 이 진기단법부터는 먼저 말한 바와 같이 심신(心身)의 변화가 일어나는 단계이므로 독수(獨修)에는 다소 위험이 없지 않은 것이다. 지도없이 발생하는 변화는 책임질 사람이 없으니 반드시 정규적(正規的)인 지도없이 독수를 불허(不許)하는 까닭이 여기에 있는 것이다.

그러므로 옛날 선인(仙人)들의 말에도 진기유통의 현상 또는 그 변화와 효능(效能)에 관한 글이 많다. 앞서도 밝혔거니와 다시 말을 빌리면

「古人所謂 培養丹田 開通三關之說 亦未之深信 及吾身 經三次震
　고인소위　배양단전　개통삼관지설　역미지심신　급오신　경삼차진
動 果有其事 乃知世界眞理無窮 吾人智力 所不能解者 正多 古人
동　과유기사　내지세계진리무궁　오인지력　소불능해자　정다　고인
之言 殆未可全 以爲妄也」
지언　태미가전　이위망야

라 하고 증언(證言)하였다.

제 3 절 삼합단법(三合丹法)
─ 초(初) ; 일지(一地)＝마음으로 되는 것～삼지(三地)～완(完) ; 팔지(八地) ─

　진기단법이 숙달되어 완성을 보면 몸이 가볍고 힘이 자연 생하고 마음이 너그러우며 항상 기쁨이 나므로 중지하는 수가 많으며 자만심이 생기고 남이나 물체에 손이 닿으면 전기(電氣)가 강하게 간다. 그러나 이는 도단(道段) 첫 층계에 불과한 것임을 명심하고 조용히 옷을 벗거나 공기가 잘 통하는 옷을 입고 하든가 하되 몸을 따뜻하게 하고 조용히 눕거나 앉거나 두 동작중 어느 것이나 편한 자세로 하되 기공(氣孔)(피부)으로 호흡을 하되 눈을 반개(半開)하고 분심법(分心法)을 해서 자기를 높은 공중에 마음으로 뜨게 한 후 흡(吸)하며 하늘 높이 오르고 호(呼)하며 내려오고 또 흡하며 더 높이 올라가고 호하며 내려오고 흡하며 더 높이 올라가되 서서히 오르고 서서히 내려올 것이며 행공 도중에 실지로 몸이 가벼우며 약간 뜨는듯한 기분을 느끼고 숙달되면 몸이 약간 뜨는 수가 있으므로 호흡을 서서히 언제 마시었는지 언제 토하였는지 모르게 할 것이며 약간 몸이 떴다가 호하는 사이 땅에 갑자기 닿으면 놀라는 수가 있으니 이때에 더욱 안정하고 고요히 계속하여야 하며 실지로 숙달되어 기공호흡(氣孔呼吸)이 됨을 느끼면 더욱 열심히 통달하여야 함.

(三合丹法圖)

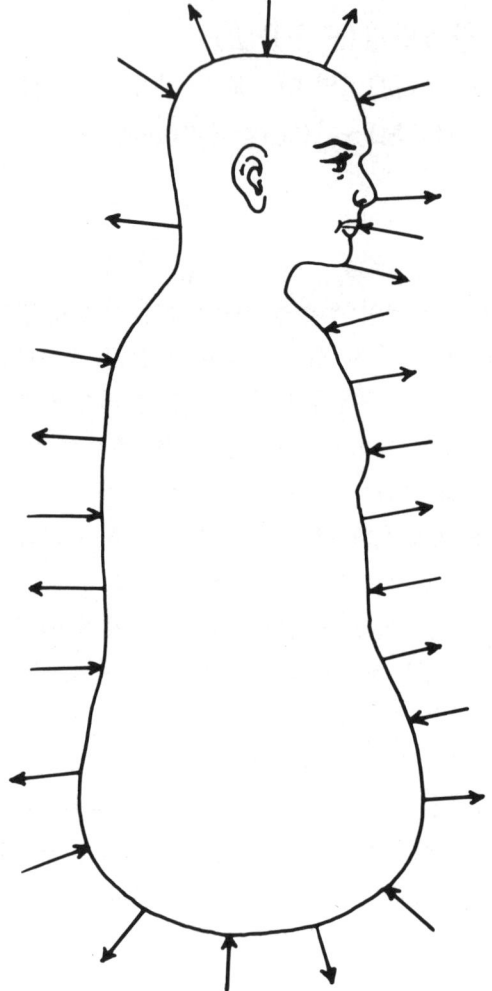

[방향동일(方向同一) 행공(行功) 진기(眞氣)와 같음. 9번 호흡(呼吸) 한번 기공(氣孔) 8번 호흡(呼吸) 한번 기공(氣孔)과 같이]

1. 삼합단법(三合丹法)

　삼합단법은 천지인(天地人)의 삼기(三氣)가 합일(合一)되어 내 몸에서 그 작용이 일어나게 하는 단법이다. 다시 말하면 진기단법에서 임독의 유통으로 도문(道門)을 자개(自開)한 연후에 일신(一身) 전체의 문을 개(開)하는 기공호흡(氣孔呼吸)으로서 오장칠부(五臟七腑)는 물론 각 경락혈(經絡穴)을 완전 자개(完全自開)시키는 어려운 묘경(妙境)의 수련법이다.

　오운육기(五運六氣)와 인기(人氣)의 단기(丹氣)가 상통(相通)하는 것을 말하는 것이다. 그러므로 전장에서 오운육기설을 밝힌 것이다. 다만 인간은 먼저 밝힌바와 같이 정기신(精氣神)이 하나 더 있어서 만물(萬物)의 영장(靈長)이다. 정기신을 올바로 이해하고 수련함이 없으면 가장 약한 동물에 불과한 것이다.

　이 어찌 인류가 정기신의 수련법을 중요시 안할 수 있겠는가? 더구나 추호의 부족이 있어도 국선도는 성취될 수 없는 것이다.

2. 삼합단법(三合丹法) 수련방법(修煉方法)

　삼합단법의 수련하는 동작은 두 가지가 있다. 하나는 좌세(座勢)다. 양다리를 자연스럽게 뻗고 벌리고 앉되 무릎을 상(上)으로 좀 들어 발뒤꿈치와 궁둥이 일부분만 땅에 대고 양손 무릎 위에 손바닥 끝 부분만 대고 눈을 반개(半開)하고 척추는 똑바로 세우고 행공을 하는 것이다.

　또 하나는 좌편(左便) 혹은 우편(右便)으로 누워서 하는 동작이다. 와세(臥勢)다.

(座勢圖)

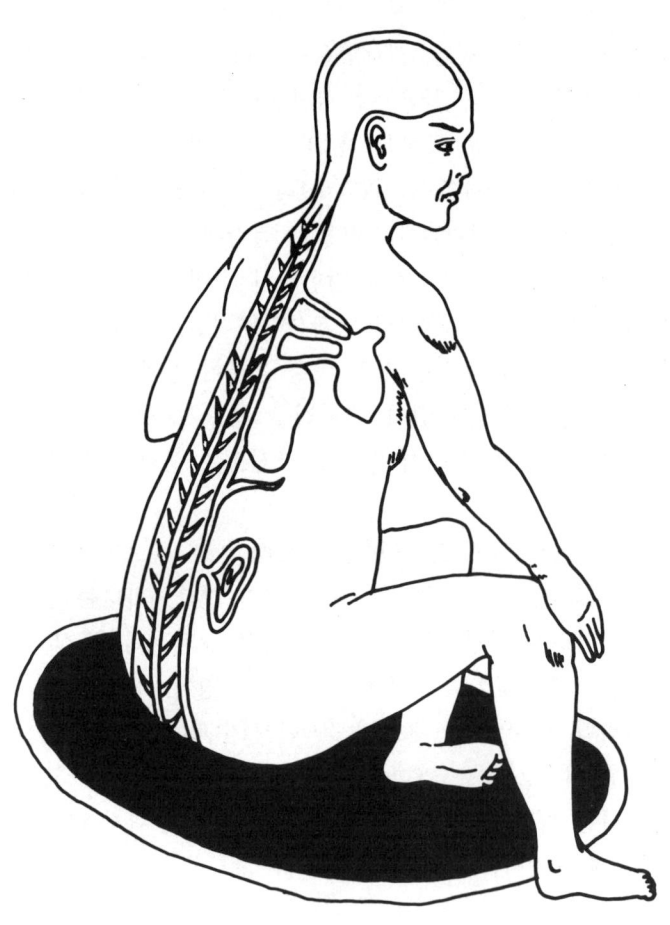

(臥勢圖)

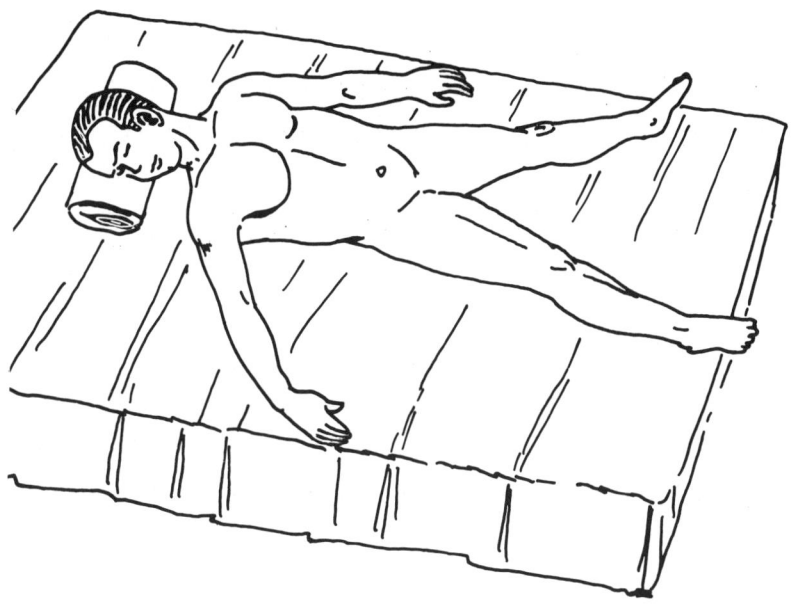

양수(兩手) 몸에 붙이지 말고 좌세나 와세에 있어 몸에는 아무 것도 입지 않는 것이 원칙이다.

그 이유는 온몸의 기공(氣孔)을 막지 않게 하기 위함이다. 수련시간은 축시(丑時)부터 미시(未時)안이 가장 좋고 좌세나 와세나 어느 자세도 좋다. 유의사항은 진기단법에서 이미 말하였으므로 자세한 것은 약(略)하나 이 삼합단법을 수련하는 데는 인간극치(人間極致)의 수련에 들어가는 행공법이므로 온갖 성의를 다 해야 한다.

식사도 거의 생식(生食)적인 것이 이상적이며 생생(生生)한 초식(草食)이 가장 좋다. 마음가짐도 도인(道人)다운 도심(道心)을 가질 것이며 언제나 무욕(無慾)[사욕(私慾)을 버린]이요, 따라서 명경지수(明鏡止水)와 같은 청정심(淸淨心)을 지닌 상태에서 이미 수련을 쌓아온 진기단법을 되풀이 하면서 아홉 번에 단전호흡(丹田呼吸)을 마치고 한 번 기공호흡(氣孔呼吸)을 하고 그리하여 점차로 행공이 잘 되면 단전호흡 한 번 하고 한 번은 기공호흡을 해서 끝으로 기공호흡이 성취되기에 이르러야 한다.

이해하기가 곤란할지 모르나 사실은 수련함으로 비로소 체득하게 되고 체득으로 그 증험(證驗)이 나타나게 되는 그야말로 입도(入道)의 최후의 관문(關門)에 들어서면 국선도의 수련이라는 것이 무엇인가를 비로소 알게 된다. 수련상 유의할 점을 몇 마디 더 첨가하면 하절(夏節)에는 옷이 필요 없으나 동절(冬節)에는 보온(保溫)이 필요하므로 따뜻한 곳에서 하되 유기(流氣)가 잘 통하는 옷을 입는 것이 좋겠다. 특히 이 삼합단법의 기공호흡의 수련은 난해(難解)하고 난행(難行)하므로 직접 시범하며 지도할 수 밖에 없으니 수도자는 그 점을 유의하기 바란다.

제 4 절 조리단법(造理丹法)
— 초(初) ; 구지(九地)~완(完) ;
십오지(十五地) —

　삼합단법에서 기공호흡(氣孔呼吸)이 되면 공기가 잘 통하는 베옷을 입고서 편안한 자세로 눕거나 앉거나 하며 방향은 진기단법과 동일하고 조용히 정심 정좌(靜心靜坐)하고서 기공(氣孔)으로 흡입(吸入)한 기(氣)를 단전에서 한두 번 마는 듯하다가 전신(全身) 각 혈(穴)로 보냈다가 다시 하단(下丹)에 모았다가 전신 기공으로 호출(呼出)하고 9번 정도 기공호흡하다가 다시 하단전에 모았다가 전신 각 혈로 보냈다가 다시 하단전에서 전신 기공으로 호출…이 같이 하여 끝에는 기공 호출(氣孔 呼出)하고 전신 경혈유통을 하면 그야말로 선인의 경지를 맛보기 시작하는 것인즉 방심치 않고 계속하면 실지로 되는 것을 자인자득(自認自得)이 되는것이며 이러한 수련중에 이상한 개인적 또는 타인적(他人的) 방해가 많으니 그럴수록 더욱 정심 정좌(靜心靜座)하여 오래하면 타인(他人)은 지쳐서 떨어지고 자신(自信)이 생(生)하여 지나 이때는 기(氣)를 낼 수도 안 낼 수도 있으며 자연인이 되는 첫 단계에 발을 디딘 것이다. 선악(善惡)이 나의 자식이다.

(造理丹法圖)

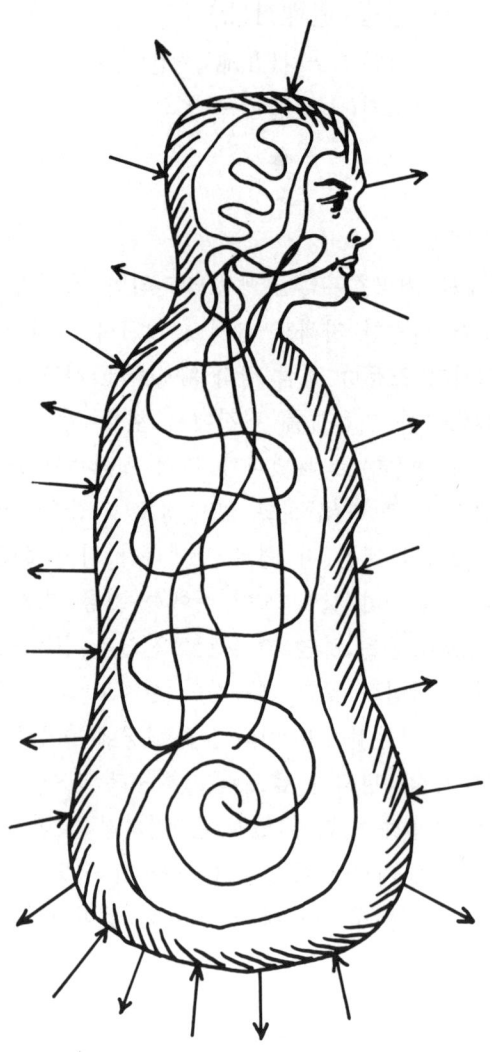

1. 조리단법(造理丹法)

조리단법은 통기법의 마지막 통기(通氣)의 극치적 단계로서 진기·삼합단법이 완숙한 경지에 도달한 후에야 수련이 된다.

이 조리단법은 나의 한 몸이 자연체(自然體)가 되는 수련이라고도 한다. 즉 우아일체(宇我一體)라는 논리(論理)와 이상(理想)이 수련으로 인하여 현실적으로 성립시켜 놓는 일인 것이다.

불가해(不可解)의 사실이 내 몸 안에서 일어나는 수련의 과정은 오직 수련으로만 해득(解得)된다. 기공(氣孔)으로 흡입된 진기(眞氣)를 밖으로는 피육 전체(皮肉全體)와 안으로는 오장칠부까지 유통시키는 수련이 다름아닌 조리단법이다.

이 기공호흡이라는 이상(理象)은 어떠한 학리(學理)로도 이해할 수 없는 선도수련(仙道修煉)의 비결(祕訣)인바 이 사실은 수련된 결과를 실증(實證)으로서만 입증(立證)할 수 있는 것이다.

이는 현실로 나타나 수화(水火)가 몸에 접근하지 못하며 모든 사악(私惡)이 스스로 소멸되는 대도(大道)의 진실된 확고한 진리인 것이다.

그러므로 청산(靑山)도 하산(下山)하여 국내(國內)의 TV 또는 직접 불속에 앉아서 실증(實證)을 보였던 것이나 이는 오직 믿음을 주기 위하여 한 행위이지 결코 자랑삼아 한 것이 아니다. 수련자는 직접으로 지도를 받으면서 수련을 할 수 밖에 없다.

그러나 한가지 유의할 일은 이 조리단법 수련에는 먼저 극치(極致)에 도달한 도심(道心)부터 수양(修養)하지 않고서는 수련이 성취되지도 못하며 따라서 수련의 지도도 하지 못한다. 그것은 심단(心斷)이라는 도력(道力)의 현상이 일어나는 경지가 원리에 있는 까닭이다.

이것은 조리단법이 완성하면 삼청단법의 극경(極境)의 심력

(心力)은 고도(高度)의 암시능력(暗示能力)이 발휘되어 객관적인 능력이 생기는 까닭이다. 그러므로 함부로 사리 사욕(私利私慾)과 사감 사정(私感私情)으로 타인을 욕하거나 저주를 할 때는 그 영향이 상대자의 신상(身上)에 미치게 되는 위험이 있게 되는 까닭이다.

우주는 생성(生成)뿐이지 사멸(死滅)시키려는 의도가 없다. 그러나 모두 자기 자신이 만들어 놓은 함정에 빠지지 자연 자체가 빠뜨린 것이 아니다. 그러므로 도인(道人)이 아니고서는 도력(道力)을 가질 수 없는 것도 사실이다.

2. 조리단법(造理丹法)의 수련방법(修煉方法)

이 단법(丹法)의 수련비결(修煉祕訣)은 직접으로 지도할 수 없으나 그 수련의 자세만을 요약한다면 그 좌와(座臥)의 자세는 역시 다른 통기법과 동일하며 눈을 완전히 뜨고 동작은 자유로 하나 정심 정좌(靜心靜座)의 자세요, 적적성성(寂寂醒醒)의 자세로 기공(氣孔)이 잘 통하는 옷을 입고 행공한다.

호흡은 완전히 기공(氣孔)으로 하면서 임독을 유통하고 진기를 하단전에 모았다가 다시 전신적(全身的)으로 돌리되 등 전체로 돌리고 좌우수(左右手) 손끝까지 보냈다가 어깨부분에서 다시 머리로 가슴, 배로 그리고 하단전에서 다시 회음(會陰)과 장강(長强) 사이에서 발끝까지 내려 보냈다가 다시 올려 이 같은 진기의 유동(流動)을 계속한다.

이와 같이 기공호흡으로서 진기를 전신적으로 유통이 자유자재하게 되는 수련이 조리단법의 중요 과제인 것이다.

이러한 수련의 극치가 이루어진 것은 그야말로 정각도라는 중기, 건곤, 원기단법의 단계와 통기법이라는 진기, 삼합, 조리단

제 6 장 통기행공법(通氣行功法)

법 등의 단법을 마친 셈이 되니 도문(道門)에 완전히 들어선 셈이다

　그러나 아직도 선도법의 마지막 단계로 알려진 삼청(三淸), 무진(無盡), 진공(眞空)의 단법이 남아 있는 것이다.

제 7 장 율려몽(律呂夢)

율려몽(律呂夢)이란 말은 옛 선지(先知) 성현(聖賢)과 수행자(修行者)들이 한결같이 바라던 공도(公道)〔천지인(天地人)의 자연지도(自然之道)〕의 세계를 그리다 꿈을 꾸고 원통(冤慟)한 한(恨)을 남기고 진원(眞源)으로 돌아가며 그곳〔율려몽(律呂夢)〕을 가리킨 것의 꿈속 세계를 말함이다.

지상 천국이니 극락이니 서천 서역국(西天西域國)이니 천당이니 낙원이니 미륵불 세계(彌勒佛 世界)와 계룡산(鷄龍山)의 정도령(鄭道零) 도읍(都邑)이니 하는 수없는 말이 모두 율려몽(律呂夢)이다.

이것을 밝히자니 청산(靑山)도 율려몽(律呂夢) 내에 들어가 꿈속에서 밝혀야겠다. 지금부터 청산(靑山)도 몽중(夢中)이다.

한없이 멀고 먼 꿈나라로 청산(靑山)은 자꾸 간다. 우선 나타난 것이 글자 뜻을 찾았다. 지상 천국(地上天國)이란 지구는 우주에 떠 있는 하늘 나라이다. 분명하다. 공도(公道)대로만 사람이 살면 분명히 즐겁게 살 수 있는 극락(極樂)이다.

태양이나 모든 일월성(日月星)이 서천 서역국(西天 西域國)의 나라로 간다. 올바로 우주에 떠 있는 하늘 나라인 지구(地球)〔천국(天國)〕에 집을 짓고 산다〔천당(天堂)〕. 분명하다. 이는 즐거운 낙원(樂園)이다. 굴레(勒)를 버리는(彌) 것을 깨달으면 (佛) 된다. 그런 세계〔미(彌)·륵(勒)·불(佛) 세계(世界)〕가 보인다.

시(時)(鷄)가 되니 용(龍)이 육지(陸地)(山)에서 등천(登天)한다. 사방팔방(四方八方)(八)에서 닭(酉)이 크게(大) 우니 골고루(阝) 진리(眞理)(道)가 신령(神靈)(零)스럽게 퍼져 골고루 내린다(都邑). 분명하다. 계룡산(鷄龍山) 정도령(鄭道零) 도읍(都邑)이 말이다.

그리고 모든 영법(永法)이 보인다. 공도(公道) 공심(公心)의 율려(律呂) 말이다. 그러면 그 영원 불변(永遠不變)의 영법(永法)을 보겠다…….

천지(天地)를 창조하고 억조 창생(億兆蒼生)을 창조한 전지전능(全知全能)한 조화주(造化主) 또는 조물주(造物主)는 일기(一氣)다. 이 일기(一氣)가 한번은 음적(陰的)으로 한번은 양적(陽的)으로 나타나며 우주 만물(宇宙萬物)을 창조하며 불문률(不問律)의 원리대로 항동(恒動)한다.

그러나 이 율려(律呂)가 지하(地下)에 닿으려 또는 사람에 닿으려 하나 인심(人心)이 받지 않아 스스로 사람이 죄(罪)를 짓고 스스로 악기(惡氣)를 내어 공도(公道)의 선기(善氣)를 받지 못하고 있다. 통분하고 원통(冤慟)하다. 오대양(五大洋) 육대주(六大洲)에 동방(東方)이 목기(木氣)니 용출(湧出)할 수 있으나 수기(水氣)〔목(木)의 모체(母體)인 동시 유(有)의 기본(基本)이며 형상계(形象界)의 모체(母體)〕를 받을듯 말듯이로다.

수생목(水生木)하면 생성(生成)인데 어쩐 일인고. 공도(公道)의 뜻을 땅에 이루려 함이며, 공도(公道)에서 영원히 벗어남이 없게 하려 함이며, 영원 불멸(永遠不滅)의 법(法)인 영법(永法)의 낙원을 지상(地上)에 이루려 함이며, 천지인(天地人) 삼합(三合)의 법도(法度)를 땅에 이루려 함이며, 억조 창생(億兆蒼生)을 구활(救活)하려 함이며 공도(公道)의 뜻을 같이 하려 함이며, 그 뜻이 영원히 멸(滅)함이 없이 함께 살게 함이며, 병고 전란(病苦戰亂)이 없게 함이며, 악(惡)을 소멸(消滅)하고 선(善)을 따르게 함이며, 억조 창민(億兆蒼民)을 공도(公道)의 품 안에서 같이 살게 함이며, 전인류(全人類)의 진원(眞源)으로 돌아간 선조(先祖)까지도 함께 동거 동락(同居同樂)하게 하려 함이며, 서로 사랑하고 아끼며 살생(殺生)을 멀리 하고 광명 천지(光明天地)에 살게 하려 함이며, 자기 정명(自己定命)(분수)을 알고 행하게 하려 함인데 억조 창생(億兆蒼生)들아…… 어찌 죽음의 함정을 스스로 팔 수 있겠는가. 그 함정을 파지 않게 함이 공도(公道)니라.

이 영법(永法)을 받아 일화 통일(一和統一)의 공도(公道)를 조선적(祖先的)으로 삼고 공도(公道)의 자연(自然)을 체득(體得)한 자로 부적(父的)으로 구활주(救活主)를 삼고 체득(體得)한 부(父)가 주는 영법(永法)을 받아 널리 펴는 자를 모적(母的)으로 삼고 천하 만민(天下萬民)이 모적(母的)인 자를 제왕(帝王)을 삼고 생명을 기르는 적극적 양생지도(養生之道)〔정신부(精神部)〕를 닦고 섭생(攝生)하는 소극적 방법의 농사와 수산자원(水産資源)〔수지부(水地部)〕을 이용하고 서로 예절(禮節)을 배워〔신화부(信和部)〕 신의(信義)와 인성(人性)으로 화합(和合)하여 생활하며 답사하고 개발하고 과분(科分)하여 생산으로 조화(造化)〔조화부(造化部)〕시켜 생활(生活)〔생활부(生活部)〕에 지장이 없게 하며 이를 역(逆)하는 자는 천벌(天罰)을 주는〔천군부(天軍部)〕 천군(天軍)을 두어 전체가 살 수 있는 즐거운 것을 주고 받는〔전도부(傳導部)〕 것을 알리고 서로 기뻐하며 화락(和樂)〔낙원부(樂園部)〕하게 살 수 있는 그런 꿈나라가 보인다.

그곳에도 분할(分轄)하여 각 방(各邦)이 있으니 일국(一國) 밑에는 팔부(八部)와 육방(六邦)이 있고 팔부(八部)의 어른〔대인(大人)〕과 방주(邦主)는 동급(同級)이라.

그러나 방주(邦主) 밑에는 칠부(七部)라 천군부(天軍部)가 없구나! 이상하다. 아차! 알겠다. 그럴테지 방주(邦主)마다 천군(天軍)을 두면 서로 싸울테니까……너무 좋은 꿈이라 깨기 싫어 더 들어가 본다. 멀고도 먼 꿈나라로……여기에 율려(律呂)가 있고 지상 천국(地上天國) 조화 정부(造化政府)로구나……들어가기가 두렵구나. 그러나 내친 걸음이니 정청수(淨淸水)에 몸을 씻고 들어가 보자.

들어와 보니 천지(天地)의 자연지도(自然之道)를 체득한 11인의 선인(仙人)이 있고 이 선인을 구활 진주(救活眞主)라 하고 11인의 구활 진주의 말이 영법(永法)이로구나. 구활 진주는 11인이 다 함께 진리 선언문(眞理宣言文)이 있고나…….

어디 들어온 김에 보자…….

一. 救活眞主 一同은 罪惡에서 헤매이는 億兆蒼生에게 一和
　　구활진주　일동　　죄악　　　　　　　억조창생　　　일화
統一의 宣言을 하노라.
통일　　선언

一. 救活眞主 一同은 宇宙의 大氣運을 타고 自然乘時하여
　　구활진주　일동　우주　대기운　　　　자연승시
仙人으로 태어나 全人類를 罪惡에서 구하노라.
선인　　　　　전인류　죄악

一. 救活眞主 一同은 億兆蒼生이 각자 定命대로 行함을 함께
　　구활진주　일동　억조창생　　　정명　　행
기뻐하며 白天國을 建立함을 알리노라.
　　　　백천국　건립

一. 救活眞主 一同은 全人類에게 一切 思想과 모든 宗敎를
　　구활진주　일동　전인류　　일체 사상　　　종교
一和統一로 昇化한 永法을 펴노라.
일화통일　승화　　영법

一. 救活眞主는 殺生武器 製作은 용납치 않으며 모든 무기를
　　구활진주　살생무기　제작
生成機具로 改造케 할 것이며 인류간에 상호 침략이 없는
생성기구　개조
永和法인 一和統一의 人體主義를 알린다. (옳지, 매일 굶
영화법　일화통일　인체주의
어서 넘어지는 사람이 많다는데 무기는 무얼하노. 잘됐다.)

一. 救活眞主 一同은 人類의 자유를 최대한으로 보호하며 가
　　구활진주　일동　　인류
　　장 슬기롭고 靈貴하게 태어난 것이 사람임을 알리며 子孫
　　　　　　　　영귀　　　　　　　　　　　　　　　　자손
　　萬代에 冤慟한 限을 남김이 없게 하노라…….
　　만대　원통　한

一. 救活眞主 一同은 一切 蒼民을 사랑으로 맞이 하나니 오늘
　　구활진주　일동　일체 창민
　　날까지 惡하였던 마음을 즉시 회개하여 地上天國建立 隊列
　　　　　악　　　　　　　　　　　　　　　지상천국건립　대열
　　에 참여할지어다…….

一. 救活眞主 一同은 永法의 眞義를 체득하고 孝하며 전인류
　　구활진주　일동　영법　진의　　　　　　효
　　와 더불어 산다.

一. 救活眞主 一同은 一切 蒼民에게 이상의 平和宣言을 하노
　　구활진주　일동　일체 창민　　　　　　평화선언
　　니 이를 위반시는 일체 永法으로 다스린다.
　　　　　　　　　　　　영법

　　　年　　月　　日, 救活眞主 一同
　　　년　　월　　일　 구활진주 일동

　　救活眞主 一同은 永法의 體得, 實踐으로 蒼民을 위하여
　　구활진주 일동　영법　체득　실천　　　창민
　　몸과 마음을 바치겠다.

지당하고 거룩한 뜻이로다. 그러나 영법(永法)을 한 장 넘기려 하니 닭이 우는 소리에 청산(靑山)은 잠에서 깨어 영법(永法)을 다 보지 못한 아쉬움을 남기고 말았다.

　차후에 한 번 가서 볼 때가 돌아오겠지. 참 아쉽구나, 공도(公道)! 영법(永法)! 참 좋다! 언제 우리 인심(人心)이 공심(公心)이 되어 공도(公道)의 천국(天國)에서 살아 볼까.

國仚道 救活文
국선도 구활문

一. 八方 箕山에서 鳳이 우니 運度한 때다.
　　팔방　기산　　　봉　　　　운도

一. 自然乘時하여 億兆蒼生을 救活 한다.
　　자연승시　　　억조창생　　구활

一. 道源의 眞意로 萬類 心田을 善化 한다.
　　도원　진의　　만류 심전　　선화

一. 全人類에게 眞健康法인 丹法을 준다.
　　전인류　　　진건강법　　단법

一. 蒼生은 맡은 定命을 完遂하여야 한다.
　　창생　　　　정명　　완수

一. 億兆蒼生은 一和로 善化法을 行한다.
　　억조창생　　일화　　선화법　　행

一. 道源의 眞意로 孝根相愛는 自然 된다.
　　도원　진의　　효근상애　　　자연

一. 萬類 冤慟한 限을 仙法으로 解冤한다.
　　만류 원통　한　　선법　　　해원

一. 道源에 逆行者는 삶의 正道가 막힌다.
　　도원　역행자　　　　정도

一. 天氣 煉丹 卽 自然和氣 天人妙合된다.
　　천기　연단　즉　자연화기　천인묘합

一. 宇宙眞理와 生命眞理 體知 體能 한다.
　　우주진리　　생명진리　체지　체능

一. 烈火作亂 必竟 亡하고 世界統一된다.
　　열화작란　필경　망　　　세계통일

一. 萬法과 思想은 合一하여 永法이 된다.
　　만법　　사상　　합일　　　영법

一. 天地人 三合으로 太平歌舞時代이다.
　　천지인　삼합　　　태평가무시대

一. 錦繡江山 朝陽國 道源의 宗主國이다.
　　금수강산　조양국　도원　　종주국

正, 甲寅　　　年　　月　　　日
정　갑인　　　년　　월　　　일

乃恕完禮 洪同志 如意主囉
내가완례　홍동지　여의주라

活眞計
활 진 계

一. 吾眞은 自然乘時로 大氣大乘하여 救活한다.
　　오진　　자연승시　　대기대승　　　구활

一. 吾眞은 一和之道로 正道體得하여 頃步한다.
　　오진　　일화지도　　정도체득　　　경보

一. 吾眞은 天地丹氣로 眞仙昇化하여 善化한다.
　　오진　　천지단기　　진선승화　　　선화

〈行〉眞實은 定命을 完遂한다.
　행　　진실　　정명　　완수

〈動〉永法은 天人을 和合한다.
　동　　영법　　천인　　화합

〈結〉太極은 一和로 昇化한다.
　결　　태극　　일화　　승화

〈實〉救活은 仚道로 實踐한다.
　실　　구활　　선도　　실천

　※ 逆天者는 天地永法을 感得하여야 한다.
　　　역천자　　천지영법　　감득

　　 全人類는 孝根相愛를 實踐하여야 한다.
　　　전인류　　효근상애　　실천

　　 白衣族은 人類平和를 成就하여야 한다.
　　　백의족　　인류평화　　성취

活意文
활 의 문

百日苦行	眞理初入	千日修道	無病長壽
백일고행	진리초입	천일수도	무병장수
萬日行功	無窮造化	全知全能	永生和樂
만일행공	무궁조화	전지전능	영생화락
無始無終	自然造理	無眞無空	天地永法
무시무종	자연조리	무진무공	천지영법
有寂有醒	造化仚境	永生無窮	天眞仚人
유적유성	조화선경	영생무궁	천진선인

空眞闢
공 진 벽

錦繡江山　白天國　救活眞主　定呈處
금수강산　백천국　구활진주　정정처
箕山鳳鳴　運到時　萬類平和　一言定
기산봉명　운도시　만류평화　일언정
運氣行功　眞主曉　白頭光明　伩道法
운기행공　진주효　백두광명　선도법
人天篁黃　造化㝡　一和統一　永法臺
인천황황　조화정　일화통일　영법대

善化竟
선 화 경

心田善化	仸道法	萬類解冤	仸道法	天地神機	仸道法
심전선화	선도법	만류해원	선도법	천지신기	선도법
萬化一歸	仸道法	蒼民一和	仸道法	太平歌舞	仸道法
만화일귀	선도법	창민일화	선도법	태평가무	선도법
利在田田	仸道法	天地創造	仸道法	宗敎統一	仸道法
이재전전	선도법	천지창조	선도법	종교통일	선도법
諸邦統一	仸道法	永世無窮	仸道法	地上天國	仸道法
제방통일	선도법	영세무궁	선도법	지상천국	선도법
造化仙竟	仸道法	人體主義	仸道法	眞主出世	仸道法
조화선경	선도법	인체주의	선도법	진주출세	선도법
然火作亂	必竟亡	一切蒼生	救活零	大仸眞理	萬萬歲
연화작란	필경망	일체창생	구활령	대선진리	만만세

人類源歸奉安 神位
인류원귀봉안 신위

명절 및 경사일[길일(吉日)]에 신위를 모시고 제사를 모심
(수도자는 항시 앞에 모시고 수련할 것)

國仚道 心祝文
국선도 심축문

〔항시 마음속으로 축원하는 심축(心祝)〕

天地神明과 人類先靈께서는 和會同心하시와 惡神 惡人
천지신명　　인류선령　　　　　화회동심　　　　악신 악인

다 물리쳐 주옵시고 善神 善人께서 도와주시와 萬事如意
　　　　　　　　　선신　선인　　　　　　　　　만사여의

케 하여 주시옵기 祝願하나이다.
　　　　　　축원

국선도에서는 불사방(不死方)을 수도(修道)하므로 상례(喪禮)가 없다. 그러므로 가정의례준칙에 따를 것.

제 7 장 율려몽(律呂夢)　281

祝願文
축원문

〔길일(吉日)에 드리는 축문(祝文)〕

歲在 ○○年 ○○月 ○○日 ○○時의 ○○祝日을 맞이하여 國伕道 ○○○은 天地神明과 人類源歸 聖前에 蔬菜와 酒果를 獻誠하오니 小毫한 誠心이오나 大饗으로 여기시와 眞道로 頃步케 하여 주옵시기 祝願하나이다.

（세재　년　월　일　시　축일　국선도　천지신명　인류원귀　성전　소채　주과　헌성　소호　성심　대향　진도　경보　축원）

仚道贊歌
선도찬가

一. 大自然의 높은 진리 한몸에 깨쳐
　　대자연
　　　仚道源法 예왔노라 여기 왔노라
　　　선도원법
　　　인과응보 因緣으로 맺어진 眞理
　　　　　　　　인연　　　　　　진리
　　　億兆蒼生 救하고저 여기 왔노라
　　　억조창생　구

二. 宇宙道源 거센 法力 大氣를 타고
　　우주도원　　　법력　대기
　　　娑婆世界 곳곳마다 救活할 적에
　　　사바세계　　　　　구활
　　　仚道源의 修道者들 無不能通해
　　　선도원　수도자　　무불능통
　　　億兆蒼民 대상되어 永遠하리라
　　　억조창민　　　　　영원

三. 참된 眞人 높은 뜻은 말이 없으니
　　　　진인
　　　因緣따라 연맥道通 주어진 權利
　　　인연　　　　　도통　　　　권리
　　　한반도의 白衣民族 道王國이요
　　　　　　　백의민족　도왕국
　　　億兆蒼民 이어받을 仚道法일세
　　　억조창민　　　　　선도법

道心歌
도심가

一. 億兆蒼生 구제길에 仙道大法 나왔으니
   억조창생   선도대법
   금수강산 백의민족 修道靜心 어서 갖세
                   수도정심
   三丹정기 수련하면 自我完成 물론이요
   삼단   자아완성
   仙道源法 깨달아서 구활창생 하리로다
   선도원법

二. 玄妙之道 금수강산 동방신선 예의국에
   현묘지도
   宇宙道源 하강하여 救活眞理 선언하니
   우주도원   구활진리
   삼계일체 大天國은 순식간에 될 것이요
           대천국
   수도자의 道力法은 永世無窮 빛이나리
           도력법   영세무궁

三. 우리始祖 光明道德 宇宙內에 밝혀보세
       시조 광명도덕 우주내
   子子孫孫 계계승승 영화번영 안겨주며
   자자손손
   仙道源의 無極眞理 宇宙內를 한집하고
   선도원   무극진리 우주내
   養生之道 造化仙境 地上天國 만든다네
   양생지도 조화선경 지상천국

闢闢歌
개벽가

一. 先天度數 개벽하여 變化가 되니
　　선천도수　　　　　변화
　　선관선녀 하강하는 後天度數라
　　　　　　　　　　후천도수
　　후천도수 因緣잇는 우리민족아
　　　　　　인연
　　世界統一 平和위해 앞장을 서자
　　세계통일　평화

二. 眞理根源 높은 道力 계승을 받고
　　진리근원　　　도력
　　개벽도수 시대맞춰 出現을 하니
　　　　　　　　　　출현
　　숨은 인재 修道者들 모두 모여서
　　　　　　수도자
　　宇宙永法 大道眞理 밝혀봅시다.
　　우주영법 대도진리

三. 仙道源法 光明道德 하강을 하니
　　선도원법 광명도덕
　　살생무기 개벽하여 農機具되고
　　　　　　　　　　농기구
　　自然眞理 순종하는 우리민족에
　　자연진리
　　一和統一 光明世上 돌아온다네
　　일화통일 광명세상

道王歌
도왕가

一. 출도출도 알고보니 眞理출도요
　　　　　　　　　　　진리
　　道源王國 알고보면 宗主國이라
　　도원왕국　　　　　종주국
　　神靈道體 合一하여 能通을 하니
　　신령도체　합일　　능통
　　금수강산 白衣民族 道王國이라
　　　　　　백의민족　도왕국

二. 生도 死도 아닌 法은 永法이구요
　　생　사　　　　법　　영법
　　眞理根源 알고보면 天人合이라
　　진리근원　　　　　천인합
　　天地人에 合一法은 伖法大道요
　　천지인　　합일법　선법대도
　　伖官伖女 되고보면 永生이로다
　　선관선녀　　　　　영생

三, 大氣大乘 하는 法은 伖法이구요
　　대기대승　　　법　선법
　　白頭光明 伖道法은 自然乘時라
　　백두광명　선도법　자연승시
　　億兆蒼生 救活코저 나타났으니
　　억조창생　구활
　　세세년년 무궁토록 永遠하리라
　　　　　　　　　　　영원

仚境歌
선경가

一. 全人類를 苦海에서 救活하려고
       전인류   고해   구활

    심산유곡 초근목피 苦行을 하신
                           고행

    聖眞先靈 뜻을 따라 修道를 하면
    성진선령   수도

    宇宙眞理 體得하고 仚人이 되어
    우주진리 체득   선인

    天地人이 一和統一 樂園된다네
    천지인 일화통일 낙원

二. 우리모두 仚道源法 수련을 하면
             선도원법

    병고전란 기아고통 물러를 가고

    先靈님과 동거동락 영화뿐이다
    선령

    自認自得 修道靜心 닦아가면은
    자인자득 수도정심

    造化仚境 地上天國 건립된다네
    조화선경 지상천국

三. 人類源歸 奉安하고 忠孝를 하는
    인류원귀 봉안   충효

    배달정기 仚境國에 光明仚道는
             선경국 광명선도

    天地人이 合一하는 永法이로다
    천지인 합일   영법

    수도하여 지옥생활 청산을 하고

    仚人되어 造化 境 生活을 하세
    선인   조화선경 생활

善化歌
선화가

一. 宇宙眞理 正氣받아 태어난 이몸
    우주진리 정기
    宇宙로써 집을 삼고 수도를 하여
    우주
    心田善化 되고보니 영화뿐이네
    심전선화
    병고전란 기아고통 벗어났도다

二, 先靈님의 보호받고 태어난 이몸
    선령
    선령님과 동거동락 수도를 하니
    心田善化 自然되어 仚人이 됐네
    심전선화 자연　　선인
    仚人됨이 선령님의 덕분이로다
    선인

三. 大自然의 보호받고 태어난 이몸
    대자연
    大自然과 合一하는 仚수련하니
    대자연　 합일　　선
    心田善化 自然되고 自然을 타네
    심전선화 자연　　자연
    自然乘時 되고보니 나타났도다
    자연승시

孝行歌
효행가

부모님의 은공으로 나의 생명 태어났으니
이생명은 부모님의 것이란걸 알고보면은
태산같은 부모은혜 어찌하여 다갚아볼까
효도하고 공경하여 부모은공 갚아봅시다

병고에서 욕볼세라 고이고이 길러내주신
이생명은 부모님의 것이란걸 알고보면은
하해같은 부모은혜 어찌하여 다갚아볼까
참의 나를 깨달아서 선인되어 갚아봅시다

추울세라 더울세라 고이고이 길러내주신
이생명은 부모님의 것이란걸 알고보면은
매사조심 부모마음 불편없이 하여드려서
영원토록 편케모셔 부모은공 갚아봅시다

一和歌
일 화 가

一. 몸과 마음 선도로써 수련하고
　　천지대법 깨달아서 하나되고
　　일화로써 너와 내가 하나되어
　　조상님을 편안하게 모시고서
　　영법에서 동거동락 영생하세

二. 몸과 마음 수련하여 하나되고
　　천지간에 조물주를 깨달아서
　　신령도체 체지체능 합일하여
　　영법으로 억조창생 구활하고
　　•일화로써 조상님과 영생하세

三. 몸과 마음 수련하여 하나되고
　　자연진리 올바르게 깨달아서
　　우주기운 나의 기운 합일하여
　　우주기운 내가 타고 선인되어
　　조화잘된 선경에서 영생하세

제 8 장 기타

참고학(參考學) 고서(古書) 중에서

◆ 사상설(四象說)

약 100년 전 함흥(咸興)의 이제마(李濟馬) 선생은 독립된 의법(醫法)으로 사상(四象)이라는 자기방(自己方)을 말하였다.

그 내용인즉 생리학(生理學)과 다른 정주(程朱)의 성리설(性理說)을 장(臟)의 기초 원리로 하고 또 진법(診法)은 형상(形相)과 심리(心理)를 보아서 사상(四象)을 간치(看治)하는 일종의 골상학(骨相學)처럼 되어 누구나 쉽게 알게 한 것이다.

그러므로 이제마는 저서(著書)에서 말하기를

「家家知醫하고 人人知病」
　가가지의　　　인인지병

이라 하였으니, 이 법이 이만큼 간이(簡易)하다는 것이며 따라서 현재 많이 사용 유행하고 있다.

그러면 사상설(四象說)은 무엇을 근거하여 만든 것인지 이제마(李濟馬) 저(著) 『동의수세보원(東醫壽世保元)』에서 그 설명을 찾아보면 사상인변증론(四象人辨證論)에서 말하기를

「靈樞書中에　有太少陰陽五行人論하여　而略得外形이지만　未
　영추서중　　유태소음양오행인론　　　　이략득외형　　　　미
得臟理한 것이다.　蓋太少陰陽人은　早有古昔之見而未盡精究也」
득장리　　　　　　개태소음양인　　조유고석지견이미진정구야

하고 자평(自評)한 데서 사상(四象)의 출처와 원인이 있다.

이제마는 오행인론(五行人論)에서 장리(臟理)를 자신이 발견하고 정구(精究)가 되었다는 것이다. 그러면 장리(臟理)란 무엇인가. 장리(臟理)는 곧 오장(五臟)의 성리(性理)다.

제8장 기타　293

사단론(四端論)에 운(云)하되

「人稟臟理에 有四不同하니 肺大肝小者를 名曰 太陽人이요,
인품장리　　유사부동　　폐대간소자　　명왈　태양인

肝大肺小者를 名曰 太陰人이요, 脾大腎小者를 名曰 少陽人
간대폐소자　명왈　태음인　　비대신소자　　명왈　소양인

이요, 腎大脾小者를 名曰 少陰人이라」
　　　신대비소자　명왈　소음인

하고

「五臟之心은 中央之太極也요, 五臟之 肺 脾 肝 腎은 四維
오장지심　　중앙지태극야　　오장지　폐 비 간 신　사유

之四象이라.」
지사상

하며

「浩然之氣는 出於 肺 脾 肝 腎也오. 浩然之理는 出於心也니 仁
호연지기　　출어 폐 비 간 신야　　호연지리　　출어심야　인

義禮智四臟之氣를 擴而充之則 浩然之氣 出於此也오. 鄙薄
의예지사장지기　확이충지즉　호연지기　출어차야　　비박

貪懧一心之慾을 明而辨之則 浩然之理는 出於也라.」
탐나일심지욕　명이변지즉　호연지리　　출어야

하였으며, 희로애락(喜怒哀樂) 질병(疾病)에는 성정(性情)이 따로 있다고 보아

「太陽人은 哀性이 遠散而 怒情이 促急하고, 少陽人은 怒性
태양인　　애성　　원산이　노정　　촉급　　　소양인　　노성

이 宏抱而 哀情이 促急하고, 太陰人은 喜性이 廣張而 樂情
　광포이　애정　　촉급　　　태음인　　희성　　광장이　낙정

이 促急하고, 少陰人은 樂性이 深確而 喜情이 促急하니라.」
　촉급　　　소음인　　낙성　　심확이　희정　　촉급

하고, 사상(四象)의 질병 종류(疾病種類)는

 (1) 태양상(太陽象)의 인(人)은 요척통(腰脊痛)과 열격증(噎膈症) 외에는 무병(無病)이라 하며,

 (2) 소양상(少陽象)의 인(人)은 두통 한열(頭痛寒熱), 흉격공열(胸膈煩熱), 방광조(膀胱燥), 복통(腹痛), 식체 비만(食滯痞滿), 양독 발반 변비(陽毒發班便祕), 소갈(消渴), 부종(浮腫), 이질(痢疾) 등이며,

 (3) 태음상(太陰象)의 인(人)은 해소(咳嗽), 천식(喘息), 변비(便祕), 감모열다증(感冒熱多症)이며,

 (4) 소음상(少陰象)의 인(人)은 망양증(亡陽症), 허약(虛弱), 인후병(咽喉病), 소화불량증(消化不良症)을 주(主)한다.

 이상은 수세보원(壽世保元)에 있는 사상인(四象人) 처방(處方) 중에서 초(抄)한 병증(病症)이다.
 사상(四象)은 남자(男子), 부인(婦人), 소아(小兒)의 구별이 없고 남성병(男性病), 부인병(婦人病), 소아병(小兒病) 등도 말한 것이 없다.
 그러므로 '누구나 배우기 쉽고 알기 쉽게 하였다.' 하였으나 완성을 못 보고 많은 실험을 거듭 연구치 못하여 후세(後世)에 유전(流傳)되어 있는 의학(醫學)이다.

◆ 태식법(胎息法)
 아이가 태(胎)중에 있을 때에는 입과 코로 호흡을 안 하고 탯줄이 모(母)의 임맥(任脈)에 연(連)하여 있고 임맥은 폐(肺)에

통(通)하고 배꼽으로 아이가 호흡한다 하여 호흡할 때 배꼽으로 출입한다는 것을 상상(想像)하며 배꼽으로 호흡하는 법을 배우는 법으로서 폐기(閉氣) 태식(胎息)이라고도 한다.

◆ 신(神)이 칠정(七情)을 거느린다.

칠정(七情)이란 희·노·우·사·비·경·공(喜·怒·憂·思·悲·驚·恐)이다. 또 혼·신·의·백·지(魂·神·意·魄·志)가 모두 신(神)으로써 주(主)를 삼는다.

◆꿈(夢)은 왜 꾸나.

사람의 몸은 천지 기운(天地氣運)과 응(應)하는 것이다. 그러므로 사람의 음기(陰氣)가 왕성하면 큰 물을 건너다가 무서워하는 꿈을 꾸고, 양기(陽氣)가 왕성하면 큰 불 속에 들어가서 몸이 타는 꿈을 꾸고, 음기와 양기가 다 왕성하면 살기도 죽기도 하는 꿈을 꾸고, 배가 부르면 남에게 무엇을 주는 꿈을 꾸고, 몹시 배가 고프다가 자면 남에게 무엇을 뺏는 꿈을 꾸고, 속이 허한 자는 공중에 날으는 꿈을 꾸고, 몸이 무거운 자는 물에 빠지는 꿈을 꾸고, 띠(帶)를 베고 자면 뱀(巳)꿈을 꾸고, 새가 털을 물고 가는 것을 보면 날아다니는 꿈을 꾸고, 날씨가 장차 흐릴 것 같으면 불 붙는 꿈을 꾸고, 몸이 장차 병이 나려면 음식 먹는 꿈을 꾸고, 술 마시고 자면 걱정하는 꿈을 꾸고, 즐겁게 춤추고 놀다가 자면 우는 꿈을 꾼다.

그러므로 꿈은 사물(事物)과 정신이 서로 접촉하는 데 따라 일어나는 것이다.

◆ 풍병(風病)은 3년 전(三年前)

신체에 아무런 이상이 없으면서 식지(食指)와 차지(次指)가 가끔 마비가 되고 거북함을 깨닫거나 혹은 사용(使用)이 잘 되지 않으면 3년 내에 반드시 중풍(中風)이 일어난다. 단전 행공(丹田行功)이 비약(秘藥)이다.

풍(風)에는 비인(肥人)이 가장 많고 풍(風) 종류는 편풍(偏風), 뇌풍(腦風), 목풍(目風), 누풍(漏風), 내풍(內風), 수풍(首風), 장풍(腸風), 설풍(泄風), 심풍(心風), 폐풍(肺風), 간풍(肝風), 비풍(脾風), 신풍(腎風), 위풍(胃風), 노풍(勞風)이며 열(熱)로 인(因)하여 성(盛)하는 것이며 이는 마비를 일으켜 인명을 앗아 간다.

◆ 누리에 인간(人間)이 영귀(靈貴)한 이유(理由)

모든 동물은 구피질만 가지고 있으나 인간은 구피질과 신피질을 가지고 있다.

또한 두(頭)가 둥근 것은 천(天)을 상(像)하고, 족(足)이 모난 것은 지(地)를 상(像)하고, 천(天)이 사시(四時)가 유(有)하니 인(人)은 사지(四肢)가 유하며, 천이 오행(五行)이 유고(有故)로 인간은 오장(五臟)이 유(有)하고, 천이 육극(六極)이 유고로 인간은 육부(六腑)가 유하고, 천에 팔풍(八風)이 유고로 인간은 팔절(八節)이 유하고, 천에 구성(九星)이 유고로 인간에는 구규(九竅)가 유하고, 천에 12시(十二時)가 유고로 인간은 12경맥(十二經脈)이 유하고, 천에 24기(二十四氣)가 유고로 인간은 24유(二十四兪)가 유하고, 천에 365도(三百六十五度)가 유고로 인간은 365골절(三百六十五骨節)이 유하고, 천에 일월(日月)이 유고로 인간은 안목(眼目)이 유하고, 천에 주야(晝夜)가 유고로 인간은 오매(寤寐)가 유하고, 천에 뇌전(雷電)이 유고로 인간은 희로(喜怒)가 유하고, 천에 우로(雨露)가 유고로 인간에 체루(涕淚)가 유하고, 천에 음양(陰陽)이 유고로 인간에 한열

(寒熱)이 유하고, 지(地)에 천수(泉水)가 유고로 인간에는 혈맥(血脈)이 유하고, 지에 초목(草木)이 유고로 인간은 모발(毛髮)이 있고, 지에 금석(金石)이 유고로 인간에 치아(齒牙)가 유하여 소(小)누리 체(體)로 되어 있으므로 능히 누리에 합일(合一)하여 신비력(神祕力)을 발휘하여 누리의 왕자(王子)로 군림할 수 있는 여건을 가지고 있는 관계로 가장 고등(高等) 동물이며 가장 영귀(靈貴)하다는 것이다.

◆ 인간(人間) 잉태(孕胎)의 비롯은

누리의 정기(精氣)가 만물(萬物)의 형체(形體)를 품수(禀受)하고 부(父)의 정기(精氣)가 혼(魂)이 되고 모(母)의 정기(精氣)가 백(魄)이 되는 것이다.

잉태(孕胎)한 첫달(初月)에는 우유(牛乳)의 낙(酪)과 같이 응결(凝結)하고, 두달에는 콩알만 하고 둥글게 결(結)하고, 세달에는 인형(人形)이 대강 이루어지고, 네달에는 남녀(男女)가 분별(分別)되고, 다섯달에는 근골(筋骨)이 생기고, 여섯달에는 빈발(鬢髮)이 나고, 일곱달에는 혼(魂)이 놀면서 좌수(左手)를 움직이고 여덟달에는 백(魄)이 놀면서 우수(右手)를 움직이고, 아홉달에는 세번 전신(轉身)하고, 열달에는 체구(體軀)가 만족(滿足)하여서 모자(母子)가 분해(分解)되는 것이다.

인간이 시초기(始初氣)를 받을 때에 9일만에 음양(陰陽)이 정(定)하고 49일만에 비로소 잉태(孕胎)가 된 뒤에 7일만에 한 번씩 변하는 것이다. 하여 출생(出生)케 되는 것이다.

◆ 인간(人間)의 삼기(三器)[상중하(上中下)]란?

인간은 본래 10개월이면 출생케 되어 있으나 모자(母子)의 분해(分解)에 차이가 있으니 이를 3등분하여 상기(上器), 중기(中

器), 하기(下器)로 구분함을 삼기(三器)라 하며 상기(上器)는 306일과 296일에 출생자(出生者)로서 부귀(富貴)와 수(壽)를 가(加)하고, 286일과 266일만에 출생자를 중기(中器)라 하며 부귀(富貴)를 가(加)하고, 256일과 246일에 출생자를 하기(下器)라 하여 빈천(貧賤)하고 요(夭)한 것이 다 천명(天命)인 것이다.

◆ 누리의 사대(四大)란?
地(흙), 水(물), 火(불), 風(바람)

◆ 인간(人間)의 '기(氣)'성쇠(盛衰) 원인(原因)은
인간이 전서(前書)와 여(如)히 출생(出生)하여 남(男) 10세・여(女) 7세에 오장(五臟)이 정(定)하고 혈기(血氣)가 통하며 신기(腎氣)가 성하며 치아(齒牙)를 갈고 두발(頭髮)이 길어지며 진기(眞氣)가 하단전(下丹田)에 유고(有故)로 달음질을 잘 하며, 여(女) 14세에 천계(天癸)가 이르고 임맥(任脈)이 통하며 대충맥(大衝脈)이 성(盛)하고 월경(月經)이 나오므로 잉태(孕胎)할 수 있다.

남(男)은 16세에 해당하며, 20세에 혈기(血氣)가 비로소 성(盛)하고 기육(肌肉)이 강장(强壯)하여 신기(腎氣)가 평균(平均)하야 어금니가 완전(完全)하여 강한 음식물을 마음대로 먹을 수 있다.

30세에 오장(五臟)이 대정(大定)하고 기육(肌肉)이 견고(堅固)하고 혈맥(血脈)이 성만(盛滿)하므로 걸음을 잘 걷고 꾸준하다.

40세에 오장 육부(五臟六腑)와 12경맥(十二經脈)이 모두 태성(太盛)하며 평정(平定)하고 영화(榮華)한 것이 퇴락(頹落)하기 시작하므로 모발(毛髮)이 희어지기 시작하는 것이며 기혈(氣血)

이 평성(平盛)하여서 동요(動搖)하지 않으므로 단좌(端坐)하기를 좋아하고, 50세에 간기(肝氣)가 쇠(衰)하고 간엽(肝葉)이 얇아지며 임맥(任脈)이 허(虛)하고 대충맥(大衝脈)이 쇠(衰)하며 천계(天癸)가 갈(竭)하고 지도(地道)가 불통(不通)하므로 형체(形体)가 무너지고 여자는 잉태(孕胎)를 못하는 것이다.

또한 힘줄의 활동이 나타(懶惰)해지며 정기(精氣)가 줄고 신장(腎臟)이 쇠(衰)하고 형체(形體)가 마르기 시작하여 64세에 치발(齒髮)이 함께 탈락(脫落)하나니 대개 신(腎)이 수(水)를 주(主)하여 오장 육부(五臟六腑)의 정기(精氣)를 받아서 저장(貯臟)하는 것이므로 오장(五臟)이 성(盛)하면 정기(精氣)가 일출(溢出)하고 오장(五臟)이 쇠(衰)하면 근골(筋骨)이 나타(懶惰)하고 천계(天癸)가 갈(竭)하고 모발(毛髮)이 희어지고 몸이 무겁고 행보(行步)가 부정(不正)하고 따라서 남자는 64세에 생자(生子)를 못하게 되는 것이며 구규(九竅)가 불리(不利)하고 하허(下虛), 상실(上實)하여서 체루(涕淚 ; 눈물)가 많은 것이다.

물론 인간마다 차이는 있으나 전서(前書)와 여(如)히 생(生)하였다가 욕(慾)과 싸우다 허무하게 사(死)하는 것이 인간인 것이다.

그러므로 정기신(精氣神)을 보양(保養), 충만(充滿), 건전(健全), 화순즉(和順則) 천백(千百)이라도 다년수(多年壽)를 가(加)할 수 있고 또한 누리의 체(體)에 합일(合一)되며 영구(永久)히 누리와 함께 하는 것이다.

◆ 인간 수명(壽命)의 차(差)는?

고민, 초조, 불안 등 욕구(欲救)를 만족시키려고 기(氣)를 씀으로 기가 갈(竭)하므로 인간은 단명(短命)을 가져 오며 너그러우면 좀 더 사는 것이며 장수(長壽)의 본 원인(本原因)은 욕절(慾切)하는 데 있다.

◆ 천명(天命)이란 ?

누리의 정기(精氣)를 받아 부모로부터 타고난 원기(元氣)를 말함이며 부(父)는 천(天)이 되고 모(母)는 지(地)가 되며 부정(父精) 모혈(母血)의 성쇠(盛衰)가 같지 않으므로 인간의 수요(壽夭)도 각각 다른 것이다.

선천적(先天的)으로 기(氣)의 양성(兩盛)을 품수(禀受)한 자는 상중(上中)의 수(壽)를 얻고, 기(氣)의 편성(偏盛)을 품수(禀受)한 자는 중하(中下)의 수(壽)를 얻고, 기(氣)의 양쇠(兩衰)를 품수(禀受)한 자는 수양(修養)을 잘 하여도 하수(下壽)밖에 얻지 못하는 것이며 하수(下壽)의 품수(禀受)도 못한 자는 요절(夭折)하고 마는 것이다.

그러나 인간은 욕구 때문에 품수(禀受)한 원기(元氣)만 믿을 수 없으며 고인(古人)의 진인(眞人)은 백초(百草)를 맛보고 실험하여 의약(醫藥)을 만들어서 인간을 구하여 각각 오래 살게 하였고 선도(仙道)를 체득하여 영생 불멸(永生不滅)하는 법을 전하여 주었던 것이다.

연고(然故)로 '몸을 닦아 누리의 왕자(王子)가 되는 것이다.'

수련(修煉) 즉 흉(凶)한 것이 길(吉)하여지고 망(亡)할 것이 생존(生存)할 수 있고 사자(死者)를 생(生)케 하는 법이 있다.

즉 인체의 백체(百體)의 주(主)인 삼단(三丹) 행공법(行功法)으로 장건(壯健)한 도력(道力)을 지니고 높은 덕력(德力)을 겸전하여 진도(眞道)로써 무거 무래(無去無來)하고 대(大)누리와 더불어 불멸(不滅)하고 지내는 것이다.

◆ 수요(壽夭)와 형기(形氣)의 관계?

　형체(形體)와 기(氣)가 상합(相合)하면 수(壽)하고 불합(不合)하면 요(夭)하며, 피(皮)와 육(肉)이 상합(相合) 균(均)하면 수(壽)하고 알맞지 않으면 요(夭)하고, 혈기(血氣)와 경맥(經脈)이 형(形)을 승(勝)하면 수(壽)하고 형(形)을 승(勝)하지 못하면 요(夭)하며, 형체가 충만(充滿)하고 피부(皮膚)가 너그러우면 수(壽)하고 형체가 충만(充滿)해도 피부가 급박(急迫)하면 요(夭)하고, 신체(身體)가 충만(充滿)하고 맥(脈)이 견대(堅大)하면 순(順)한 것이요, 형체가 충만해도 맥이 작고 약하면 기(氣)가 쇠(衰)한 것이니 기가 쇠하면 생명이 위태하고, 형체가 충만해도 양관(兩顴)이 일어나지 않는 자는 뼈가 작으니 요(夭)하고, 형체가 충만하고 대육(大肉)이 견고(堅固)하며 분육(分肉)이 튼튼하면 수(壽)하고 형체가 충만하여도 대육(大肉)에 분육(分肉)이 엷고 피부(皮膚)가 견고(堅固)하지 못하면 육(肉)이 취약(脆弱)하여서 요(夭)하는 것이다.

　성(性)이 급(急)하면 맥(脈)이 급하고 성(性)이 완(緩)하면 맥(脈)이 완하나니, 맥(脈)이 완(緩)하고 지(遲)한 자는 수(壽)하고 맥(脈)이 급(急)하고 삭(數)한 자는 요(夭)한 것이다.

◆ 원기(元氣)와 곡기(穀氣)

'원기(元氣)=누리의 기(氣)'

'곡기(穀氣)=음식(飮食)의 기(氣)'

　곡기(穀氣)가 원기(元氣)를 이기면 살이 너무 쪄서 수(壽)하지 못하고 원기(元氣)가 곡기(穀氣)를 이기면 말라도 수(壽)하는 것이다.

　인체 중의 근본을 신기(神機)라 하나니 신(神)이 가면 기(機)가 정식(停息)하는 것이다.

기혈(氣血)은 인신(人身)의 신(神)이니 맥(脈)이 급삭(急數)한 자는 혈(血)이 소모(消耗)되고 신기(神機)가 정식(停息)하기 쉬운 고로 요(夭)하기 쉽고, 맥이 지완(遲緩)한 자는 기혈(氣血)이 화평(和平)하고 신기(神機)가 손(損)하지 않으므로 수(壽)를 많이 하는 것이다.

강해(江海)의 조수(潮水)를 논(論)하되 누리의 호흡(呼吸)과 여(如)하므로 강해(江海)는 1주야(一晝夜)에 2회씩 조수(潮水)로써 호흡할 뿐이지만 인간은 1주야(一晝夜)에 13,500식(一萬三千五百息)을 호흡하니 이것이 누리의 수(壽)가 유구(悠久)하고 인간의 수(壽)는 단(短)하여 100세도 못 산다는 것을 증명하는 것이다.

◆ 인체(人體)는 국체(國體)와 여(如)하다 ?

가슴, 배는 궁궐(宮闕)과 여(如)하며, 사지(四肢)는 들이나 성곽(城郭)과 여(如)하며, 골절(骨節)은 백관(百官)과 여(如)하며, 정(精)은 신(臣)이요 기(氣)는 민(民)이며 신(神)은 군주(君主)니 몸을 다스릴 줄 알면 능히 나라를 다스릴 수 있는 것이다. 백성을 사랑하고 아끼면 그 나라를 편하게 하여야 되는 것과 같이 기(氣)를 아끼려면 그 몸을 온전히 하여야 되는 것이다.

백성이 흩어지면 나라가 망하고 기(氣)가 갈(渴)하면 몸이 지탱하지 못하는 것이며 몸이 한 번 죽으면 다시 살아날 수가 없는 것이다.

연고(然故)로 단전행공(丹田行功) 도법(道法) 수도자(修道者)는 병들기 전에 예방하고 무사(無事)할 때에 유사(有事)를 염려하여서 이미 당한 뒤에 추회(追悔)하는 일이 없는 것이다.

대저 인체는 조양(調養)하기는 어렵고 위태(危殆)하기는 쉬운 것이며 기(氣)가 비록 맑으나 갈(渴)하기가 쉬운 고로, 위덕(威德)을 살펴서 사직(社稷)을 보전(保全)하고 기욕(嗜慾)을 끊어서 혈기(血氣)를 견고(堅固)히 하여야만 진일(眞一)을 보존하고 삼일(三一)을 지키는 것이니, 그러한 뒤에 백병(百病)이 물러가고 연수(年壽)가 연장(延長)된다.

심(心)은 군주(君主)의 역을 맡았으며 신명(神明)이 거기서 나고, 폐(肺)는 전달(傳達)하는 역을 맡았으니 치리(治理)하고 조절(調節)하며, 간(肝)은 장군(將軍)의 역(役)을 하나니 모려(謀慮)를 잘하고, 담(膽)은 중정(中正)의 역(役)을 맡으니 판결(判決)을 잘하고, 단중(膻中 ; 젖가슴)은 신사(臣使)의 역을 하나니 희락(喜樂)이 생기고, 비위(脾胃)는 창름(倉廩) 같으니 오미(五味)를 지실(知悉)하고, 대장(大腸)은 전도(傳道)의 관(官)이니 변화가 나오고, 소장(小腸)은 수성(受盛)의 그릇이니 수곡(水穀)을 소화(消化)하고, 신(腎)은 강직(强直)하므로 기교(技巧)가 있고, 삼초(三焦)는 결독(決瀆 ; 헤쳐 나가는 것)의 직(職)을 가졌으니 수도(水道)가 트이고, 방광(膀胱)은 주도(州都)와 같으니 진액(津液)을 간직한 것이다.

이 12관(十二官)은 상호(相互) 관련성(關聯性)을 깊게 가졌으며 군주(君主)가 현명(賢明)하면 신하(臣下)가 평안(平安)한 것과 같은 것이니 이것을 상념(想念)하여서 단전 행공(丹田行功)하면 장수(長壽)하고 몰세(沒世)하도록 위태(危殆)로운 일이 없고 단법(丹法)으로 천하(天下)를 다스려도 대창(大昌)하는 것이다.

만일 군주(君主)가 밝지 못하면 일체가 위태한 것이다. 인체도 동일하다.

◆ 삼단전(三丹田)[삼재(三才)의 도(道)]이란?

뇌(腦)는=기(氣)[수해(髓海)]=상단전(上丹田)=기(氣)는 정생(精生)하고,
심(心)은=신(神)[강궁(絳宮)]=중단전(中丹田)=신(神)은 기생(氣生)하고,
제하 3촌(臍下三寸)=정(精)[기해(氣海)]=하단전(下丹田)=정(精)은 오기 오미생(五氣五味生) 한다.
신(神)이 심(心)의 통솔(統率)을 받고, 기(氣)가 신(腎)의 통솔을 받고, 형체(形體)는 수(首)의 통솔을 받으니 형(形)과 기(氣)가 교합(交合)하고 신(神)이 그 중에 주(主)가 되는 것을 삼재(三才)의 도(道)라 한다.
정(精)은 몸의 근본(根本)이요, 기(氣)는 신(神)의 주(主)요, 형(形)은 신(神)의 거사(居舍)이다.
연고(然故)로 신(神)을 너무 많이 쓰면 정식(停息)하고, 정(精)은 너무 과(過)히 쓰면 갈(竭)하고, 기(氣)가 태로(太勞)하면 절(絶)하는 것이다.
인간의 생도(生道)는 신(神)이요 형체의 의탁(依託)은 기(氣)인 것인데, 기(氣)가 쇠(衰)하고 형(形)이 모손(耗損)하고서 장생(長生)한다는 것은 있을 수 없는 일이다.
유(有)는 무(無)에서 생성(生成)하는 것이며 형(形)은 신(神)을 기다려서 자립(自立)하는 것이며 유(有)는 무(無)의 관(館)이요 형(形)은 신(神)의 택(宅)이니, 가택(家宅)을 안전하게 마련하지 않고 안전(安全)과 수신(修身)과 양신(養神)을 해 보았자 결국은 기(氣)가 흩어져서 공허(空虛)에 돌아가고 혼(魂)이 놀아서 변태(變態)가 나타나는 것을 면하지 못하는 것이다.
촉(燭) 불에 비하면 촉이 다 된즉 화(火)가 멸(滅)하는 것이요, 제방(堤坊)에 비하면 제방이 무너진즉 물이 흩어지는 것과 같은 것이다.

혼(魂)은 양(陽)이요 백(魄)은 음(陰)이며 신(神)은 능히 기(氣)를 복(服)하고 형(形)은 능히 오미(五味)를 식(食)하나니 기(氣)가 청(淸)하면 신(神)이 상쾌하고 형(形)이 노(勞)하면 기(氣)가 탁(濁)하는 것이다.

기(氣)를 복(服)하는 자는 천백(千百)이라도 죽지 않는 고로 몸이 하늘에 날고 곡식을 먹는 자는 천백(千百)이 다 사(死)하는 고로 형체가 땅에 떨어져서 수화(水火)가 분산(分散)하여 각각 본원(本源)으로 돌아가는 것이니 살아서 동체(同體)하여도 사즉(死卽)은 상호(相互) 떠나서 비(飛)하고 침(沈)하는 것이 각각 다른 것은 자연에서 품수(禀受)한 관계다.

비유하건대 한 뿌리의 목(木)도 화(火)로써 태우면 연기는 상승하고 재는 하침(下沈)하는 것이 또한 자연의 이치인 것과 같은 것이다.

신명(神明)은 생화(生化)의 본(本)이요 정기(精氣)는 만물의 체(體)이니 그 형(形)을 온전히 하면 생(生)하고 정기(精氣)를 기르면 성명(性命)이 장존(長存)하는 것이다.

◆ 인체 등의 삼관(三關)이란?

뇌(腦)의 뒤가 '옥침관(玉枕關)'이요, 협척(夾脊)은 '녹로관(轆轤關)'이요, 수화(水火)의 즈음[제(際)]을 '미려관(尾閭關)'이라 하나니 모두가 단기(丹氣)의 승강왕래(昇降往來)하는 도로(道路)가 되는 것이다.

만약 두병(斗炳)의 기(機)를 얻어서 돌리고 운전(運轉)하면 상하(上下)로 순환(循環)하는 것이 마치 천하(天河)의 유전(流轉)하는 것과 같은 것이다.

행공(行功)하면 편포(片飽;잠깐동안)도 못 되어서 일기(一氣)가 묘묘(眇眇)하여 삼관(三關)을 통한다. 삼관(三關)을 내왕

(來往)하는 기(氣)가 다함이 없으니 일도(一道)의 백맥(白脈)이 니환(泥丸) 위에 조회(朝會)하고 니환(泥丸)의 자금정(紫金鼎) 중에 일괴(一塊)의 자금(紫金)이 단환(團丸)하여 옥장(玉醬)으로 화(化)해서 입으로 흘러 들어가니 향기롭고 청상(淸爽)함이 설단(舌端)에 둘렸도다.

◆ 인체(人體) '수유지중행(水由地中行)'이란?

인신(人身)의 기혈(氣血)이 상하(上下)로 왕래(往來) 순환(循環)하여 주야(晝夜)로 머물지 않아서 마치 강하(江河)가 유수(流水)하여 대해(大海)로 들어가는 것과 같이 마르지 않는 것을 인간은 대개 알고 있으면서 명산(名山)과 대천(大川)에도 인체(人體)와 여(如)히 공혈(孔穴)이 서로 통해져 있는 것은 알지 못한다.

◆ 연단(煉丹)의 사시(四時) 조화(調和)는?

봄(음 1, 2, 3월)은 발진(發陳)이라 하여 우주가 생동(生動)하고 만물(萬物)이 영화(榮華)하며 늦게 잠자고 일찍 일어나서 연단(煉丹)하고 외공(外功)도 겸하여 행하고 피발 완형(被髮緩形)하여서 지(志)로 하여금 생생(生生)의 기분(氣分)이 흐뭇하도록 하여 춘(春)의 기미(氣味)〔오기(五氣), 오미(五味)〕와 여(如)히 주기는 하되 뺏지는 말고 상(賞)할지언정 벌(罰)하지 말면 춘기(春氣)가 응(應)하고 양생(養生)의 연단(煉丹)의 도(道)가 된다.

이것을 역(逆)하면 간(肝)이 상(傷)하고 여름(夏節)에 한변(寒變)이 생겨서 봉장(奉長)함이 적다.

여름(음 4, 5, 6월)은 번수(蕃秀)라 하여 우주의 기(氣)가 상합(相合)하고 만물이 영화(榮華)하고 충실(充實)하는 계절이다.

늦게 잠자고 일찍 일어나서 심지(心志)를 노역(勞役)하지 말고 성내지 말며 영화(榮華)하고 성수(成秀)하게 하며 기(氣)를 연단(煉丹)하되 마치 친애(親愛)하는 물건(物件)이 외부(外部)에 있어서 스스로〔자연(自然)〕 따라 나가고 들어오는 것 같이 할지니 이것이 하기(夏氣)가 응(應)하는 양장(養長)의 도이다.

역(逆)하면 심(心)이 상(傷)하고 가을에 해학(痎瘧)에 걸리고 봉수(奉收)함이 적어서 겨울에 중병(重病)을 앓을 염려가 있는 것이다.

가을(음 7, 8, 9월)은 용평(容平)이라 하여 우주기(宇宙氣)가 급(急)하고 지기(地氣)가 맑으니 조와(早臥), 조기(早起)하되 닭이 울 무렵에 일어나서 지(志)를 안정(安定)하고 추형(秋刑)을 완화(緩和)하여 신기(神氣)를 연단(煉丹) 수렴(收斂)하고 추기(秋氣)로 하여금 평화(平和)하게 하고 그 지(志)를 떠나지 않게 하여서 폐기(肺氣)로 하여금 맑게 하니 이것이 추기(秋氣)가 응하는 양수(養收)의 연단(煉丹) 법도(法道)이다.

역(逆)하면 폐(肺)가 상(傷)하고 겨울에 손설(飧泄)이 있어서 봉장(奉藏)이 적다.

겨울(음 10, 11, 12월)은 폐장(閉藏)이라고 하여 물이 얼고 [빙(氷)] 지(地)가 벌어진다. 양(陽)을 동요(動搖)하지 말고 조와(早臥), 만기(晚起)하여 반드시 일광(日光)이 퍼진 뒤 일어나고 심지(心志)로 하여금 칩복(蟄伏)하고 은닉(隱匿)하듯이 연단(煉丹)하고 사의(私意)가 있는 듯도 하고 무엇을 소득(所得)할 듯한 기미(氣味)로써 한(寒)을 피(避)하고 온(溫)을 취(取)해서 피부(皮膚)를 설(泄)함으로 인하여 탈기(奪氣)가 되지 않도록 노력할 것이니 이것이 동기(冬氣)에 응(應)하는 양장(養藏)의 도법(道法)인 것이며 역(逆)하면 신(腎)을 상(傷)하고 봄에 위궐〔痿厥;사지(四肢)가 힘이없고 기(氣)가 역상(逆上)하여 신

(腎)이 노곤함.]이 되어서 봉생(奉生)이 적은 것이다.

　사시(四時)와 음양(陰陽)은 만물의 근본이 되는 고로, 진도(眞道)를 행도(行道)하는 자는 춘하(春夏)에 양(陽)을 양(養)하고 추동(秋冬)에는 음(陰)을 양(養)하여서 그 근본을 좇는 고로, 만물과 같이 생장(生長)의 문(門)에 부침(浮沈)하고 그 근본을 역(逆)하면 본원(本源)을 치고 진도(眞道)를 무너뜨리는 고로, 음양(陰陽)과 사시(四時)는 만물의 종시(終始)한 것이요 사생(死生)의 근본이 되는 것이니 역(逆)하면 재해(災害)가 나고 순종(順從)하면 가질(苛疾)이 발(發)하지 않는 것이니 이것을 득도〔得道 ; 정각(正覺)〕라 하는 것이다.

◆ 연단(煉丹)을 하면 왜 병(病)이 없어지나?

　일신(一身)의 주(主)인 삼단전(三丹田)을 행공 즉(行功卽) 백병(百病)이 자연 멸(滅)하나 의자(醫者)는 오직 인간의 병만 다스리고 연단(煉丹)은 모르기 때문이다.

　이것은 근원(根源)을 버리고 끝을 좇는 것이다. 그 근원을 연구하지 않고 흐름을 논의하는 것은 어리석음이 끝이 없는 것이니 비록 한 때의 요행으로 병이 나을 수는 있으나 이것은 시속(時俗)의 용렬(庸劣)스러운 의자(醫者)에 불과한 것이다.

　병을 고치려면 먼저 그 마음을 다스린 뒤에 병자로 하여금 마음 속의 의심(疑心)을 없애 주어야 되는 것이다.

　그러면 자연히 마음이 태평하고 성질이 화평(和平)하여 세간만사(世間萬事)가 모두가 공허(空虛)하고 종일토록 영위(營爲)하는 것이 모두가 다 망상(妄想)이요 나의 몸이 역시 허환(虛幻)한 것이요 화복(禍福)이 모두 무유(無有)에 돌아가고 생사(生死)가 모두 꿈과 같은 것이다.

　이것을 깨달으면 마음이 스스로 청정(淸淨)하고 병이 생기지 않으며 약을 먹지 않아도 병이 자연 낫는 것이다. 이것이 진인(眞人)의 단전〔丹田；명문(命門)〕법(法)인 도력(道力)으로서 정기신(精氣神)을 행공(行功)하여서 병을 예방하고 병을 고치는 대법(大法)인 것이다.

진인(眞人)은 병들기 전에 예방하고 용의(庸醫)는 병이 난 뒤에 고치려 하니 도인(道人)은 단법(丹法)으로써 치병(治病)하고 용의(庸醫)는 약(藥)이나 침구(針灸)로써 병을 고치려는 것이다.

고치는 법은 두 가지가 유(有)하나 병의 근원은 하나라는 것을 알아야 하며 난뒤에 고치려 함은 고통이 있으나 단전 장건법(丹田 壯健法)은 병이 침로도 못하고 불사(不死)의 원리까지 겸한다.

◆ 공심(空心) 합도(合道)하는 이유는?

인간이 무심(無心)하면 도합(道合)하고 유심(有心)하면 도(道)가 멀어지는 것이다.

이 무(無)라는 것이 모든 유(有)를 포섭(包攝)하여 남김이 없고 만물을 낳아서 다함이 없나니, 우주가 비록 크다 하나 형(形)이 유고(有故)로 인간이 우주형(宇宙形)을 논하고, 음양(陰陽)이 비록 묘(妙)하다 하여도 그 기(氣)가 유고(有故)로 음양(陰陽)의 역할을 하는 것이요, 오행(五行)이 비록 지정(至精)하지마는 그 숫자가 유(有)하여 풀이(解)가 되는 것이요, 백념(百念)이 분기(紛起)하여도 그 의식이 유(有)하여 판단(判斷)이 있는 것이다.

매기(每器)가 비어야 물체를 담을 수 있으며 공간(空間)이 유(有)하여야 들어갈 곳이 있는 법이니 인간도 공심(空心)이 되어 우주심(宇宙心)이 들어오는 법이다.

이러한 이치를 수득(修得)하는 법은 오직 단전 호흡(丹田呼吸) 이단법(二段法)인 것으로서 마음을 공(空)을 만들 수 있어 우주의 기(氣)를 받고 지(地)의 미기(味氣)를 합하여 정(精)이 충만(充滿)하여 신(神)이 명(明)하므로 우주신(宇宙神)에 합일(合一)되는 것이다.

◆ 도(道)를 배움에 조만(早晚)이 없다는 것은 ?

전서(前書)와 여(如)히 인간은 만물의 영장(靈長)이니 원기(元氣)의 진기(眞氣)는 그 중량(重量)이 한근(一斤)이 되는데 인간의 주야(晝夜)의 동작과 배설하는 것이 모두 원기(元氣)를 산실(散失)하고 우주의 수(壽)를 해(害)쳐서 육양(六陽)이 고갈(枯渴)하게 되는 것이니 이러한 경우에는 전음(全陰)의 인간은 사(死)하기가 쉬운 것이다.

음(陰)이 극(極)하지 않으면 양(陽)이 나지 않는다는 것과 같은 것이다.

만일 명철(明哲)한 스승을 만나서 비결(祕訣)을 받아 신심(信心)으로 구득(求得)하면 천년(天年)을 마칠 수 있을 것이다. 비유하면 나무가 늙어도 새가지를 접(接)하면 다시 살아날 수 있는 것과 같이 사람이 늙어도 진기(眞氣)를 보(補)해주면 환동(還童)이 될 수도 있는 것이다.

고인(故人) 중 마자연(馬自然)이는 64세에 유해섬(劉海蟾)이란 진인(眞人)을 만나 장생(長生)의 비결(祕訣)을 얻어서 100세를 지났으며 여순양(呂純陽)이도 64세에 정양진인(正陽眞人)을 만나 단법(丹法)으로 정각(正覺)하였다.

인간은 기욕(嗜慾)에 집착하여 정기(精氣)를 상(喪)하고 사려(思慮)를 극(極)하여 신(神)을 모손(耗損)하고 피로(疲勞)를 과도(過度)히 하여 진기(眞氣)를 손상(損傷)하는 등 진양(眞陽)을 이미 잃으면 비록 대도(大道)를 64세의 전에 단법(丹法)하여도 득도(得道)하기는 어려우나 조년(早年)에 절욕(絶慾)하고 장세(壯歲)에 도(道)를 구하여 색신(色身)이 무너지지 않고 정기(精氣)가 모손(耗損)되지 않아서 스승을 만나 진지(眞旨)를 얻고 고행(苦行)을 속(速)히 하면 삼선(三仙)의 득도(得道)를 바랄 수도 있는 것이다.

◆ 인심(人心)이 우주심(宇宙心)에 합(合)한다는 것은?

도(道)가 마음으로써 운용(運用)하나니 그 운용의 이치를 아는 사람은 도(道)로써 마음을 보면 마음이 즉 도(道)인 것이요, 마음으로써 도(道)를 깨달으면 도(道)가 즉 마음인 것이다.

이 마음이란 것은 인심(人心)의 심(心)이 아니요 천심(天心)의 심(心)인 것이다.

하늘이 북극(北極)에 거(居)하여서 조화(造化)의 추기(樞機)를 삼는 것도 역시 이 심법(心法)인 것이다.

연고(然故)로 두표(斗杓)가 한 번 운전(運轉)하면 사시(四時)가 조절(調節)되고 오행(五行)이 순서(順序)하며 한서(寒暑)가 도(度)에 맞고 음양(陰陽)이 화평(和平)한 것이다.

천심(天心)이 기(機)가 되는 것인즉 그것은 마치 심(心)이 신중(身中)에 운전(運轉)하는 것이 북두(北斗)가 하늘의 가운데서 운전하는 것과 같은 것이다.

천기(天機)란 반야 자시(半夜子時)의 양(陽)이 처음 움직이는 것을 말한다.

천기(天機)가 이르면 사람이 자신의 기(機)를 움직임으로써 응(應)하여 천인(天人)이 합(合)하고 내외(內外)가 서로 어울려서 단(丹)이 되는 것이다.

◆ 수양(修養) 섭생(攝生)하는 도(道)는?
  (1) 정기신(精氣神)을 연단(煉丹)하되 모손(耗損)하지 말 것이며,

  (2) 닭이 울 무렵에 일어나서 하단전(下丹田) 심호흡(深呼吸)을 하고 치아(齒牙)를 마찰(두드리고) 시키고 신기(神氣)를 정(精)에 모아서 단전(丹田)의 운기(運氣)를 수십 회하면 자연히 신체(身體)가 화창(和暢)하고 혈맥(血脈)이 유통(流通)하노니 이때에는 화지(華池)에 물이 나고 신기(神氣)가 골짜기(下丹田)에 가득할 것이니 문득 양치로 침을 고여서 밑으로 하단전(下丹田)에 납입(納入)하여 원양(元陽)을 보(補)하고,

  (3) 평일(平日)에 보양(補養)하는 약이(藥餌)를 마시고,

  (4) 양수(兩手)를 마찰하여 열이 난 뒤에 도인법(導引法)을 행하고 세면(洗面)한다.

  (5) 분향(焚香)하여 동장(洞章)을 한 번 묵송(默誦)한 다음 100보 가량 행보(行步)하고,

  (6) 해가 3~5장(三五丈) 오른 뒤에 죽(粥)을 먹고 식필(食畢)하면 손으로 배를 문지르면서 2~300보행(二, 三百步行)한다.

◆ 부절(附節)
  독자들의 참고로 이 부절(附節)을 둔다. 과거 이른 바 여러 모습의 도인(道人) 또는 선인(仙人)으로 알려진 양생지도(養生

之道)를 닦은 양생가(養生家)들이 단리(丹理) 즉 정기신(精氣神)의 충실(充實)로 해설한 연단법(煉丹法)을 몇 마디 소개하려 한다. 그 단편적인 말 가운데 단리(丹理)가 어디 있다는 것을 능히 짐작할 수 있으리라고 믿는다.

그러나 선리(仙理)를 구체적으로 지금 우리가 수련하는 9단계의 단법(丹法)과 같은 정확한 체계(体系)는 별로 찾아볼 곳이 없다. 우리의 체계는 그 체계에 의하여 수련함으로써 모든 단리(丹理)가 스스로 우리 몸에서 성취(成就)되게 된 것이다.

단(丹)은 이(理)만으로 성취되는 것이 아니라 행(行)으로 성취된다. 행증(行證)된 것을 이증(理證)하려 할 따름이나 우리가 바라는 것은 체득(体得)인 것을 알아야 한다.

◆ 백옥섬(白玉蟾)의 말중에

(1) 무심(無心)이면 도(道)에 합하고 유심(有心)이면 도(道)에 어그러진다.

무(無)는 유(有)를 포함하고도 남음이 있고 만물을 내고도 다함이 없다.

음양(陰陽)이 비록 묘(妙)하지만 기(氣) 있는 것은 부릴지언정 기(氣) 없는 것은 부리지 못한다.

(2) 무(無)의 도리(道理)를 닦는 이는 신형(身形)을 수련(修煉)해야 한다.

신형(身形)을 수련하는 묘방(妙方)은 정신(精神)을 통일(統一)하는 데 있다. 정신을 통일〔응신(凝神)〕하면 기(氣)가 모인다.

기(氣)가 모이면 단(丹)을 이루게 되며 단(丹)을 이루면 신형(身形)이 견고(堅固)하게 되고 신형이 견고하면 심신(心神)이 온전해진다.

◆ 송(宋)의 제구(齊丘)의 말에

형(形)을 잊음으로써 기(氣)를 기르고 기(氣)를 잊음으로써 신(神)을 기르고 신(神)을 잊음으로써 허(虛)에 이르게 된다.

```
            ┌ 全神 ← 固形 ← 成丹 ← 聚氣 ← 凝神 ← 鍊形
            │ 전신   고형   성단   취기   응신   연형
長生 →       │
장생         │
            └ 還虛 ← 忘神 ← 養神 ← 忘氣 ← 養氣 ← 忘形
              환허   망신   양신   망기   양기   망형
```

◆ 양생서(養生書)에

양생법(養生法)이 여러 가지가 있지만 대체로 정기신(精氣神)을 잘 보전(保全)하는 것이 가장 요결(要訣)이 된다. 곧 정(精)을 허손(虛損)하지 않고 기(氣)를 소모(消耗)하지 않고 신(神)을 상(傷)하지 않는 것, 이 세 가지는 도가(道家)의 이른바 전정(全精), 전기(全氣), 전신(全神)이라는 것이다.

◆ 동원성언잠(東垣省言箴)에

기(氣)는 신(神)의 조(祖)요 정(精)은 기(氣)의 자(子)이며 기(氣)는 정신(精神)의 근체(根蔕)이다.

기(氣)를 쌓아 정(精)을 이루고 정(精)을 쌓아 신(神)을 온전히 하나니 반드시 맑게 하고 고요하게 하여 도(道)로써 제어(制御)하면 가히 하늘 사람(天人)이 되리라.

◆ 상천옹(象川翁)의 말에

정(精)은 기(氣)를 내고 기(氣)는 신(神)을 내나니 일신(一身)을 영위(營爲)함이 이보다 더 큰 것이 없다. 양생(養生)하는 선비는 먼저 그 정(精)을 보배로 하라. 정(精)이 차면 기(氣)가

장(壯)하고, 기(氣)가 장(壯)하면 신(神)이 왕성(旺盛)하며 몸이 건강하고, 몸이 건강하면 병이 적으며 안으로 오장(五臟)이 안전(安全)하고 밖으로 피부가 윤택하며 얼굴이 광채(光彩)가 나고 이목(耳目)이 청명(淸明)하며 늙어도 더욱 건강하게 된다.

◆ 참동계(參同契)에

일호(一呼) 일흡(一吸)을 잘 골라서 오래 하면 신(神)이 응결(凝結)되고 식(息)이 안정(安靜)되어서 변화를 이루게 되는 것이다. 내쉬는 것은 양(陽)의 열림이요, 들이 쉬는 것은 음(陰)의 닫음이다.

대개 사람의 음양(陰陽)이 천지(天地)의 음양과 서로 같으니 호흡을 잘 제어(制御)하면 천지 음양(天地陰陽)의 묘(妙)가 다 한 몸 가운데 있다.

◆ 황극선경(皇極仙經)에

인생(人生)은 뿌리 없는 나무와 같은데 오로지 기식(氣息)에 의하여 근주(根株)를 삼는다.

장생술(長生術)에는 진정(眞精)을 보전(保全)하여 견고(堅固)케 함을 근본으로 삼는다. 정(精)이 왕성(旺盛)하면 저절로 정(精)이 기(氣)로 화(化)하며 기(氣)가 왕성하면 절로 사지(四肢)에 충만(充滿)하고 사지에 충만하면 곧 몸 가운데 원기(元氣)가 내쉬는 숨을 따라 나가지 않고 항상 들이쉬는 숨을 따라 들어온다. 이렇게 오래 하면 태식(胎息)이 되리니 이것이 장생(長生)의 길이다.

◆ 환허자(還虛子)의 말에

관(關)을 여는 묘법(妙法)은 정신(精神)을 쌍관 일규(雙關一

竅)를 지키는 데 있다. 〔필자주(筆者註) ; 남추자(南椎子)의 글에 협추 쌍관(夾椎雙關)에 일규(一竅)가 척추 24절(二十四節) 상하(上下) 정중(正中)에 있으니 이 일규(一竅)를 통(通)함으로써 가히 신공(神功)을 빼앗고 천명(天命)을 바꾸게 된다. 이 일규(一竅)를 황중(黃中)〔역(易)에〕 또는, 황방(黃房), 황당(黃堂)이라고도 한다.〕 이 구멍이 통하면 능히 12경락(十二經絡)이 통하여 8만 4천 모공(毛孔)이 통하게 된다.

심신(心神)을 이에 집중시켜 폐식(閉息)하는 법을 닦아 가지기를 오래 하면 정(精)이 차서 기(氣)로 화(化)한다.

기(氣)가 차면 자연히 삼관(三關)을 충개(沖開)하며 백맥(百脈)이 유통(流通)되어 사지(四肢)에 창달되리니 이것은 상근기(上根器)〔최상급(最上級)〕의 득도법(得道法)이다. 〔필자주(筆者註) ; 규(竅)는 척전 완후(脊前脘後)에 있어 그 구멍은 형상(形象)이 있는 듯 없는 듯 하니 열리지 않았을 적에는 현관(玄關)이라 하고 열렸을 때엔 현규(玄竅)라 한다. 수행(修行)하여 허(虛)의 극(極), 정(靜)에는 독(篤)할 때에는 이 구멍〔규(竅)〕이 나타나리니 태식(胎息)을 이 구멍으로 하는 것이다. 원신(元神)이 이로부터 오르고 내리나니 이것을 일러서 도(道)를 얻는 도로(道路)라고 하는 것이다. 여기에 관(關)을 여는 묘법(妙法)이라함은 현관(玄關)을 열어 현규(玄竅)를 얻는 묘법(妙法)을 말함이다.〕

◆ 신(神)에 대하여

마음이 고요하면 능(能)히 신명(神明)에 통(通)한다. 〔교선(膠仙)〕

마음은 일신(一身)의 주(主)다. 〔만병회춘(萬病回春)〕

사람의 원성(元性)이 곧 원신(元神)이다. 영통(靈通)하고 묘

(妙)가 자재(自在)하므로 신(神)이라고 한다.[요양전문답(寮陽殿問答)]

마음은 신(神)을 간직하여 일신(一身)의 군주(君主)가 되어 칠정(七情)을 통섭(統攝)하고 만기(萬機)를 수작한다.[내경주(內經註)]

도(道)는 마음으로 용(用)을 삼으니 능히 운용(運用)할 줄 아는 자는 도(道)로써 마음을 관찰(觀察)하면 마음이 곧 도(道)요 마음으로써 도(道)를 관(觀)하면 도(道)가 곧 마음이다.…도(道)가 마음의 북극(北極)[성(星)]이 되어 정기신(精氣神)을 잘 운전(運轉)하므로 능히 단(丹)을 성취(成就)한다.[선경주(仙經註), 환단론(還丹論)]

제 9 장 각종 종교(宗敎)

1. 대종교(大倧敎)

　삼일신고(三一䚷誥)의 삼일(三一)은 삼진귀일야(三眞歸一也)니 천지인(天地人) 삼합(三合)의 진리(眞理)가 바로 하나의 진리에서 나와 그 하나의 진리로 귀일(歸一)한다는 뜻으로서 천부경(天符經)의 진의(眞意)를 요약한 말이다.

　단군(檀君)을 교조(敎祖)로 삼고 그의 천훈(天訓), 신훈(䚷訓), 천궁훈(天宮訓), 진리훈(眞理訓), 세계훈(世界訓)을 따르고 한얼의 가르침〔신훈(䚷訓)〕대로 선(善)을 행하여 참 이치(理致)대로 만물(萬物)을 다 섭리(攝理)하는 천지(天地)의 주재(主宰)이신 한배님의 뜻대로 생활하는 종교인 동시에 내세(來世)와 천국(天國)을 말하며 인간의 영(靈)을 인정하고 천사(天使)를 인정하고 신비적인 세계와 사회적인 윤리 도덕을 숭상하며 정의(正義)와 인도(人道)와 선(善)을 실천케 하며 모든 요소가 구비(具備)된 종교이며 우리 민족의 영원한 앞길을 밝게 비쳐 준 종교인 것이다.

2. 불교(佛敎)

　불교(佛敎)는 석가모니(釋迦牟尼)를 교조(敎祖)로 삼고 그의 가르침을 종지(宗旨)로 하는 종교이다.

⑴ 삼보(三寶)

　불(佛), 법(法), 승(僧)을 삼보(三寶)라 한다. 이는 불교의 내용을 세 가지 방법으로 나누어 말한 것으로 본다.

　첫째, 불(佛)이란, 불교는 불타(佛陀)에 의한 종교라는 말인데 석가(釋迦)를 부처님 또는 세존(世尊), 여래(如來)로 받들어 섬기는 것이요,

둘째, 법(法)이란, 불타의 가르친 교리(敎理)를 진리(眞理)로 알고 받들어 순종하는 것이요,

셋째, 승(僧)이란, 불교는 성불(成佛)하는 종교라고 믿고 불타의 가르침을 그대로 순종하여 실천하여 거룩한 사람이 되어 부처님처럼 되는 것을 말함이다.

그러므로 불교는 이 불법승(佛法僧) 삼보(三寶)를 다 실천하고자 하는 종교로 본다.

(2) 불교의 기원(起源)

2,500년 전 인도 석가족(釋迦族)의 왕자(王子) 석가모니는 인간의 무상(無常)함을 비관(悲觀)하고 29세때 출가(出家)하여 여러 도인(道人)을 찾아 수도(修道)하여 보았으나 뜻을 이루지 못하고 최후에는 홀로 앉아 사색(思索)한 끝에 35세 시 심안(心眼)이 열려 무상(無上)의 대각(大覺)을 하였으니 이를 견성 오도(見性悟道)라 한다. 그리하여 그를 각(覺)한 자라 하여 불(佛)이라 하게 된 것이다. 그러므로 불(佛)의 도(道)는 곧 각(覺)의 도(道)라고 볼 수 있다.

(3) 불교의 내용

각(覺)하여 불(佛)이 되었다 하니 무엇을 각(覺)하면 불(佛)이 되는가. 이 문제를 밝히는 것이 곧 불교의 내용을 설명하는 것이 된다.

석가여래(釋迦如來)는 무엇을 깨달았는가?

불교의 경전(經典)은 경률론 삼장(經律論 三藏)이었는데 합하여 8만4천 법문(八萬四千法門)이 된다. 그 많은 경전(經典)의 내용의 골자는 사성제(四聖諦)와 12인연(十二因緣), 팔정도(八正道)로 본다.

사성제(四聖諦)는 고집멸도(苦集滅道)로서 그 뜻을 요약하면 인생(人生)의 모든 고(苦)는 아집(我集)에서 일어나는 것이며 이 고(苦)를 멸(滅)하는 방법은 도(道)를 닦는 데 있다고 하는 것이다.

12인연(十二因緣)은 무명(無明)으로부터 생로병사(生老病死)에 이르기까지 12종류의 인연(因緣)을 말함인데 가장 중요한 문제는 처음에 있는 무명(無明)으로서 인간의 모든 불행의 원인은 무명(無明) 즉 밝히 깨닫지 못하는 어리석음에 있다고 보는 것이다.

그러면 무엇을 어떻게 깨달아야〔각(覺)〕하는가?

제행 무상(諸行無常), 일체 개공(一切皆空), 제법무아(諸法無我), 열반 적정(涅槃寂靜)을 깨달아야 하는 것이다. 그리고 팔정도(八正道)를 실천해야 하는 것이다.

(4) 교리 구분(敎理區分)

불교의 교리는 두 가지 체계가 있다. 하나는 연기론(緣起論)이요〔형이상학(形而上學)〕, 다음 하나는 실상론(實相論)이다〔현상론(現象論)〕.

연기론(緣起論)은 일체 개공(一切皆空), 제법 무아(諸法無我) 등의 원리를 밝히는 논리로서 이 우주를 시간적 입장에서 관찰하는 생각이다. 만상(萬相)은 독자적(獨自的)으로 존재하는 것은 하나도 없고 서로 인연(因緣)이 되어 생성(生成)된 것이라는 인연 생기설(因緣生起說)이 곧 연기론(緣起論)이다. 이렇게 생각하면 일체(一切)는 개공(皆空)〔무독자성(無獨自性)〕이요, 제법(諸法)〔존재(存在)〕은 무아(無我)〔무독자성(無獨自性)〕인 것이다. 즉 자기라는 존재가 본래 없는 것이라고도 보면 불생 불멸(不生不滅)이다. 나는 것도 없고 죽는 것도 없으니 무아(無

我)에서 보면 자기(自己)의 고(苦)라는 것도 없게 되어진다고 생각한다.

　실상론(實相論)은 이는 우주 만물을 공간적 입장에서 관찰하는 생각이다. 만물의 본체(本體)는 서로 인연이 모여서 생겨나고 본래 자기(自己)(그것)라는 것이 없다고 생각되나 공간적으로 그 현상(現象)을 보면 엄연히 존재하고 있고 그 존재(存在)를 나타내고 있는 것이다. 따져보면 본래적(本來的)인 것이 없이 형성된 공(空)이지만 현상(現象)은 하나의 존재(存在)이다. 그러므로 공(空)인 동시에 가유(假有)요 중도(中道)라고 생각한다. 이것이 대중 불교 사상의 주요(主要)한 원리다.

⑸ 중도(中道)
　대중 불교(大衆佛敎)의 중심 사상(中心思想)은 중도(中道)에 있다.

　형이상학적 우주 생성론(宇宙生成論)인 연기론(緣起論)과 우주 현상론(宇宙現象論)인 실상론(實相論)에 의하여 나오는 불교의 원리는 중도(中道)라는 사상(思想)에 그 요체(要諦)가 있다.

　중도(中道)라는 말은 어느 한편에 치우치지 아니한다는 뜻이다. 존재(存在)를 공(空)이나 공(空)이라는 생각에만 치우치지 않고, 존재를 유(有)라 하나 그 유(有)에만 치우치지 않고, 공(空)인 동시에 유(有)요 유(有)인 동시에 공(空)이라고 보는 중도(中道)에 서는 것을 말한다.

　고(苦)와 낙(樂)의 중도(中道)요, 생(生)과 사(死)의 중도(中道)요, 현세(現世)와 미래(未來)의 중도(中道)요, 무(無)와 유(有)의 중도(中道)인 것이다.

　이 중도 사상(中道思想)을 잘 표현한 원효 대사(元曉大師)의 시(詩)가 있다.

「以覺言之 無彼無此 穢土淨國 本來一心 死生涅槃 從無二際」
이 각언지 무피무차 예토정국 본래일심 사생열반 종무이제

원효 대사는 불교 사상(佛敎史上)에 큰 공적(貢蹟)을 나타낸 인물이다. 그는 신라 말기에 나와 중국(中國)으로부터 들여온 13종파(宗派)의 불교리(佛敎理)를 하나의 원리로 종합한 업적이 있다. 그것을 원효종(元曉宗)이라고도 하고 해동종(海東宗)이라고도 한다.

(6) 교종(敎宗)과 선종(禪宗)

우리나라 불교는 교종(敎宗)과 선종(禪宗)이 합해져 있는 조계종(曹溪宗)이다. 그러므로 경전(經典)도 중요시하고 참선 공부(參禪工夫)도 중요시한다.

지금까지 위에서 해설한 불교의 교리(敎理)는 다 경전을 중심한 교종(敎宗)의 원리를 요약해 본 것이므로 교종(敎宗)의 설명보다 선종(禪宗)의 내용을 간단히 밝혀본다.

선(禪)의 뜻은 정려(靜慮), 정사(靜思)다. 즉 명상(瞑想)한다는 뜻이다. 불교(佛敎)에서는 선정(禪定)이라고 한다.

달마 선사(達磨禪師)가 전한 선(禪)은 능가경(楞伽經)에서 설명하는 바의 여래선(如來禪)으로서, 이기적(利己的)이요 독선적(獨善的)인 정사 명상(靜思 瞑想)의 참선(參禪)이 아니요 중생의 제도(濟度)를 위한 전미 개오(轉迷開悟)의 이타적(利他的)인 목적을 수행(遂行)하는 참선(參禪)으로서, 이것이 곧 달마 선사의 본 뜻인 최상승선(最上乘禪)이라는 것이다.

선(禪)은 경전에 의존하지 아니하고 직지 인심(直指人心), 견성 성불(見性成佛)이라는 말처럼 자기 자신(自己自身)속에 있는

무구 청정(無垢淸淨)한 본래 면목(本來面目)인 본래적 마음을 찾아 닦는 것으로서 근본을 삼는 것이니 그 참마음이 곧 부처라고 생각하는 것이다. 이것이 곧 심즉 시불(心卽是佛)이라는 것이다.

이 참마음은 곧 자비(慈悲)로와서 만물을 대할 때 자비로와 자비행(慈悲行)을 하게 된다.

이상 불교를 요약하여 말하면,

불교는 인생의 고뇌(苦惱)를 벗어나는 방법은 인간의 욕망을 버리고 팔정도(八正道)를 수행하는 데 있는 것이다. 팔정도(八正道)는 정견(正見), 정사유(正思惟), 정어(正語), 정업(正業), 정명(正命), 정정진(正精進), 정념(正念), 정정(正定)이다.

3. 유교(儒敎)

유교(儒敎)는 공자(孔子)를 교조(敎祖)로 하는 윤리적 종교다. 이 종교의 주지(主旨)는 수기 치인(修己治人)의 인도(人道)를 밝힌 데 있다.

후에 맹자(孟子)를 높이게 되어 유교(儒敎)는 공맹지도(孔孟之道)가 되었다고 봐야 하겠다.

이 유교는 그 내용을 여러 방면으로 발전시키게 되어 도학(道學), 이학(理學) 또는 송학(宋學), 정주학(程朱學), 주자학(朱子學) 등으로 호칭하기도 하는 것이니 이는 불교 철학(佛敎哲學)의 영향을 받아 유학(儒學)의 철학적 체계를 세우려는 데서 일어난 이론들이다.

공자(孔子)는 실로 대성(大聖)이시나 자기 고국(故國)인 노(魯)에서 뜻을 이루지 못하였으므로 제국(諸國)을 돌아다니면서 선왕(先王)〔요(堯)·순(舜) 등〕의 도를 15년간이나 역설(力說)

하였으나 뜻을 이루지 못하고 다시 고향으로 돌아가 제자를 가르치는 한편 시경(詩經), 서경(書經)을 정리하고 예악(禮樂)을 선정(撰定) 정리하고 노국(魯國)의 역사(歷史)인 춘추(春秋)를 저술하고 만년(晚年)에는 역(易)을 좋아하여 그 해석(解釋)인 십익(十翼)을 저술한 것이다.

그러나 공자의 기본 사상은 그가 돌아가신 후에 그의 제자(弟子)들이 편찬한 논어(論語)에서 엿볼 수 있다.

그의 중심 사상은 인(仁)에 있다. 인(仁)은 넓은 의미로 볼 때 지(智), 인(仁), 용(勇) 등 여러 덕(德)을 포함해 있고 좁은 뜻으로 볼 때는 인(仁)은 곧 사랑인 것이다. 그를 따른 제자는 무려 3천 명이 넘었고 그 중에는 72현(七十二賢)과 10철(十哲)이 있는 것이다.

공자의 학(學)은 증자(曾子)에게 전(傳)해지고 다음은 자사(子思)에게 전해지고 다음은 맹자(孟子)에게 전해져서 그 학통(學統)은 계승된 것이다.

맹자(孟子)는 인(仁)에 의(義)를 더하며 공맹(孔孟)의 도(道)는 즉 인의(仁義)의 도(道)가 되었다고 봐야 한다. 그리하여 인의(仁義)의 정장(精壯)을 실천하는 왕도 정치(王道政治)를 모든 제후(諸候)에게 권장하고 패도(覇道)를 배격하였으며 오늘의 민주 주의 사상과 다름이 없는 사상(思想)을 강조한 것이다. 그리고 특히 성선설(性善說)이 주장된 것이다.

유교는 어디까지나 현실적인 인륜 도덕(人倫道德)을 밝히려 했으니 수신 제가 치국평 천하(修身齊家治國平天下)의 도(道)를 역설하였으며 그러기 위하여는 먼저 격물 치지(格物致知) 성의 정심(誠意正心)으로부터 시작해야 한다고 하였다.

4. 기독교(基督敎)

예수를 구세주(救世主)로 믿고 하나님을 섬기며 예수의 교훈(敎訓)을 따라 생활하다가 사후(死後)에는 그 영(靈)이 천국(天國)으로 가서 영생(永生)한다는 종교이다.

기독교(基督敎)는 양대 교파(敎派)가 있으니 구교(舊敎)인 카톨릭 교회(敎會)와 신교(新敎)인 푸로테스탄트 교회(敎會)다.

그리고 신교(新敎)에도 수많은 교파가 있다. 그러나 예수를 구세주로 신봉(信奉)하는 점에서는 다 일치한다. 기독교는 우리가 생각할 수 있는 모든 요소가 다 구비한 종교다.

신(神), 기독교(基督敎)의 신은 삼위 일체(三位一體)의 신이라고 한다. 그것은 성부(聖父), 성자(聖子), 성신(聖神)으로서 그 삼위(三位)는 일체(一体)로서 각각 맡은 바 직책이 다르다. 성부(聖父)는 만물(萬物)을 다 섭리(攝理)하는 천지(天地)의 주재(主裁)요, 성자(聖子)는 예수님으로서 인간의 구세주(救世主)가 되었고, 성신(聖神)은 예수 이후로부터 인간의 마음속에 내재(內在)하여 사람의 마음을 감화(感化)하는 역할을 한다.

이와 같은 신에 대한 사상(思想)만이 아니라 내세(來世)와 지옥(地獄)을 인정하는 등 모든 신비적인 세계를 인정하는 종교인 동시에 또한 사회적인 윤리 도덕을 인정한다. 신(神)은 사랑의 신으로서 인간의 도덕은 이 사랑을 실천해야 한다고 한다.

그러므로 기독교인은 예수를 구주(救主)로 믿고 하나님을 공경하고 신의 뜻을 따라 모든 사람을 사랑하며 정의(正義)와 인도(人道)와 선(善)을 실천해야 내세(來世)에 천국(天國)을 간다고 한다.

기독교의 정통적 신앙은 예수를 통하여 신과 친화(親話)하는 종교이지만 소위 신비주의적인 교파(敎派)가 생긴다.

그것은 예수를 통하지 않고 인간이 직접 신과 교통(交通)한다는 사상이다. 여기에서 가끔 '내가 곧 신을 통한 신인(神人)이다', '내가 곧 구세주(救世主)다', '내가 신을 봤다', '내가 신의 음성을 들었다', '내가 천국을 가 보았다' 하는 등 신비적인 인간이 출현하기도 한다.

그러나 이는 다 정통적인 기독교는 아니다.

인간과 신의 직접 교통 관계는 따로 연구할 문제요, 그런 것이 올바른 종교는 될 수 없는 것이다.

한 마디로 말하면 기독교는 예수를 구세주로 믿고 신을 섬기며 선(善)한 생활을 하는 것이다.

경천 애인(敬天愛人) 이신 득구(以信得救)가 곧 기독교의 중심 사상이다.

5. 도교(道敎)

노장 사상(老莊思想)과 신선 사상(神仙思想)을 기초로 하고 유교(儒敎)와 불교(佛敎)의 사상을 혼합하고 그 위에 신선 사상(神仙思想)과 민간에 유포된 일반 통속적인 신앙을 덧붙여서 만들어낸 교(敎)가 도교(道敎)인 것이다.

이 도교(道敎)의 창시자는 후한말(後漢末) 촉(蜀)나라 사람 장도릉(張道陵)이다.

그가 입산 수도하는 중에 노자(老子)의 시현(示顯)을 받아 도인(度人), 북두(北斗) 등 경서(經書) 1천권을 얻어 구세 제민(救世濟民)을 선포(宣布)하였다고 전해지고 있다.〔운급칠첨(雲笈七籤)〕

도교(道敎)라는 것이 나오기 전에는 사회 풍조의 변천을 따라 민간 신앙이 언제나 떠나지 않고 있었다.

불로 장생(不老長生), 면액 발복(免厄發福) 등을 염원하여 산천 기도(山川祈禱) 무축 발원(巫祝發願) 등이 성행한 것이다.

그때 소위 도사(道士)라는 것이 나와 민간(民間)들을 유혹하여 무축(巫祝)적 사기술(詐欺術)을 사용하면서 불로 장생(不老長生)의 신선(神仙)이 되게 하며 면액발복(免厄發福)케 해준다고 기만(欺瞞)하기도 했다.

이러한 민간 신앙을 이용하여 나타난 것이 장도릉(張道陵)의 도교(道敎)로서 처음에는 오두미교(五斗米敎) 또는 천사도(天師道)라 하였고 후에 점점 체계를 세워 도교(道敎)라 칭하게 된 것이다.

처음에는 반유교적이고 반불교적이었으나 후에 교리(敎理)를 세우는 데 있어 노장 사상(老莊思想)과 유불 사상(儒佛思想)을 끌어들여 혼합적인 교리를 세우게 된 것이다.

그후 수(隨), 당(唐), 송(宋)에 걸쳐 유(儒), 불(佛), 노장 사상(老莊思想)과 서로 영향을 끼치면서 성장(成長)하여 송대(宋代)에는 이론적으로 체계화한 도장(道藏)의 편찬을 보게되었다.

그 교리를 보면 노자(老子)와 장자(莊子)의 유물적(唯物的)이요 자연주의적 사상을 유신론(唯神論)적 종교 사상으로 변형시킨 데 불과하다.

노자(老子)의 사상으로 말하면 우주(宇宙)의 근원(根源)은 도(道)요[즉 무(無)이며], 이 도(道)는 일(一)을 생(生)하고, 일(一)은 이(二)를 생(生)하고, 이(二)는 삼(三)을 생(生)하고, 삼(三)은 만물(萬物)을 생(生)한다 하였다.

그러나 도교(道敎)에서는 삼(三)은 삼원(三元), 삼기(三氣), 삼재(三才)로 변하여 만물을 만든다고 한 것이다.

이 삼(三)은 삼원(三元)의 천상 삼계(天上三界)를 의미하는 것으로서 이 삼계(三界)의 일(一)은 태상노군 천사 태청경(太上

老君天師太淸境)이요, 이(二)는 구선상청경(九仙上淸境)이요, 삼(三)은 구진 옥청경(九眞玉淸境)이라 하였고 이 삼경(三境)에는 주신(主神)이 있어 삼청(三淸)이라 했다.

인간은 무위 청정(無爲淸淨)한 생활을 하면 도(道)에 적일(的一)할 수 있으며 천지(天地)와 함께 생(生)할 수 있다고 주장한다.

그러나 이 사상은 남송대(南宋代)에 이르러 소승적(小乘的)인 개인 복리 사상(個人福利思想)으로 흐른 수양파(修養派)와 기도 무축(祈禱巫祝)으로 흘러버린 부록파(符錄派)로 분열되었으니 도교의 장생 불로(長生不老)의 소승적인 방법은

(1) 절식 피곡법(節食避穀法), (2) 안약 안이법(眼藥眼餌法) 특히 금단(金丹), (3) 조식(調息) 또는 태식(胎息) 등의 심호흡법(深呼吸法), (4) 피부 마찰과 같은 도인법(導引法), (5) 금기(禁忌), (6) 수덕(修德), (7) 주술(呪術), (8) 부적(符籍), (9) 푸닥거리, 산천 기도(山川祈禱)

등의 허다한 행사(行事)가 있게 되었다.

이러한 도교는 명(明)·청대(淸代)에 이르러 점점 쇠퇴하여 가고 현대에 이르러서는 민간 행사로서 그 도교적인 풍습과 미신(迷信)으로 잔존해 있을 뿐이다.

이러한 도교의 사상은 우리나라에도 옛날 삼국 시대로부터 들어와 성행되고 있었으며 이조(李朝)에도 그 세력이 남아 있어 초기에는 그 도교를 주관(主管)하는 소격서(昭格署)가 있었고 삼청신(三淸神)을 섬기는 삼청전(三淸殿)이 있었으나 현재는 도교적인 민간 풍습이 남아 있을 따름이다.

도교는 민간 신앙을 이용하여 교(敎)의 체계를 세우려 하였으나 거기에는 스스로 가지는 철학도 없고 윤리도 없는 하나의 미신에 불과하다. 오직 동양 문화(東洋文化)의 하나인 태식법(胎

息法)이라든지 도인법(導引法) 같은 것을 이용해 보려 한 점은 양생술(養生術)에 있어 일리(一理)도 있었다고 본다.

　　차력약(借力藥)

　웅우사경골(雄牛四脛骨)＝소발 네 정갱이뼈 황소흙에 두달간 묻어둔 것.

　호족골(虎足骨)＝호랑이 뒷다리뼈 마른 것.

　동(銅) 5냥(兩)＝구리 가루를 가루로 만들어 불에 달여 호도 기름에 볶은 것.

　모자석(毛磁石) 3냥＝자석을 식초에 담그고 가루로 만든 것.

　산골 3냥＝모자석(毛磁石)과 같이 만듬.

　생부자(生附子) 3냥＝어린아이 오줌에다 2일 담그고 감초와 검은콩 달인 물에 다시 담갔다 가루로 만든 것.

　인삼(人參) 7냥

　구사(灸砂) 1냥

　상사향 3푼(分)＝사향 노루 수컷 향낭

　수철분(水鐵分) 40냥＝논밭 갈던 쇠를 백반 가루와 토석류황(土石流黃) 가루를 혼합, 거기다 수철분(水鐵分) 가루를 혼합한다. 그리고 오미자 달인 물에 30시간 이상 담가 쇠독을 뺀 것.

　백반(白盤) 20냥, 토석류황(土石流黃) 20냥, 오미자(五味子) 5냥, 자연동(自然銅) 10냥, 육계(肉桂) 10냥, 용(茸) 4냥, 인삼(人參) 10냥, 감초(甘草)・생부자(生附子) 4냥, 숙지황(熟地黃) 2근(斤), 당귀(堂歸) 1근, 백구(白求) 1근, 맥문동(麥門冬) 1근, 우슬(牛膝) 8냥, 파재(巴載) 8냥, 지골피(地骨皮) 2근, 호골(虎骨) 5냥, 천궁(川芎) 1근, 백작약(白芍藥) 1근, 두충(杜冲) 8냥, 파석지(破石紙) 8냥, 우황(牛黃) 3푼, 천산갑(穿山甲) 2냥을 합하여 전체 가루로 만들어 환을 지어 복용한다.

　조제법은 기재된 약을 혼합 가루를 체에 쳐서 물로 섞어 녹두

알만하게 환을 지어 소차력(小借力) 1일 3회 공복(空腹)에 12알씩 복용. 중차력(中借力) 50알씩 복용.

・대차력약(大借力藥)

수철(水鐵) 10근, 백반(白盤) 3근, 토석류황(土石流黃) 3근, 오미자(五味子) 3근, 동(銅) 3근, 자연동(自然銅 ; 산골) 3근, 호경골(虎經骨) 1근, 녹용(鹿茸) 10냥, 인삼(人參) 12냥, 생부자(生附子) 12냥, 당귀(當歸) 10근, 숙지황(熟地黃) 3근, 지골피(地骨皮) 3근, 천궁(川芎) 3근, 백작약(白芍藥) 3근, 백복령(白伏苓) 3근, 맥문동(麥門冬) 3근, 천문동(天門冬) 3근, 춘하수(春何首) 3, 백하수(白何首) 3근, 우근(牛筋) 10근, 철릉(鐵䔆) 5근 합하여 복용 50알씩.

・신차(神借)

신차력(神借力)이란 신장(神將)들의 힘으로 이루어지고 부작을 사용하여 한다. 천우신(天牛神), 삼두우신(三斗牛神), 삼지우신(三地牛神), 천마대신(天馬大神)과 28숙신(二十八宿神)을 각각 부리는 법이라 한다.

이와 같이 허무맹랑한 일로 우매한 사람을 괴롭힌 것이 도교며 어리석은 짓이다.

6. 천도교(天道敎)

천도교(天道敎)는 최제우(崔濟愚)를 교조(敎祖)로 하고 보국안민(保國安民) 포덕천하(布德天下) 광제창생(廣濟蒼生)하겠다는 종교이다.

최제우는 순조(純祖) 24년 10월 최옥(崔鋈)의 만득자(晚得子)로 경주군(慶州郡) 가정리(柯亭里)에서 태어났는데 일찍이 6세

때 어머니를, 16세에는 아버지와 사별하여 서당(書堂)에도 나가지를 못하고 세상의 무상(無常)을 느끼면서 호구(糊口)를 위하여 바쁘게 청춘기(靑春期)를 지냈다.

그러나 다망(多忙)한 중에도 유교(儒敎), 불교(佛敎)의 서적(書籍)과 서학(西學)에 관하여도 깊이 연구하였다고 한다.

그러나 만족을 얻지 못하고 세도 인심(世道人心)과 윤회 운수(輪廻運數)를 살피고저 천하를 주유하는 길을 떠났다가 다시 경주로 돌아와 처자와 더불어 동서(同棲)하면서 심사 명상(深思冥想)에 잠겨 우주와 인생의 진체(眞諦)를 파악코저 하다가 32세 되는 해에 금강산(金剛山) 유점사(楡岾寺)에 있는 이승(異僧)이 찾아와 유불도(儒佛道) 삼교(三敎)를 말한 한 권의 책을 얻어 읽고 유불도 삼교의 합치점(合致點)을 발견하고 인내천(人乃天)의 세계관을 파악하여 양산(梁山) 통도사(通度寺)에 들어가 40여 일 수도하고 포덕 전(布德前) 1년 36세 되는 해에 고향인 경주로 돌아와 구미산 하(龜尾山下)의 용담정(龍潭亭)에서 타인과 접촉을 피하고 고업(苦業)을 계속하던 중 37세 되는 4월에 몸과 마음이 떨리는 가운데 인내천(人乃天)의 진리(眞理)를 깨닫고 포덕(布德)을 결의(決意)하고 지기금지원위대강(至氣今至願爲大降) 시천주조화정(侍天主造化定) 영세불망만사지(永世不忘萬事知)의 주문(呪文)과 참회문(懺悔文)을 지은 뒤 간단한 법문(法文)을 정하여 문도(門徒)의 교양 수련(敎養修煉)에 힘쓰는 한편 용담가(龍潭歌), 교훈가(敎訓歌), 처사가(處士歌) 등을 편술하고 40세부터 도사(道事)를 최시형(崔時亨)에게 맡기고 자신은 일심으로 전도 사업(傳道事業)에 힘썼다.

최제우는 도(道)를 천도(天道)라 하고 학(學)은 동학(東學)이라 하여 덕(德)을 천하(天下)에 펴고 창생을 광제(廣濟)한다고 하였으며, 덕법(德法)과 교리(敎理)는 유불도(儒佛道) 삼교(三

教)의 사상을 절충 조화(折衷調和)한 것으로 보인다.
 이것은 그의 40회 생일에 제2세(第二世) 교조(教祖)인 최시형에게 '우리 도(道)는 원래 유교(儒教)도 아니며 불도(佛道)도 아니며 도교(道教)도 아니다. 그러나 우리 도(道)는 유불도(儒佛道)가 합일(合一)한 것이다.'라고 한 말로 미루어 유불도 삼교를 절충 조화한 것으로 보인다.
 유불도 삼교의 장(長)을 취하고 단(短)을 버린 것인데 그러면서도 교(教)는 천도(天道)를 신앙(信仰)하는 것을 교지(教旨)로 하였는데 천도(天道)라는 것은 무극대도(無極大道)로서 무위이화(無爲而化)를 본질(本質)로 하는 것이다.
 무위이화(無爲而化)라는 것은 우주의 대주재자(大主宰者)인 천주(天主)의 조화(造化)에 합치(合致)하는 것을 말하였다. 천주(天主)의 마음을 내 마음에 살리고 내 행동을 천도(天道)와 일치시킨다면 인간은 신선(神仙)으로 화할 수 있고 이 세상은 지상 천국으로 화할 수 있다는 것이다.
 그는 서학(西學)에 대항하여 동학(東學)을 일으켜 천주교를 몰아내고 유불도(儒佛道) 합일교(合一教)인 천도교로써 창생을 광제하려는 뜻을 이루기 전에 동학의 주문(呪文)과 신(神)에 대한 정의(定義)에 기독교와 비슷함이 많으므로 유생(儒生)들의 오해를 사게 되었다.
 그는 백방(百方)으로 변명하였으나 이루지 못하고 비운(非運)이 찾아 올 것을 알고 고제(高弟) 중에서 최시형을 후계자로 정하여 「수심정기(守心正氣)」4자(字)와 전심(傳心)의 결시(訣詩)를 불러주고 전수 심법(傳授心法)의 식(式)을 마치고 그뒤 대구(大邱)에서 관헌에 체포되어 좌도 혹민(左道惑民)의 죄목으로 하옥(下獄) 1개월여에 20차나 고문 당하여 다리뼈가 부러져도 안색조차 변치않고 있다가 41세를 일기로 대구 장대형장(將臺刑

場)의 이슬로 사라졌다. 이날이 1864년 3월 10일이었다.

교조(敎祖) 형사후(刑死後) 동학교도(東學敎徒)는 공공연히 교도라 말하는 것을 꺼려하고 입신(入身)하는 신도(信徒)도 적게 되어 교세(敎勢) 발전에 커다란 돈좌(頓挫)를 가져왔으나 해월(海月) 최시형(崔時亨)의 성력(誠力)의 초인적 노력으로 교세를 전도(傳道)케 되어 만회(挽回)함에 이르러 해월(海月) 신사(神師)라고 부르기까지 된 것이다.

본래 동학이라는 것은 양반(兩班) 토호 계급(土豪階級)의 가렴 주구(苛斂誅求)와 불평등한 사회 현상을 반영하여 일어났던 것인데 동학에 대한 탄압이 심하여지면서 오리(汚吏)들은 이교(異敎)라 하여 동학교도의 집에 난입하여 가재(家財)를 약탈하며 교도를 잡아다가 혹형(酷刑)을 가하며 뇌물을 강요하게 되어 교도들은 더욱 정부(政府)를 원망하게 되고 오리(汚吏)들의 어육(魚肉)이 되기보다는 차라리 교도들이 일치 단결하여 정부에 대항하는 것이 낫겠다는 기운이 높아 갔다.

이러한 기운을 타고 일어난 것이 교조(敎祖)의 신원 운동(伸冤運動)이다. 이것은 교조 최제우가 무고한 원죄(冤罪)로 사형(死刑)된 것을 상소(上訴)하여 동학교도의 지위를 근본적으로 해결함으로써 관(官)의 탄압을 막자는 것이다.

그러나 번번히 실패로 돌아가고 정부에서는 들어주지 않았으므로 전봉준(全琫準)은 동학란(東學亂)까지 일으키게 된 것이며 최시형은 동학교단(東學敎團)이 정치 운동(政治運動)하는 것이 아님을 각지로 경고문을 발하였으나 요원(燎原)의 불과 같은 교단의 대세(大勢)와 교도들이 대량 학살 당했다는 보고를 듣고 가만히 있을 수 없음을 알고 이 일은 천운(天運)의 소치(所致)이니 전봉준과 협력하여 선사(先師)의 원한을 풀고 우리 도(道)의 대원(大願)을 이루게 하라고 명하고 손병희(孫秉熙)에게 통령기(統領旗)를 내주었다.

　이래서 관군(官軍)과 교전(交戰)하여 호남(湖南) 각읍(各邑)과 전주(全州) 완산(完山)에까지 다달아 전과(戰果)를 거두었으나 갑신 정변(甲申政變) 이래 기회만 노리던 일본은 거류민 보호(居留民 保護)를 구실로 7척의 군함에 7천의 군사를 인천(仁川)에 상륙시키고 그중 1지대(支隊)는 대포(大砲)를 끌고 서울에 입성(入城)하였다.

　이에 정부에서는 전주성(全州城)을 열고 해산한다면 각읍(各邑)에 명하여 해치지 않겠다고 약속하여 자진 후퇴하고 말았다.

　그러나 동학란을 계기로 청일 전쟁(淸日戰爭)이 일어나 국토가 전화(戰禍)에 휩싸이게 되자 동학 두령(東學頭領)이 총궐기하여 보국 안민(輔國安民)을 부르짖어 각처에서 일군(日軍)의 병참(兵站) 기지를 습격하니 관군과 결탁한 일본군은 동학군 토벌의 정면에 나타나 동학군에 많은 희생자를 냈다.

　전봉준은 순창(淳昌) 용지리(龍志里)에서 잡혀 서울에서 처형됨으로써 동학란은 종식을 보았다. 이때 신도 피살자는 20만을 넘는다고 한다.

　피로써 교단(敎團)을 씻은 최시형은 이미 순교(殉敎)를 결심하고 1896년 병갑(丙甲) 정월(正月)에 많은 제자 중 손병희(孫秉熙), 김연국(金演局), 손천민(孫天民)의 3인에게 후임(後任)을 부탁하고 익년(翌年) 12월에 손병희에게 교통(敎統)을 전하고, 여주(驪州)에서 최시형(崔時亨)이 잡혀 서울에서 처형되매 손천민은 스승을 따라 자진 체포되어 순교의 길을 택하였던 것이다.

　손병희는 1906년에 천도교(天道敎) 대헌(大憲)을 발포(發布)하고 서울에 천도교 중앙 총본부(天道敎 中央總本部)를 설치하며 지방에 72교구를 두고 자신은 대도주(大道主)로서 교권(敎

權)을 쥐었다.

그러나 천도교 교세가 크게 왕성하고 있을 때에 제1차 세계대전이 일어나고 일본군의 행패 자심하여 천도교 손병희를 필두로 15명, 기독교 측에서 이승훈(李昇薰) 이하 16명, 불교에서 한용운(韓龍雲) 외 1명이 독립 선언문(獨立宣言文)을 작성하고 3월 1일 33인이 주동이 되어 태화관(泰和館)에서 29인〔서명자(署名者) 중 4인이 유고(有故)로 불참〕이 독립 선언을 행하고 파고다 공원에서는 학생단이 주동이 되어 수만 민중이 조선 독립 만세를 드높이 부르고 시가 행진까지 하며 세계 만방에 드높이 독립 선언을 외쳤던 것이다.

손병희는 3·1 운동에 민족 대표로 역할하다 일경(日警)에 잡혀 옥중에서 병을 얻어 보석 출감한 뒤 1922년 5월에 하세(下世)하였다.

교단(教團)의 영도자가 하세하자 천도교에는 일대 혼란이 깃들었다. 이전에도 교내 분파 작용(教內 分派作用)이 없지 않았으나 그때마다 손병희의 위력으로 해결하여 왔다.

그러나 하세한 후 한달도 못되어 교단의 파쟁(派爭)은 격화(激化)하여 이해 6월 20일에 교주(教主) 박인호(朴寅浩)는 교단 중진(教團重鎭)을 상춘원(常春園)에 모으고 사의(辭意)를 표명한 뒤 자리를 뜨게 되매 좌중은 이 기회에 교주제(教主制)를 폐함이 옳다는 결론을 얻어 임시 교인 대표 회의를 열고 종헌(宗憲)을 고치고 교주제(教主制)를 폐하고 종리사장(宗理師長)을 두고 대의 제도(代議制度)에 의하여 종법(宗法)을 두도록 하였다.

이 신종헌(新宗憲)이 공포되자 오지영(吳知泳), 김봉국(金鳳國) 등은 이에 불만을 품고 각 지방의 교권(教權)을 독립케 하고 연합 교회(聯合教會)라 하였다.

이리하여 교주제로 환원하자는 구파(舊派)와 중앙 간부편을 신파(新派)라 칭하며 싸움이 열을 올리자 최준모(崔俊模) 등 중진 10명은 양파(兩派)를 조정하려고 통일 기성회(統一期成會)를 조직하였으나 통일을 보지 못하고 연합 교회파(聯合敎會派), 신파(新派), 구파(舊派), 사리원 교회파(沙里院敎會派)등 네 조각이 되고 말았다.

그 후도 계속 파벌 싸움으로 오늘날엔 파수를 헤아릴 수 없이 분열되어 있다.

7. 시천교(侍天敎)

시천교(侍天敎)는 동학(東學)에서 가장 먼저 갈라져 나온 종단(宗團)으로 동학 정계(東學正系)의 분파라고 볼 수 있다.

시천교는 최시형의 애제자(愛弟子)인 손병희와의 의견의 상치(相馳)로 1906년 갈라져 나온 종교다.

시천교(侍天敎) 교조(敎祖) 이용구(李容九)는 동학란 때에 하옥(下獄)된 일이 있으며 방면된 뒤로 교세의 확대 발전을 꾀하였다.

노일 전쟁(露日戰爭) 때는 송병준(宋秉畯)이가 영도하는 일진회(一進會)에 가담하여 일본의 군사 행동을 지원하고, 전쟁 후에 일본의 일등훈(一等勳)을 받은 자다.

이용구는 노일 전쟁 후에도 일진회를 기반으로 매국 행동(賣國行動)에 발벗고 나섰으며 손병희는 일진회가 정치적 색채를 띠고 활동하는 것을 불가(不可)타 하여 순수 종단(純粹宗團)인 천도교를 조직하고 이용구 등 친일분자 50여 명을 제명하여 버렸다.

이에 이용구(李容九), 김연국(金演局), 송병준(宋秉畯) 등은 시천교를 조직하고 이용구를 교주(敎主)로 삼았다. 이용구는 본래 정치적 인물로서 한일 합방 시에는 송병준과 일진회를 이끌고 한일 합병(韓日合倂)을 주장하여 매국노(賣國奴)로 불리우고 기미년(己未年) 독립 운동 때에도 방관적 태도를 취하여 교세(敎勢)가 발전하지를 못하였다.

시천교의 최전성기(最全盛期)에도 교도(敎徒) 만명을 넘지 못하였고 기미 독립 운동 뒤에는 더욱 쇠운(衰運)에 기울어져 서울의 본부 대교당(本部 大敎堂)에도 신도(信徒)가 모이지 않아 예배를 보지 못하였다. 현재도 일부 민간 신앙으로 남아있을 따름이다.

8. 상제교(上帝敎)

상제교(上帝敎)는 김연국(金演局)이가 시천교에서 다시 분립(分立)하여 시천교 총부(侍天敎 總部)를 만들었다가 상제교로 개칭한 것이다.

김연국은 동학(東學) 제3세 교주(第三世敎主) 최시형의 수제자(首弟子)로서 항시 최시형과 간난(艱難)을 같이 하였는데 동학이 다시 표면화하면서 손병희와 더불어 일시 대도주(大道主)의 영직에 올랐으나 손병희와 의견이 맞지 아니하여 1908년 천도교를 물러나와 이용구가 창립한 시천교에 가담하였으나 이용구가 일본 수마(須磨)에서 객사(客死)한 뒤 송병준, 박형채(朴衡采) 등이 시천교단(侍天敎團)을 좌우하는 데 불만을 품고 시천교 별파(別派)를 세웠다.

시천교가 이분되면서 송파(宋派) 시천교에 대하여 김연국의 시천교를 김파(金派) 시천교라고 하였다.

그 뒤 김연국은 본부를 충남(忠南) 계룡산(鷄龍山) 신도안[신도내(新都內)]으로 이전(移轉)하고 상제(上帝)의 명을 받았다 하여 1925년 6월에 상제교(上帝敎)라 개칭(改稱)하고 시천교와 마찬가지로 동경대전(東經大全), 정리대전(正理大全), 시천교전(侍天敎典), 시의경교(是儀經敎) 등을 경전으로 하고 있고 치성을 할 때는「천황폐하(天皇陛下), 무극대도(無極大道), 수명어천(受命於天), 기수영창(旣壽永昌), 원위대강(願爲大降)」이라고 송주(頌呪)를 외운다.

9. 청림교(靑林敎)

청림교(靑林敎)는 최제우의 문하생(門下生) 남정(南正)이가 동학 혁명 이후 포교에 종사하다가 1904년 후계자 없이 죽자 대가 끊어졌으나 1920년 이상설(李相卨), 이옥정(李玉汀) 등이 다시 청림교의 간판을 걸고 재건한 종교이다.

교명은 남정의 호인 청림(靑林)에서 따온 것이며 정감록(鄭鑑錄)과 종래의 미신을 혼합하여 교리를 만들었다.

정씨(鄭氏)의 계룡산(鷄龍山) 계도설(契圖說)을 유포하다가 일본 경찰에 걸려 탄압을 받고 교주 이하 간부가 부정 사건(不正事件)으로 체포되어 교단(敎團)이 거의 소멸되고 말았다.

10. 수운교(水雲敎)

수운교(水雲敎)는 동학계 유사 종교(類似宗敎)라고 보는 것이 타당하나 불교적 내용이 농후한 교단이다.

수운교의 교주(敎主)는 이상룡(李象龍)이라는 사람으로서 1914년에 교단(敎團)을 창설하였다. 이상룡(李象龍)은 유시(幼時)부터 중이 되어 불(佛)에 정진하다가 금강산 유점사에서 수도(修道)하고 충남(忠南) 청양(靑陽)에 머무를 때 향반(鄕班)이 절을 지으라 하여 수운(水雲) 최제우(崔濟愚)를 부처님의 후신(後身)이라 하여 수운교(水雲敎)를 창설하고 최제우를 교주(敎主)로 삼고 1923년에 수운교 본관(水雲敎本館)을 서울에 지었다가 본산(本山)을 대전군(大田郡) 탄동면(炭洞面)으로 이전하고 유불선(儒佛仙) 삼합(三合)의 무량대도(無量大道)를 홍포(弘布)하고 사인 여천(事人如天)하여 영세(永世)를 누리자는 교이며 배불 경천(拜佛敬天)을 봉행(奉行)하며 주문(呪文), 청수(淸水), 공덕미(功德米)의 치성(致誠)을 각수(恪守)하여야 한다는 것이다.

11. 아궁도(牙窮道)

아궁도(牙窮道)는 천도교 신자였던 박정곤(朴正坤)이라는 사람이 꿈에 수운 최제우로부터 수심정기 아궁도(修心正氣 牙窮道)의 7자(字)를 받았다고 하여 1915년 천도교에서 이탈하여 아궁도(牙久道)의 일파(一派)를 세웠다. 박정곤이가 병사하자 그의 고제(高弟)인 김병곤(金炳坤)이 제2세 교주가 되어 1928년 본부를 황해도(黃海道) 신계군(新溪郡)에 두고 포교하였다.

12. 백백교(白白敎)

백백교(白白敎)는 1918년 차병간(車秉幹)이라는 자가 백도교(白道敎)에서 분립(分立)하여 경기도 가평(加平)에서 시작한 유사 종교 단체(類似宗敎團體)다.

그의 종지(宗旨)는 하늘의 영적 감화(靈的 感化)를 받아 세도인심(世道人心)을 깨끗이 하고 광명 세계(光明世界)를 실현하자는 데 있고 경천부(敬天父), 체곤모(體坤母), 충군신(忠君臣), 엄사부(嚴師父), 효부자(孝父慈), 화형제(和兄弟), 휼처자(恤妻子), 애련리(愛憐里), 물간음(勿姦淫), 물살명(勿殺命), 물음해(勿陰害), 물위도(勿爲盜), 물질투(勿嫉妬), 물쟁투(勿爭鬪), 물배은(勿背恩) 등 열다섯 가지를 계명(戒銘)으로 한다.

그러나 차츰 부패하여 전해룡(全海龍)이라는 자가 교주가 되면서 우매한 신도의 재물 또는 여신도(女信徒)의 정조(貞操)를 유린하며 혹은 사형(私刑)을 가하는 등 갖은 악덕을 다하다가 전해룡은 자살하고 간부는 거의 체포되고 말았다.

13. 동학교(東學敎)

동학교(東學敎)는 동학(東學) 남도 접주(南道接主)였던 김시종(金時宗)이 창설한 교로 그가 죽은 뒤 수제자(首弟子) 김낙춘(金洛春)이 교통(敎統)을 받아 상주(尙州)로 본거(本據)를 옮기고 1940년 경의 교도수는 약 7백여 명으로 추산되나 거의 없어진 교다.

14. 인천교(人天敎)

인천교(人天敎)는 이희룡(李禧龍)이라는 사람이 백도교(白道敎)에서 갈라져 나와 창설한 것인데 종지(宗旨)는 천인(天人)의 일체(一體)를 주장하며 1940년에 교도 천여 명까지 가지고 있었으나 지금은 거의 쇠퇴해 버리고 말았다.

15. 통천교(統天敎)

　통천교(統天敎)는 한말(韓末)의 애국 지사이던 양기탁(梁起鐸)이 1920년에 서울에서 창설한 교다. 양기탁은 강서(江西) 출신으로 한말(韓末)에 문필(文筆)을 가지고 크게 애국 사상을 고취하고 있다가 한일 합병 후에는 만주에 건너가 독립 운동에 종사하다가 1920년에 동아일보가 창간되면서 간부로 입사하였으나 장덕수(張德秀) 일파와 의견이 맞지 않아 나와서 종교 운동을 일으켰다. 세계를 천령국(天靈國)으로 만들겠다는 종교였다.

16. 기자교(箕子敎)

　기자교(箕子敎)는 기자 조선(箕子朝鮮)의 시조(始祖)였던 기자(箕子)를 숭배하는 종교이며 1910년에 평양(平壤)에서 창설되었으며 해주 지부장(海州 支部長)이던 한태리(韓台履)가 영도권을 장악하고 나오다가 없어진 종교다.

17. 관성교(關聖敎)

　관성교(關聖敎)는 김용식(金龍植), 박기홍(朴基洪)이라는 자가 중국(中國) 고서(古書)중에 나오는 관우(關羽)를 존숭 예배(尊崇禮拜)하여 보우(補佑)를 얻으려고 1920년에 서울에서 개교(開敎)한 교다.

18. 훔치교(吽哆敎)

　훔치교(吽哆敎)는 강일순(姜一淳)이가 창설한 교로서 동학(東學)에다 신교(神敎)를 가미하여 만든 유사 종교(類似宗敎)다.

강일순은 1871년 9월 전라도(全羅道) 정읍(井邑)에서 출생하여 동학을 신봉하고 동학란 때는 가담치 아니하고 유불선(儒佛仙)과 음양(陰陽)에 대한 서적을 탐독하고 신화일심(神化一心) 인의상생(仁義相生) 거병해원(去病解怨) 후천선경(後天仙境)에 달한다고 태을신주 여의주(太乙神呪 如意呪)라 하여 훔치훔치(吽哆吽哆) 태을천상원군(太乙天上元君) 훔리치야도래(吽哩哆啷都來) 훔리함리(吽哩喊哩) 사파아(沙婆訶)라는 주문(呪文)을 외우므로 훔치교, 또는 태을교(太乙敎)라 한다.

19. 보천교(普天敎) 또는 보화교(普化敎)

보천교(普天敎)는 훔치교조(敎祖)였던 강일순의 고제(高弟) 차경석(車京石)이 창설한 교이다. 또한 선도교(仙道敎)라고도 한다.

차경석은 전북(全北) 정읍군(井邑郡) 입암면(笠岩面)에다 교당(敎堂)을 짓고 후천 조화 선경(後天造化仙境)이 된다고 무지한 신도들을 끌어 들여 재물을 사취(詐取), 또는 약탈하여 많은 신도가 굶주리며 울부짖다가 쓰러졌다.

차(車)는 이러한 반면에 위세를 과시하기 위하여 가리(街里)에 나갈 때는 쌍두 마차에 수십 폭의 기(旗)를 앞세우고 길위에 수백 필의 포필(布匹)을 깔고 지나 갔으므로 세인(世人)은 차천자(車天子)라고까지 불렀다.

교도들은 보발 대관(保髮大冠)을 보수(保守)하며 차(車)의 천자(天子) 등극설(登極說)을 믿고 후일에 벼슬과 교도(敎徒)로서의 특권을 바라고 교에 충성을 다하였다. 1936년 4월에 차경석이가 죽자 해산하고 일부 전교(傳敎)되어 민간 신앙자가 있을 뿐이다.

보천교의 교리(敎理)는 1리(一理) 4강(四綱) 12잠(十二箴)인데 1리(一理)는 인의(仁義)이고 4강(四綱)은 경천(敬天), 명덕(明德), 정륜(正倫), 애인(愛人)이고 12잠(十二箴)은 존상제(尊上帝), 숭도덕(崇道德), 친목동인(親睦同人), 망란음양(罔亂陰陽), 이재공정(理材公正), 절용후생(節用厚生), 불유탄망(不有誕妄), 무위자존(無爲自尊), 막회탐욕(莫懷貪慾), 신물시투(愼勿猜妬), 정직불아(正直不阿), 물훼타인(勿毁他人) 등인데 근본 교지(敎旨)는 인의(仁義)와 경천(敬天)이다. 치성 주문(致誠呪文)은 태을주(太乙呪), 칠성주(七星呪), 삼칠주(三七呪) 등인데 훔치교의 주문과 대동 소이하다.

20. 무극대도교(無極大道敎)

무극대도교(無極大道敎)는 훔치교주 강일순의 신자(信者) 조철제(曺哲濟)라는 사람이 1919년에 정읍군(井邑郡) 태인면(泰仁面)에서 창설한 것이다.

조철제(曺哲濟)는 강일순(姜一淳)의 누이와 결혼하고 강(姜)의 고제(高弟)인 김형렬(金亨烈)이 창설한 미륵 불교(彌勒佛敎)의 간부로 있다가 기미년 독립 운동 뒤에 동지들과 천인교(天人敎)를 창설하고 1925년에 무극대도교로 개칭한 교다. 교리(敎理)는 경천수도(敬天修道), 안심안신(安心安身), 성신양성(誠信養性)의 삼강(三綱)을 본지(本旨)로 하는 교다.

21. 증산교(甑山敎)

증산교(甑山敎)는 훔치교도(敎徒)였던 채경대(蔡京大)가 보천교도(普天敎徒)가 되었다가 이탈하고 나와 보천교(普天敎) 별파

(別派)를 조직하고 다시 1924년에 김언수(金彥洙)와 함께 증산교(甑山教)를 창설한 교로서 교주(教主) 등극설(登極說)을 말하다 1936년부터 당국(當局)의 탄압을 받아 거의 신도는 흩어지고 만 것이다.

22. 용화교(龍華教)

대화교(大華教)라고도 하며 동학신자(東學信者)이던 손은석(孫殷錫)이가 제우교(濟愚教)라는 것을 창설하였다가 용화교라 개칭한 교며 윤경중(尹敬重)이 용화교 교주(教主)가 되면서 1923년에 대화교라 개칭한 것이다.

용화교에서는 동학 교리(東學教理)에 불교 교리(佛教教理)를 가미하여 교리로 하였으며 서울 계동(桂洞)에 본부를 두고 계룡산에 교본관(教本關)을 두고 차츰 쇠퇴하여 거의 없는 것이다.

23. 이외에도 이상필(李尙弼)이 1926년에 창설(創設)한 금강도(金剛道), 24. 불교 중진(佛教重鎭)이었던 백상규(白相圭)가 만든 대각교(大覺教), 25. 1916년에 박중빈(朴重彬)이 만든 불법연구회(佛法研究會), 26. 김치인(金致寅)이 만든 광화교(光華教)라든가, 27. 대동교(大同教), 28. 천개교(天個教), 29. 천명도(天命道), 30. 평화교(平化教), 31. 천법교(天法教), 32. 대도교(大道教), 33. 삼성무극교(三聖無極教), 34. 신리교(神理教), 35. 성화교령신회(聖化教靈神會), 36. 숭신교(崇神教), 37. 제화교(濟化教), 38. 천인도(天人道), 39. 증산대도교(甑山大道教), 40. 동화교(東華教), 41. 태을교(太乙教), 42. 원군교(元君教), 43. 대세교(大世教), 44. 선도교(仙道教), 45. 정도

교(正道敎), 46. 원통도(圓通道), 47. 불교극락회(佛敎極樂會), 48. 원각현원교(圓覺玄元敎)와 이외에 수많은 종교와 일본교(日本敎)를 숭배(崇拜)하는 천리교(天理敎), 신리교(神理敎), 금광교(金光敎), 신도수성파(神道修成派), 대사교(大社敎), 부상교(夫桑敎), 신도(神道), 흑주교(黑住敎), 실행교(實行敎), 어악교(御嶽敎), 금도신사(金刀神社) 등 수를 헤아릴 수 없다.

국선도 ❶, ❷에 수록된 단전 행공 내용

국선도 1권

제1장 국선도의 연원
제1절 계보
제2절 국선도 수련의 요지
제3절 국선도의 유래
제4절 국선도 명칭의 유래
제5절 국선도와 봁돌
제6절 고증문
제2장 국선도의 정체
제1절 국선도의 특징
제2절 국선도의 목적
제3절 국선도의 방법
제4절 국선도의 문
제5절 국선도의 대의
제3장 국선도의 원리
제1절 우주
제2절 인간
제3절 인간과 우주
제4절 우주론과 국선도
제4장 국선도의 행공
제1절 수도의 사실
제2절 수도의 규범
제3절 수도의 준행
제4절 정기신의 보양
제5절 정기신의 순성
제6절 호흡의 중요성
제7절 조신과 기
제8절 수도의 주의사항
제5장 수련의 변화와 과정
제1절 변화의 과정
제2절 수련의 과정
제3절 국선도 수련의 비결
제6장 단법과 운동
제1절 수도의 준비동작
제2절 수도의 정리동작
제7장 중기단법 행공
제1절 중기단법 전편
제2절 중기단법 후편

국선도 2권

제1장 정각도의 개요
제1절 정각도의 정
제2절 정각도의 각
제3절 정각도의 도
제2장 정각도
제1절 중기단법
제2절 건곤단법
제3절 원기단법
제3장 단리와 인체
제1절 단리와 기공
제2절 국선도와 인체
제3절 현대의학

주의!

본 책자를 보고 임의로 수련을 하지 말고 반드시 국선도(國伏道)지도자의 지도를 받아 수련하기 바랍니다. 수련중에는 반드시 심신의 변화가 오게 되고, 특히 위험에 빠지는경우가 있으므로 단독수련은 금합니다.

국선도-3

초판 1쇄 펴낸날 : 1993년 5월 23일
12쇄 발행 : 2022년 11월 11일

지은이 : 청산선사
펴낸이 : 모경숙
펴낸곳 : 도서출판 국선도
출판등록 : 1992년 11월 16일(제 1-1457호)
주소 : 서울시 종로구 인사동 14길 33 (03146)
전화 : 02-764-2361
전자우편 : myhabit1967@gmail.com
홈페이지 : www.kouksundo.world
ISBN 979-11-952213-5-6

Kouksundo Press
Address : 14Gil 33 Insadong, Jongno-gu,
Seoul, Republic of Korea (03146)
Phone : 02-764-2361
E-mail : myhabit1967@gmail.com
Homepage : www.kouksundo.world

값 16,000원

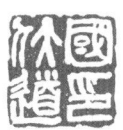

판권은 도서출판 국선도 소유입니다.
이 책은 저작권법에 의해 보호받는 저작물이므로 무단 전제와 복제를 금지하며,
이 책 내용의 일부 또는 전부를 이용하려면 반드시 (사)국선도법연구회와 도서출판
국선도의 동의를 받으셔야 합니다.

Copyright ⓒ 사단법인 국선도법 연구회 2022 All rights reserved.

연구 · 수련 문의처 · 국선도 본원
02-764-2361